JN240388

発酵・毒だし・ポリ袋調理

誰でも簡単 腸活ごはん

是友麻希
(一社)発酵ライフ推進協会　代表理事

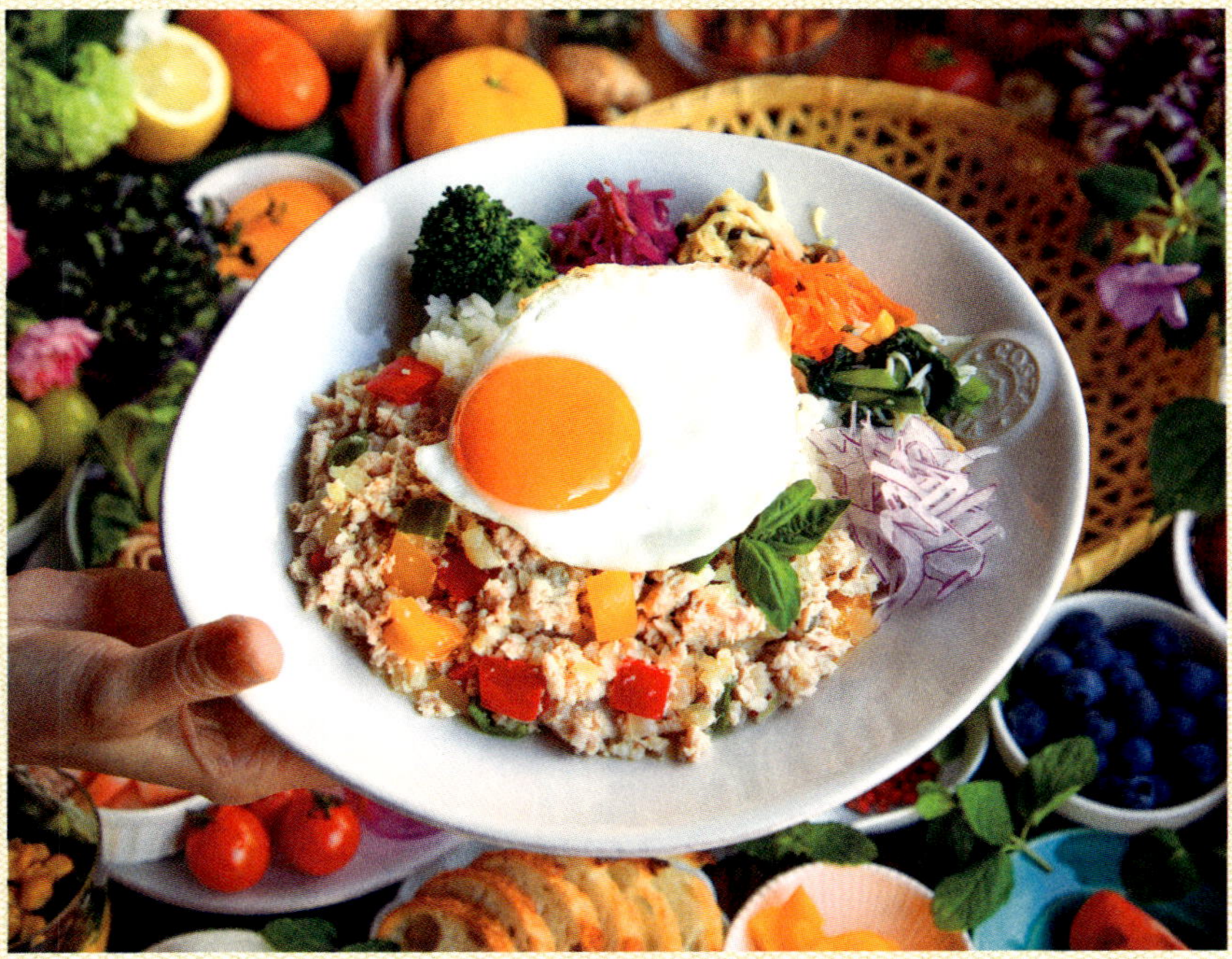

KODANSHA

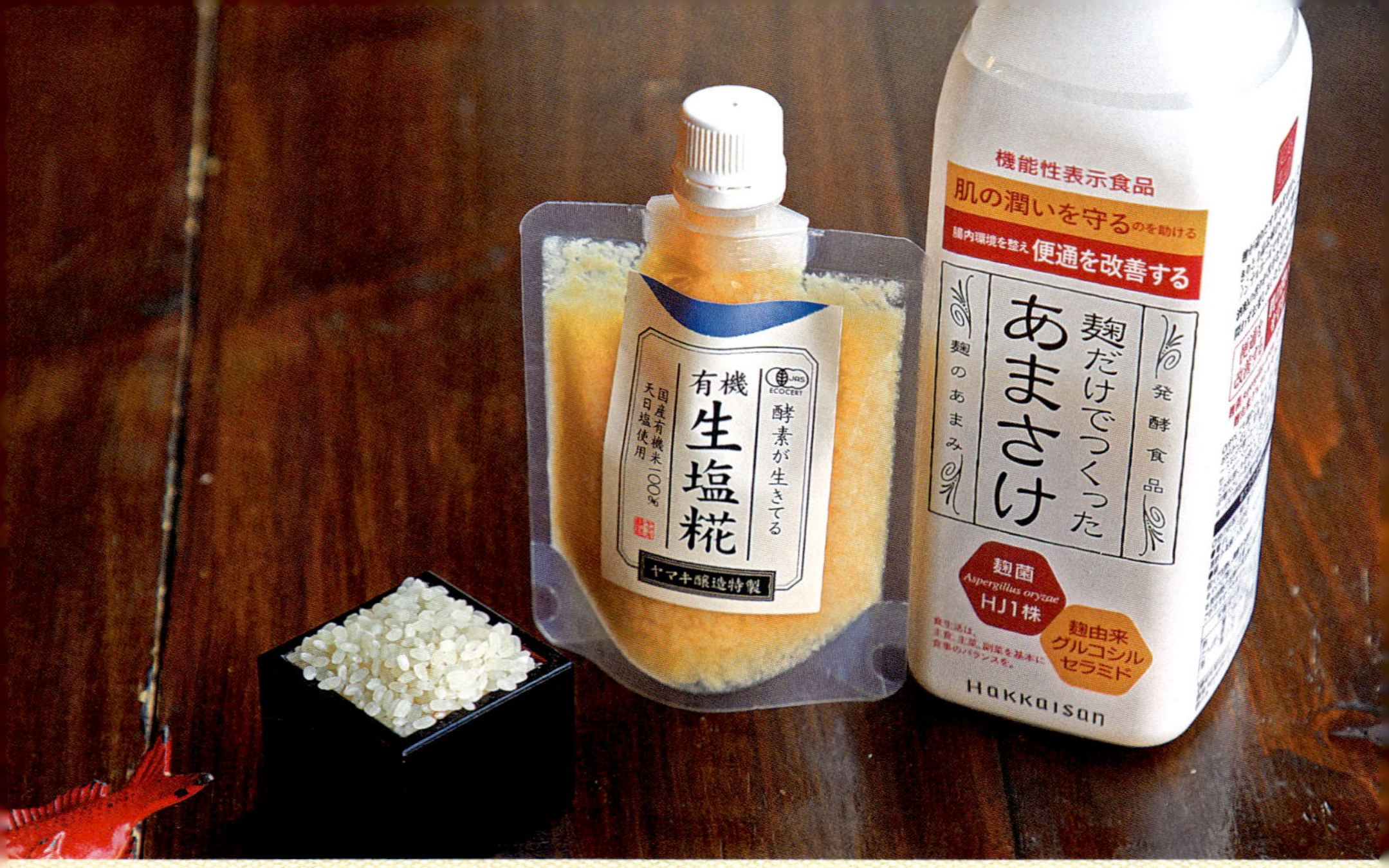

市販の塩麹・甘酒でOK

様々な疾病から体を守る免疫システム。腸には免疫細胞の7割が生息しています。体の健康を守るためには、腸の働きを正常にする「腸活」ごはんを食べることが何より大事。

本書は腸活におすすめの発酵食品、食物繊維の摂り方を一般社団法人発酵ライフ推進協会　代表理事の是友麻希さんに習います。化学的な理論を熟知しているからこそ、簡単なのに結果が出ます。長年通院しても治らなかった重度のアトピー性皮膚炎や、毎月救急車で運ばれるほどのひどい生理痛が嘘のように消えたなど、効果は抜群。

本書は、2部構成になっており、PART1は市販の「塩麹+甘酒」を用いたドレッシングやたれを活用したお手軽レシピ。PART2は、「作り置き発酵常備菜」を用いたレシピをご提案。

【腸活ごはんの取り入れ方】

朝は軽め：市販の発酵食品（味噌、納豆、ヨーグルト）+食物繊維（野菜、果物）

昼：好きなものを食べてOK

夜：菌体（PART1）と酵素で分解されたものを組み合わせて食べる（PART2）。

本書のレシピは、副菜・主菜・1品満足料理・汁物など、その日の気分に合わせて選びやすくなっています。3週間お試しください。

本書の腸活素材

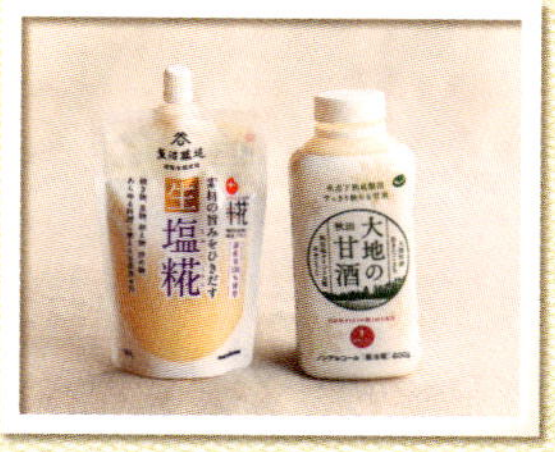

塩麹・甘酒

【塩麹】酵素が食物の栄養素を分解し、胃腸に負担をかけにくい低分子化された食材に。
【甘酒】甘酒はノンシュガーなのに料理に甘みを付与。お料理全体がやさしい味わいに。

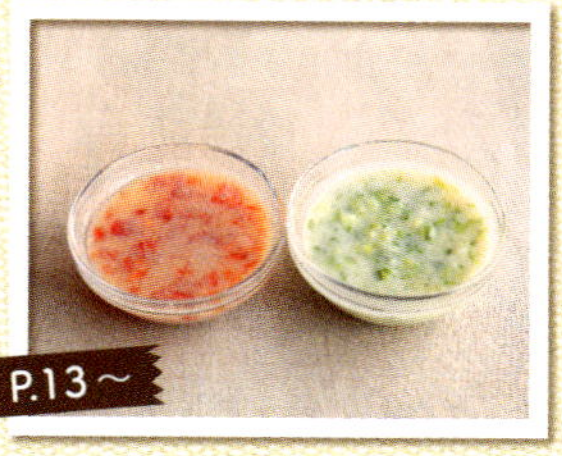
P.13〜

麹だれ

含まれる小さな食物繊維「菌体」が腸を刺激。極小サイズの「菌体」が腸にダイレクトに働きかけます。

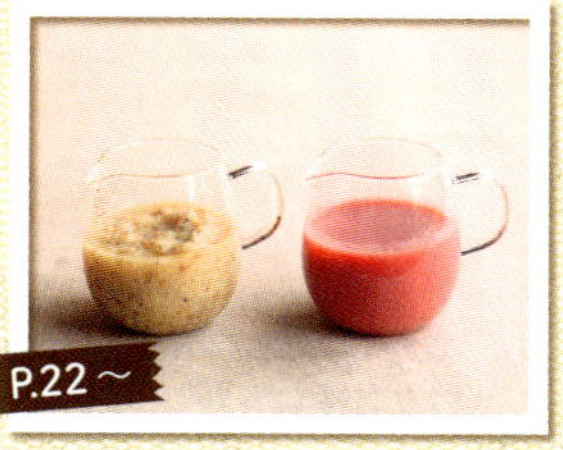
P.22〜

麹野菜ドレッシング

野菜の食物繊維と菌体の極小サイズ食物繊維をかけるだけで、両方摂取できる最強アイテム。

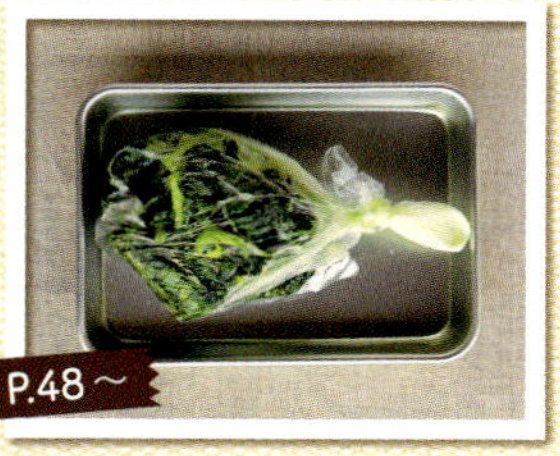
P.48〜

麹野菜

「食物繊維」×極小食物繊維「菌体」の最強腸活漬け。野菜のうま味と甘みが料理に深みを与えます。

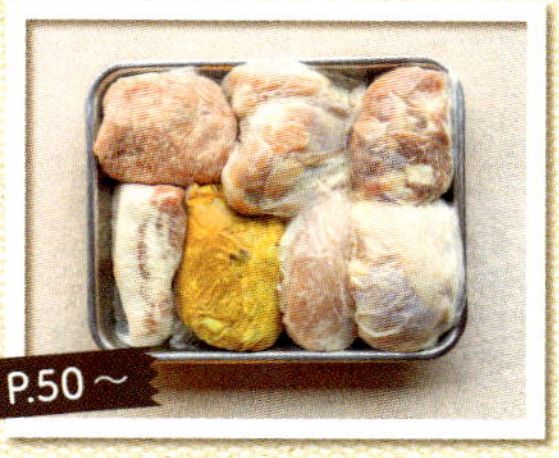
P.50〜

麹肉（鶏・豚）

麹の働きで、たんぱく質が分解され、消化しやすい形になって、胃腸の負担を軽減。鶏はプリっと、豚はしっとりした舌触りに。

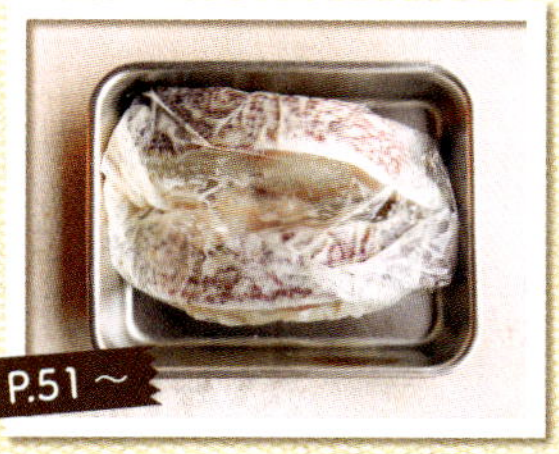
P.51〜

麹魚（生・加熱）

麹の働きで、たんぱく質が消化しやすい形に分解され、胃腸の負担を軽減。生魚（刺身）はねっとり、焼き魚・蒸し魚はしっとりした食感に。

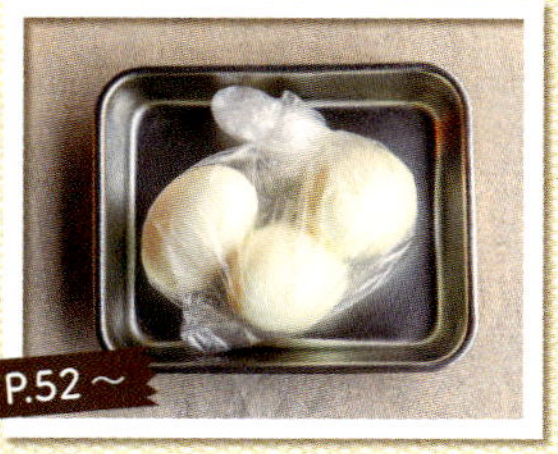
P.52〜

麹卵

麹の働きで、たんぱく質が分解され、ゆで卵はねっとりとした食感に。そのまま食べておやつにしてもいいし、たんぱく質補給としても最適。

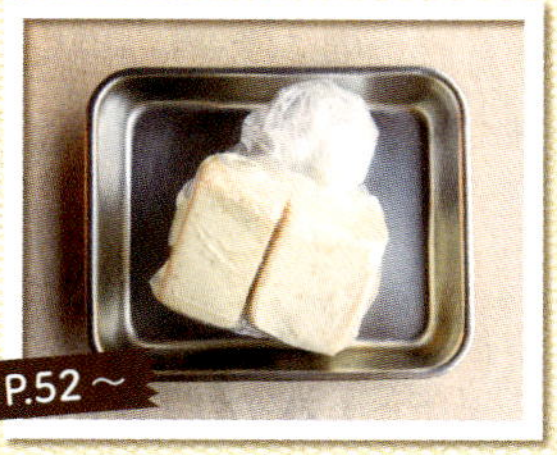
P.52〜

麹豆腐

麹に漬けるとまるでチーズのような濃厚な味わいに。お酒のあてとしても大人気。本書では絹豆腐、木綿豆腐両方を使用します。水切りも同時に出来るので調理が簡単。

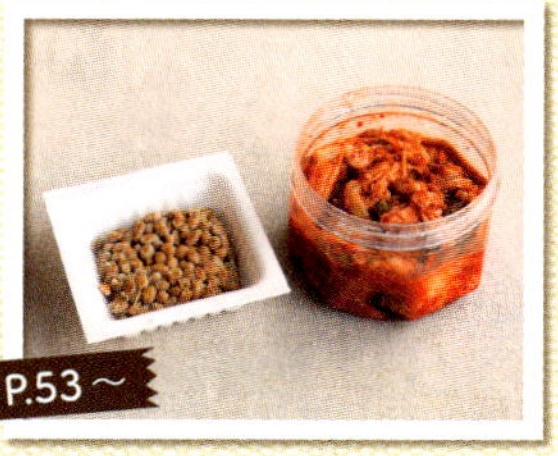
P.53〜

発酵食材

キムチ、納豆など、市販発酵食材に麹をプラスすることで、追加発酵。やさしい甘み・うま味が加わり、驚愕の美味しさに。

簡単でおいしいから無理なく続く！

STEP 1

腸活の基本材料は市販の2つだけ

POINT 1

非加熱・塩麹を活用

酵素活性のあるものを選びましょう。酵素活性の有無の見分け方は、「生」「非加熱」「酵素の力で柔らかくなる」などの表示があるものを選択。常温販売されているものであれば原材料表示に「酒精」など発酵を止める醸造アルコールが入っているものは、酵素活性があると考えられます。

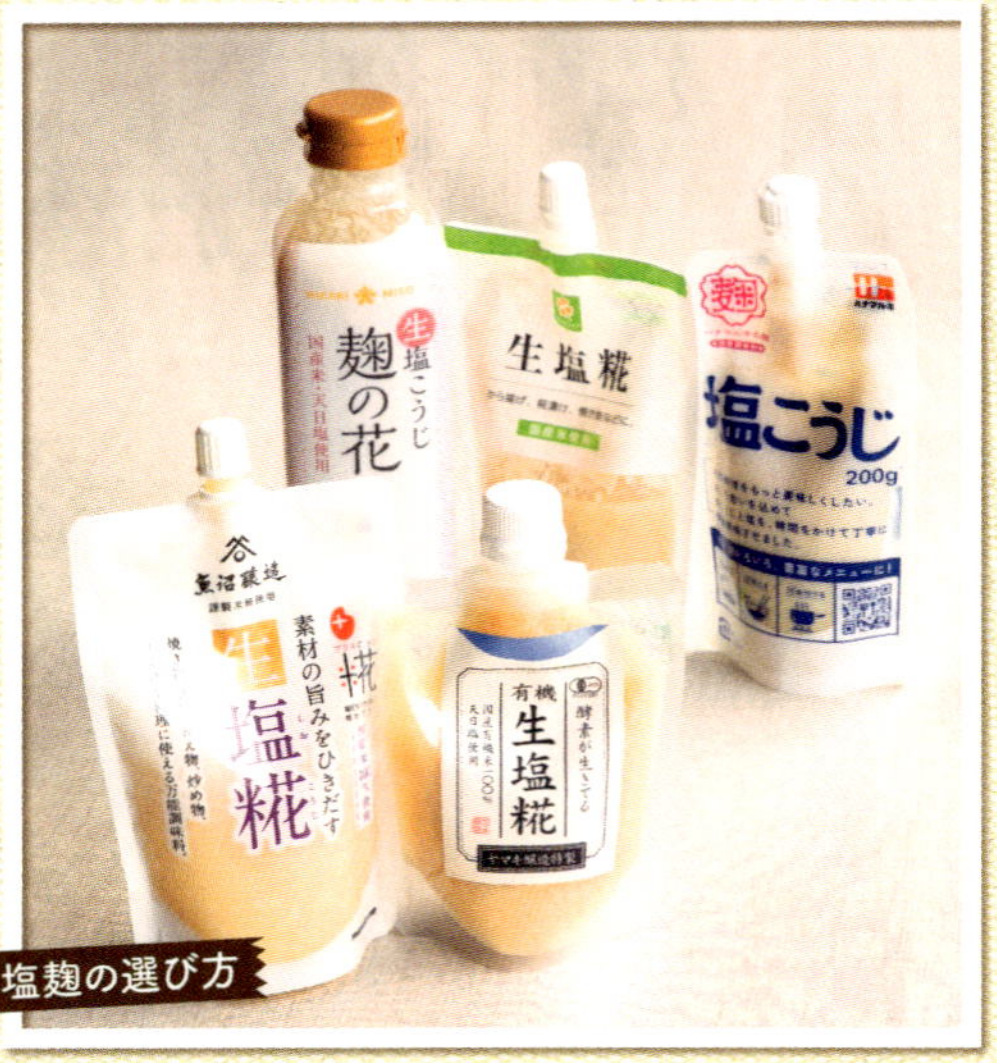

塩麹の選び方

POINT 2

米麹・甘酒を活用

甘酒には「酒粕の甘酒」「米麹の甘酒」の2種がありますが、米麹から作られているノンシュガーのものを選択します。最近はそのまま飲む「ストレートタイプ」が主流なので、本書のレシピはストレートタイプでレシピ表記。濃縮タイプを使う場合は、分量を半分にして使いましょう。

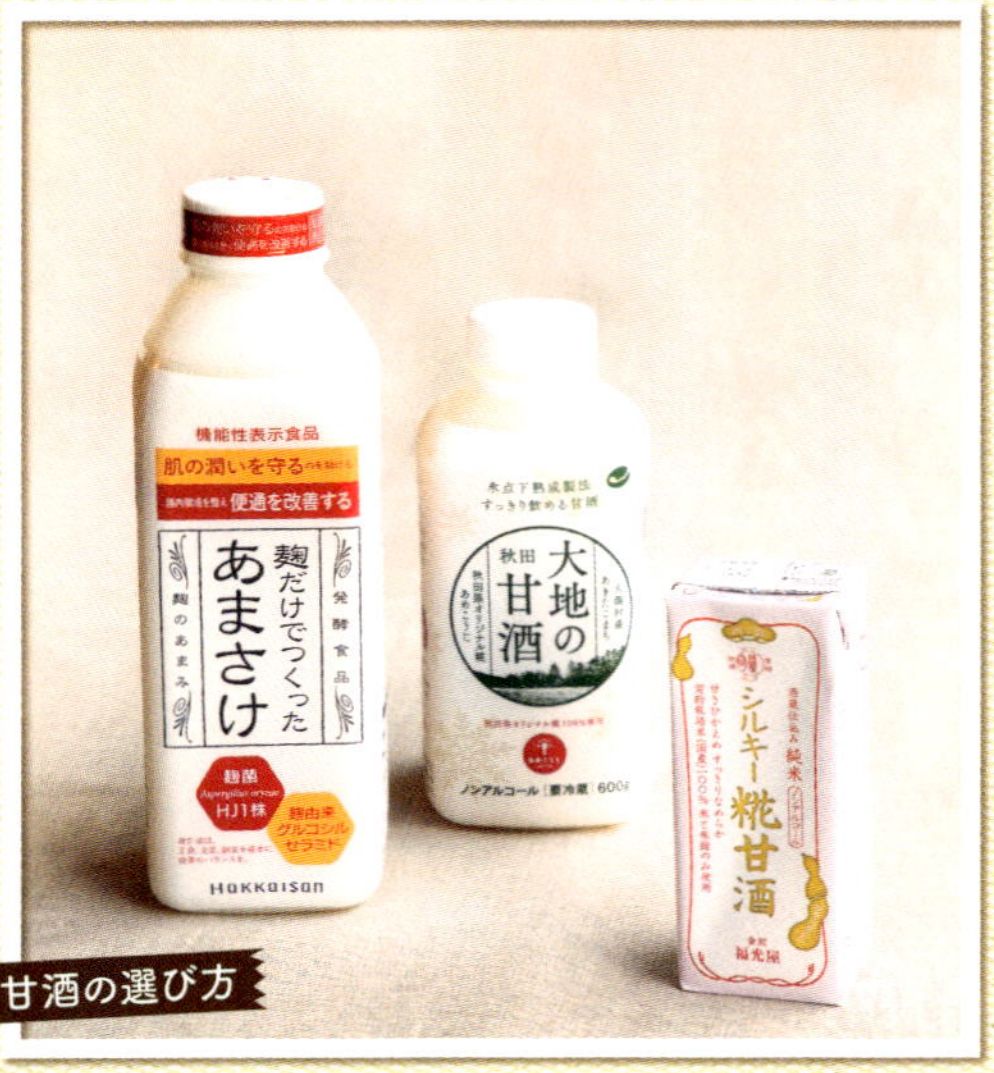

甘酒の選び方

STEP 2

今日からできる

「かけるだけ」か「漬けるだけ」かを選択

麹に食材を漬ける

POINT 3

PART1 かけるだけ腸活

市販の「塩麹」と「甘酒」と混ぜるだけで、麹だれ・麹野菜ノンオイルドレッシングが完成！かけたり、調味料代わりに活用することで、含まれる小さな食物繊維「菌体」を摂ることが目的。野菜サラダを普通に食べるよりも、極小サイズの食物繊維「菌体」を摂ることが、腸にダイレクト効くのです。

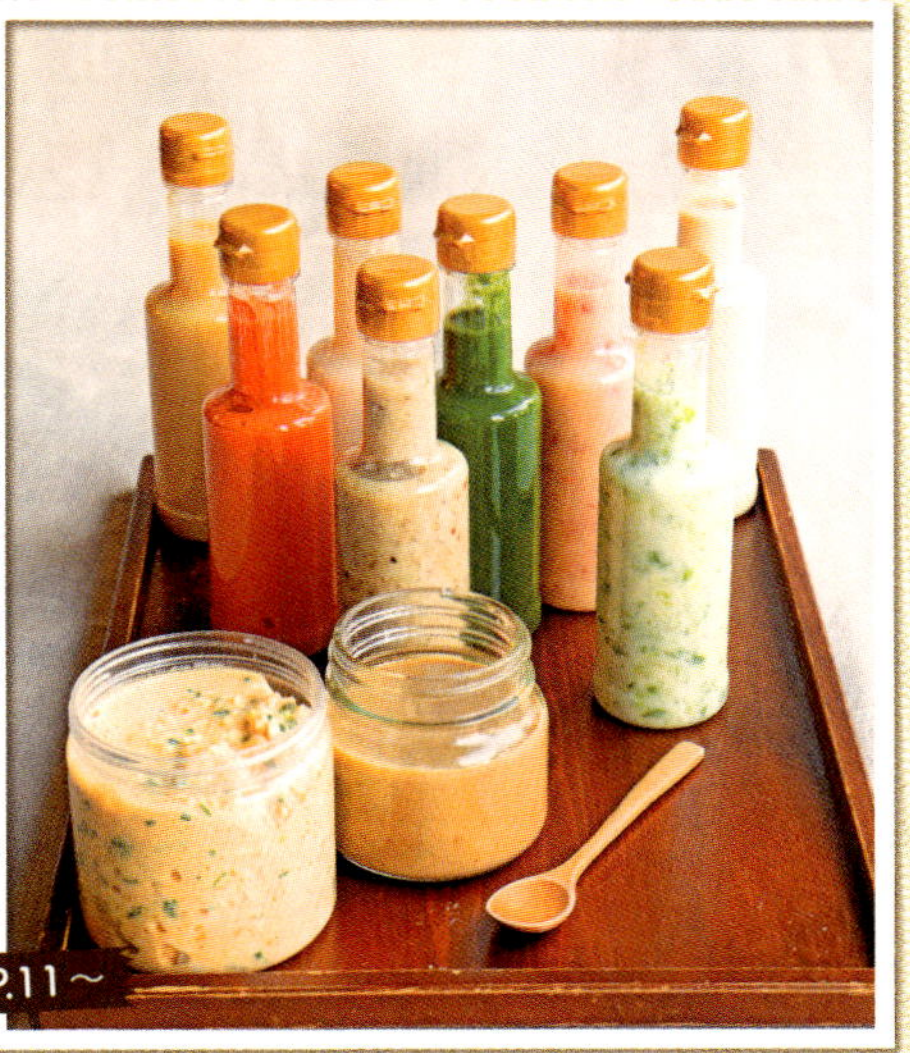

P.11～

POINT 4

PART2 発酵常備菜で腸活

野菜・肉・魚・豆腐・卵・発酵食材を「塩麹」と「甘酒」に漬けた発酵常備菜を準備。それを使った主菜・副菜・汁物・主食レシピをご紹介。食材を麹に漬け込むことで、酵素の力で消化・吸収しやすく分解します。食材の栄養素が低分子化するため、PART1の「菌体」に加え、さらなる腸活効果が期待できます。漬け込みや、調理もポリ袋を活用するため、洗い物がほぼでないのも特徴です。

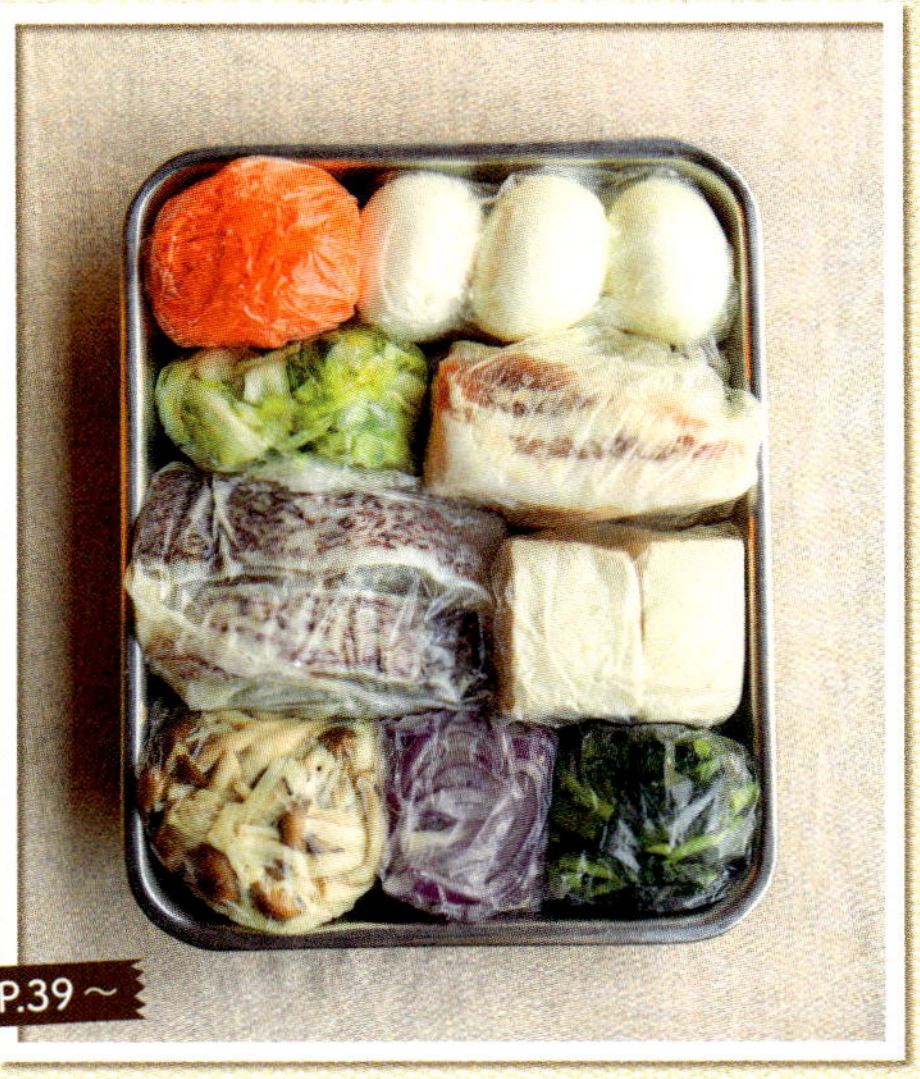

P.39～

目次

レシピで活用

【スタッフ】撮影：杉山和行（講談社写真部）　デザイン：田中小百合（オスズデザイン）

COLUMN

はかりの使い方

POINT

器を何個も使わず、次のものを量るとき、0セットボタン（または風袋《ふうたい》引きボタン＝T）を押すと効率的に計量できる。

麹漬けの基本分量

塩麹の分量 …食材の10～15%

甘酒の分量 …食材の10～15%

※本書の甘酒はそのまま飲めるストレートタイプを使用。濃縮タイプを使用する場合は半量にする。

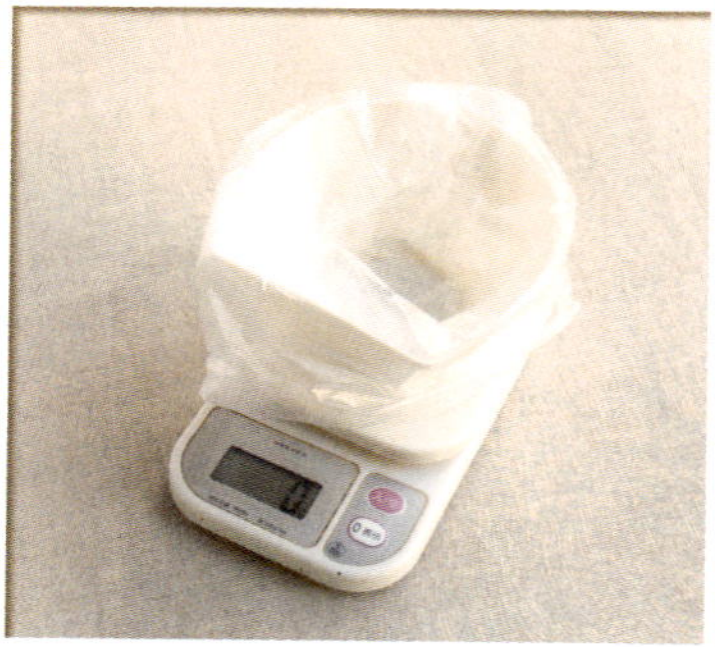

① はかりにポリ袋をかぶせたボウルをのせ、0セットボタンを押す。

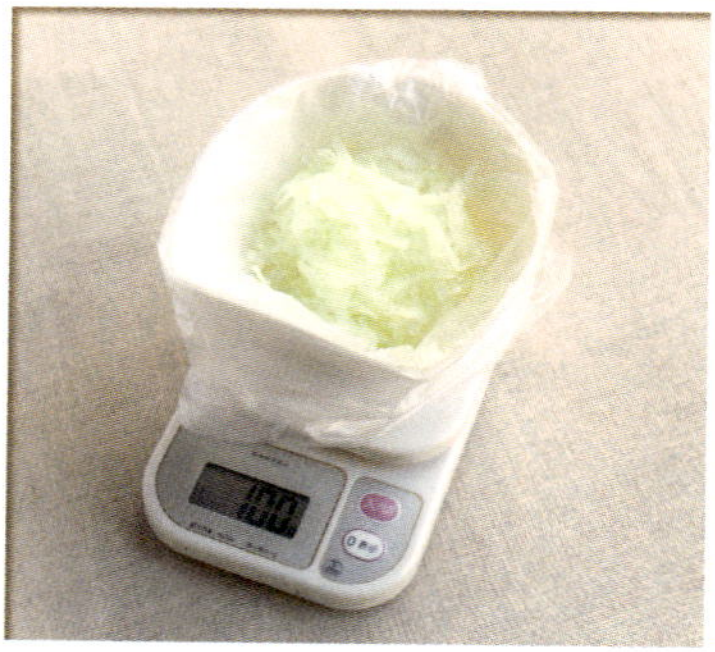

② 食材を入れて量る。たとえば、100gの場合。

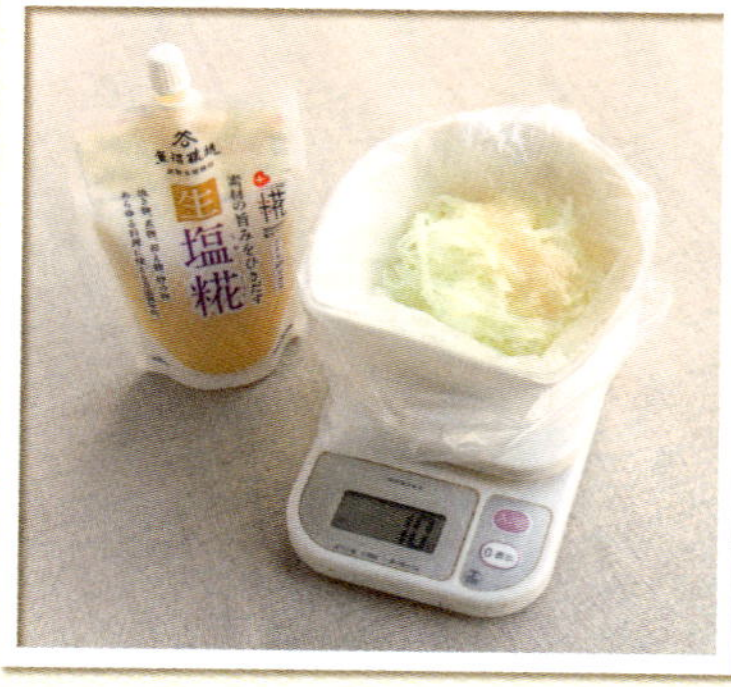

③ 0セットボタンを押してから、塩麹10～15gを加えて量る。

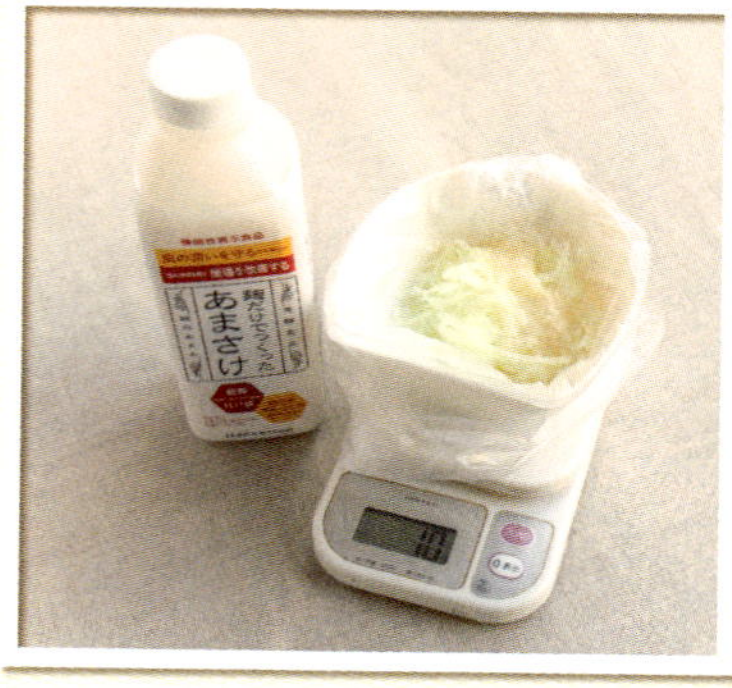

④ 再び0セットボタンを押して、甘酒を10～15g加えて量り、はかりから外してポリ袋の上からよくもむ。

PART 1

かんたん！かけるだけ腸活

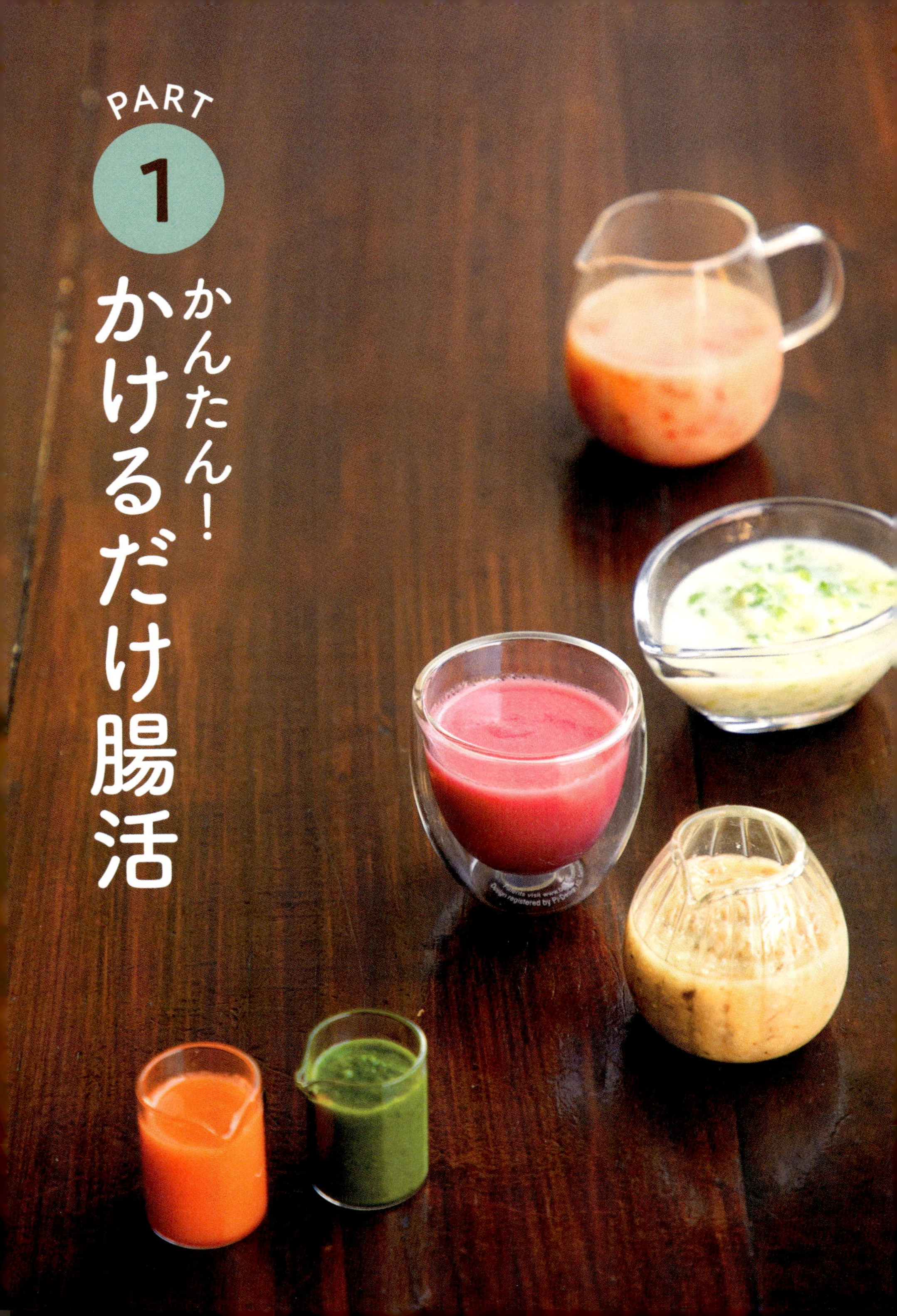

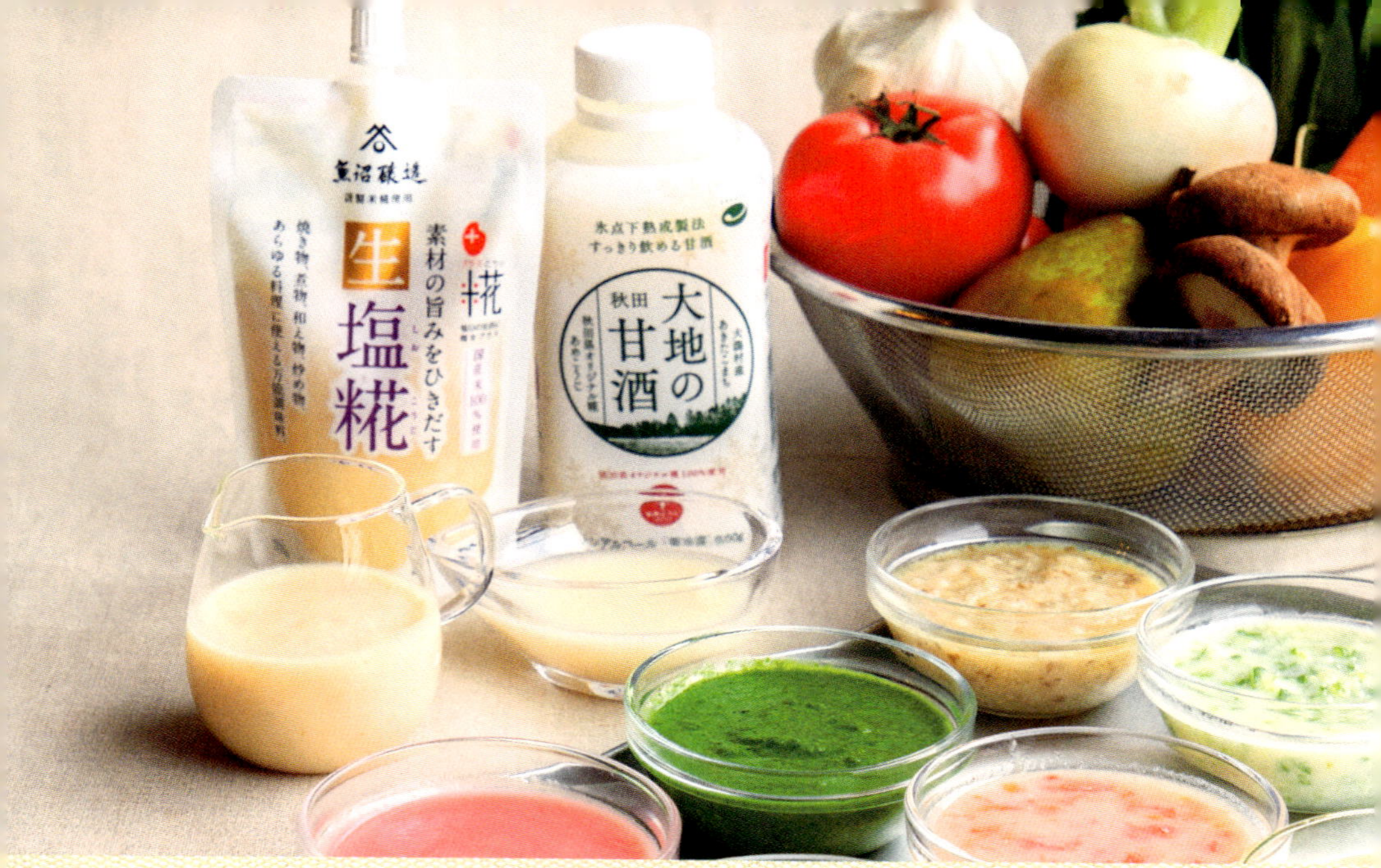

麹漬けがなくても、塩麹と甘酒があればすぐ作れる

小さな食物繊維「菌体」が腸活を促進！

Q 腸活というと、味噌も塩麹も手作りじゃないと意味がないのでしょうか？　市販の発酵食品は菌が死んでしまっていると聞いたけれどそれだと無意味なのでしょうか？

A **腸活の最大のポイントはストレスをなくすこと。**

もちろん市販品と手作りがまったく同じ効果とは言い切れませんが、市販品でも十分効果が期待できます。

そもそもこの項目のたれ・ドレッシングには、酵素力・分解力・生きた菌が入っていることなどは求めていません。求めているのは、小さな食物繊維「菌体」が入っていること。生菌であっても死菌であってもOK。小さければ小さいほど腸に効くのです。

菌体たっぷりのドレッシングをサラダにかけると、サラダの食物繊維にドレッシングの食物繊維をかけて食べるというまさに最強の腸活コンビが誕生します。

混ぜるだけで簡単

即席腸活麹だれ

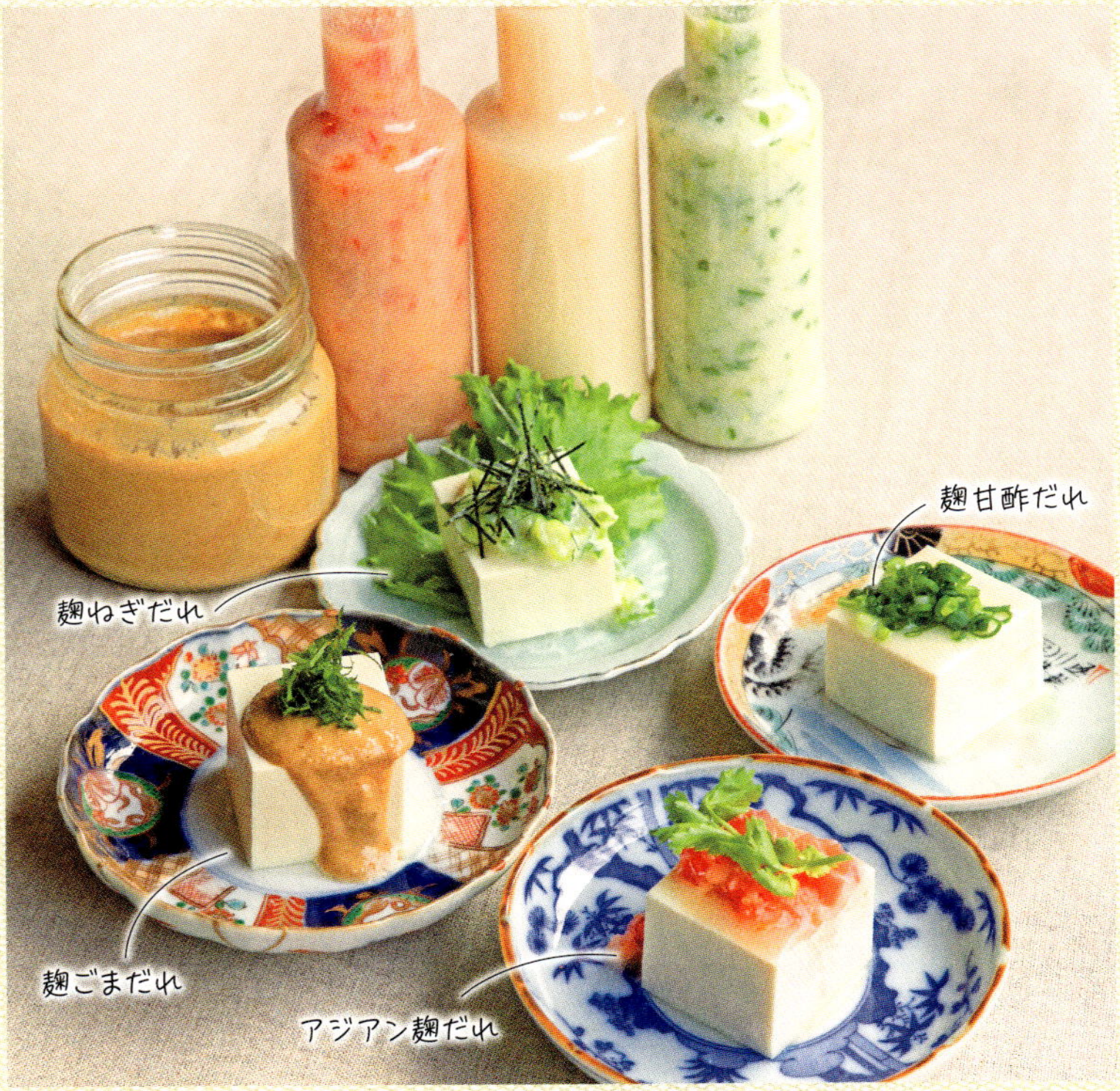

冷蔵保存
3週間

共通 多めに作る場合は、空きペットボトルに入れて保存すると便利

麹ごまだれ

材料・作り方

練りごま（白）大さじ3、甘酒大さじ2、塩麹・酢・醤油各大さじ1、生姜・にんにく（すりおろし）各小さじ½を混ぜる。

※練りごまは入れる際によく混ぜる（油だけにならないように）。

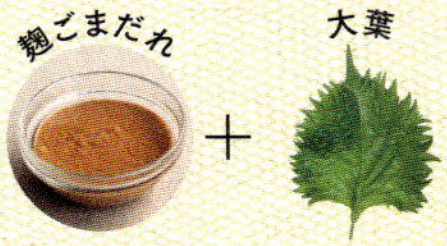

麹甘酢だれ

材料・作り方

塩麹大さじ4、甘酒大さじ2、酢大さじ1を混ぜる。

※麹の粒が気になる場合は、3倍量くらいにしてミキサーにかけておくとよい。

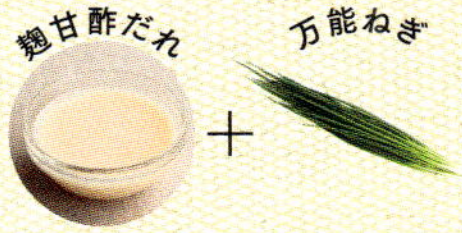

麹ねぎだれ

材料・作り方

塩麹大さじ4、甘酒大さじ2、柚子こしょう小さじ2、長ねぎ（みじん切り）¼本分、生姜（すりおろし）小さじ½

※柚子こしょうは、辛さによって調節。

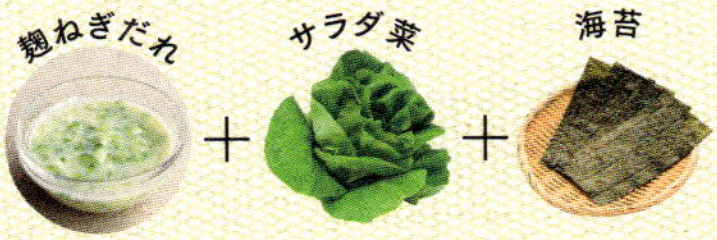

アジアン麹だれ

材料・作り方

トマト（種をとって、みじん切り）1個、塩麹大さじ4、甘酒大さじ2、ナンプラー・酢各大さじ1、鷹の爪輪切り・にんにくすりおろし各小さじ1を混ぜる。

※酢をライムの搾り汁にするとよりアジアンに。

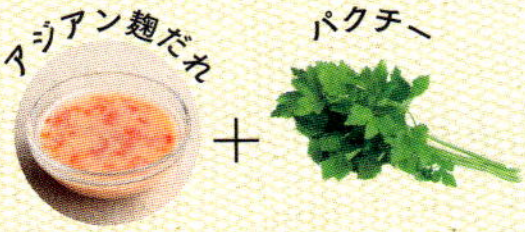

麹だれ
カルパッチョ4変化

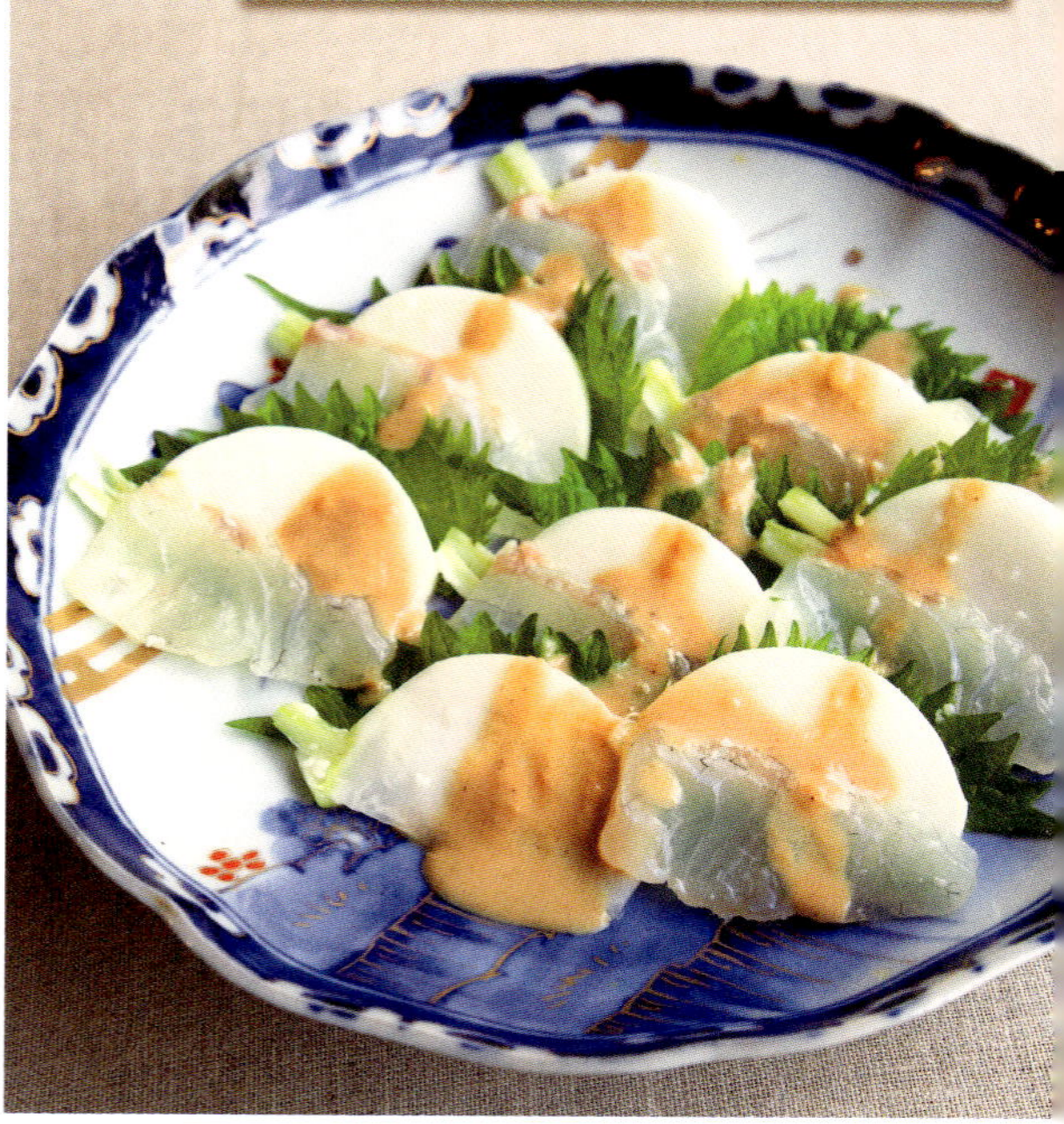

麹ごまだれ

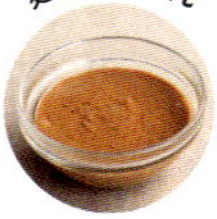

真鯛とかぶのごまカルパッチョ

材料（2人分）

真鯛の刺身…8切れ
かぶ…½個
大葉…4枚
麹ごまだれ（P.13参照）…大さじ2
塩麹…大さじ½

作り方

1 かぶは皮をむき、8等分にくし切りし、塩麹でもんでおく。
2 お皿に真鯛の刺身と1、半分に切った大葉と交互に並べる。
3 麹ごまだれをかける。

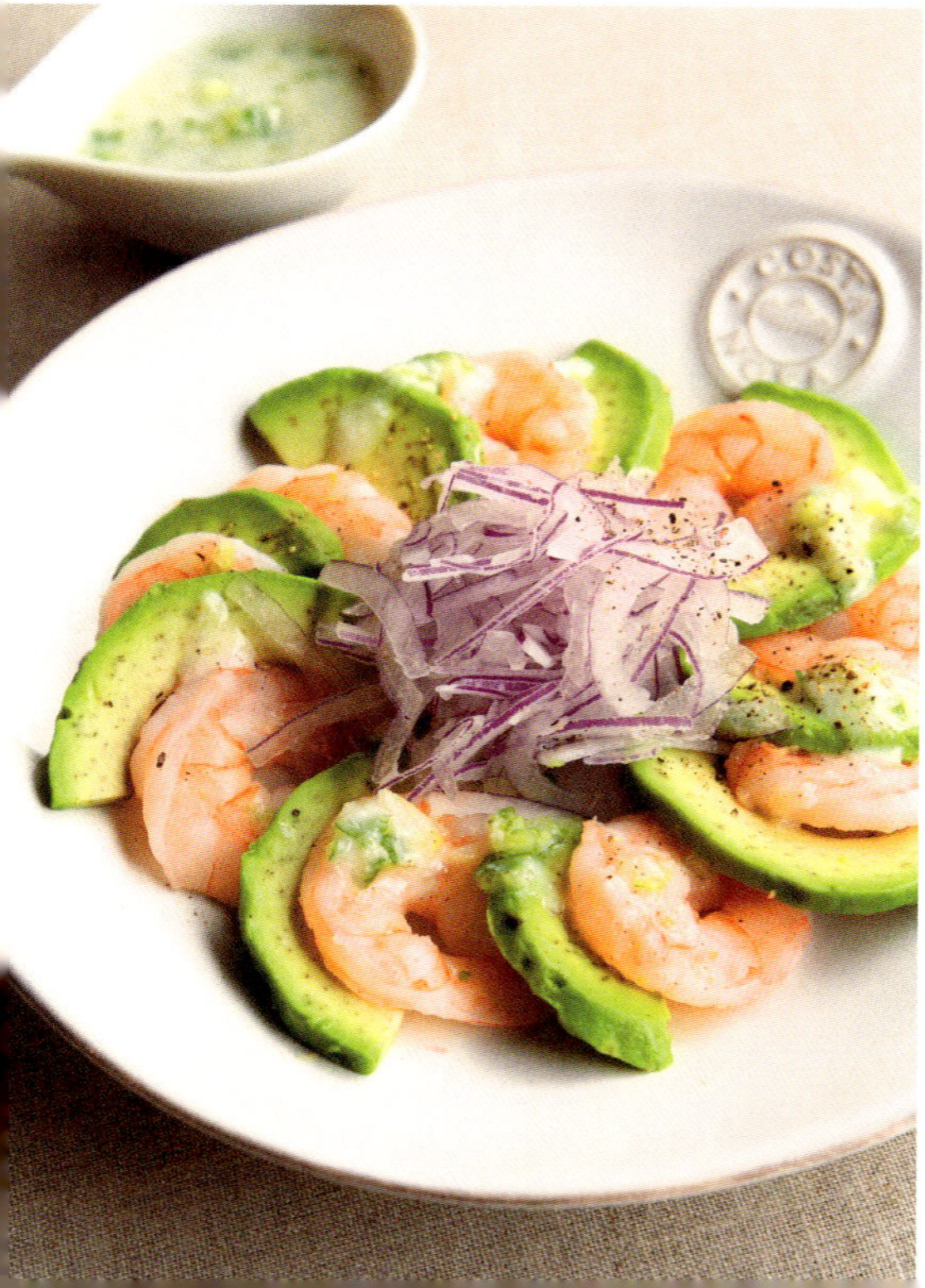

麹ねぎだれ

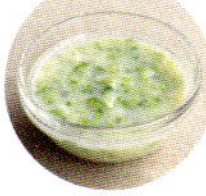

海老とアボカドのカルパッチョ

材料（2人分）

ボイル海老…5尾
アボカド…½個
紫玉ねぎ…¼個
レモン汁…大さじ1
麹ねぎだれ（P.13参照）…大さじ2
粗びき黒こしょう…少々

作り方

1 紫玉ねぎはスライスして、水に10分ほどさらしよくもみざるにあげて、水けを絞る。
2 海老は背わたをとって、半分にスライスする。アボカドは種を取って、皮をむき1㎝厚さにスライスする。
3 器に1と2をのせ、レモン汁と麹ねぎだれをかけ、粗びき黒こしょうをふる。

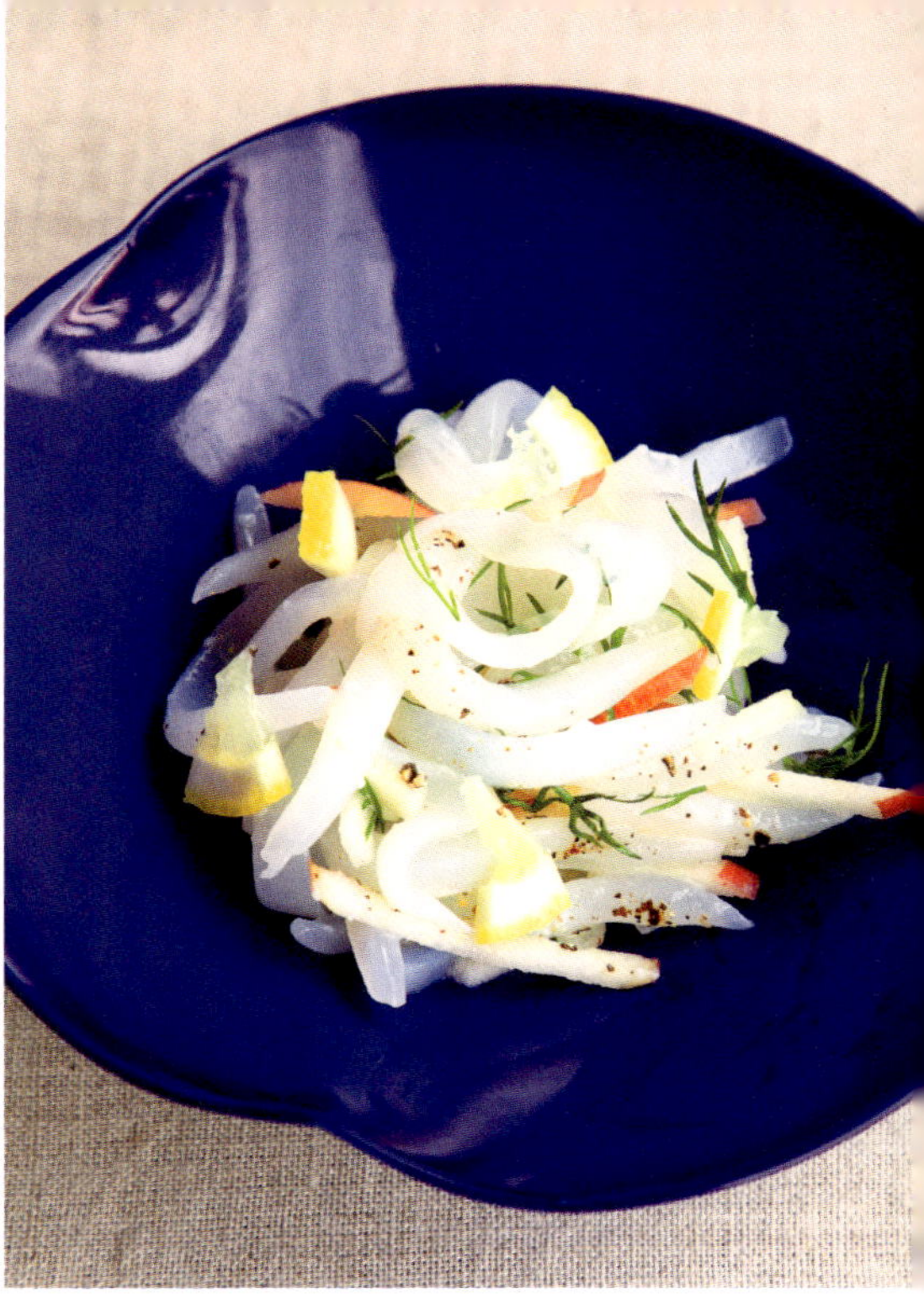

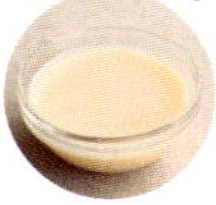

麹甘酢だれ

いかとりんごの麹カルパッチョ

材料（2人分）

いかの刺身…100g
りんご…¼個
レモン…2スライス
麹甘酢だれ（P.13参照）…大さじ2
ディル…1本
粗びき黒こしょう…少々

作り方

1 いかの刺身は細切りにする。

2 りんごは、皮つきのまま細切りにし、レモンは皮つきのまま、小さないちょう切りにする。

3 器で**1**と**2**、ちぎったディル、麹甘酢だれを和え、上から粗びき黒こしょうをふる。

※粒マスタード大さじ½を混ぜてもおいしい

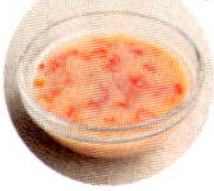

アジアン麹だれ

帆立てと柿のカルパッチョ

材料（2人分）

帆立て…4玉
柿（種なし）…¼個
パクチー…5本
アジアン麹だれ（P.13参照）…大さじ2
粗びき黒こしょう…少々

作り方

1 帆立ては、半分にスライスする。

2 柿は皮をむいて、8等分にくし切りする。

3 お皿に**1**と**2**を交互に並べ、アジアン麹だれをかける。パクチーをのせ、粗びき黒こしょうをふる。

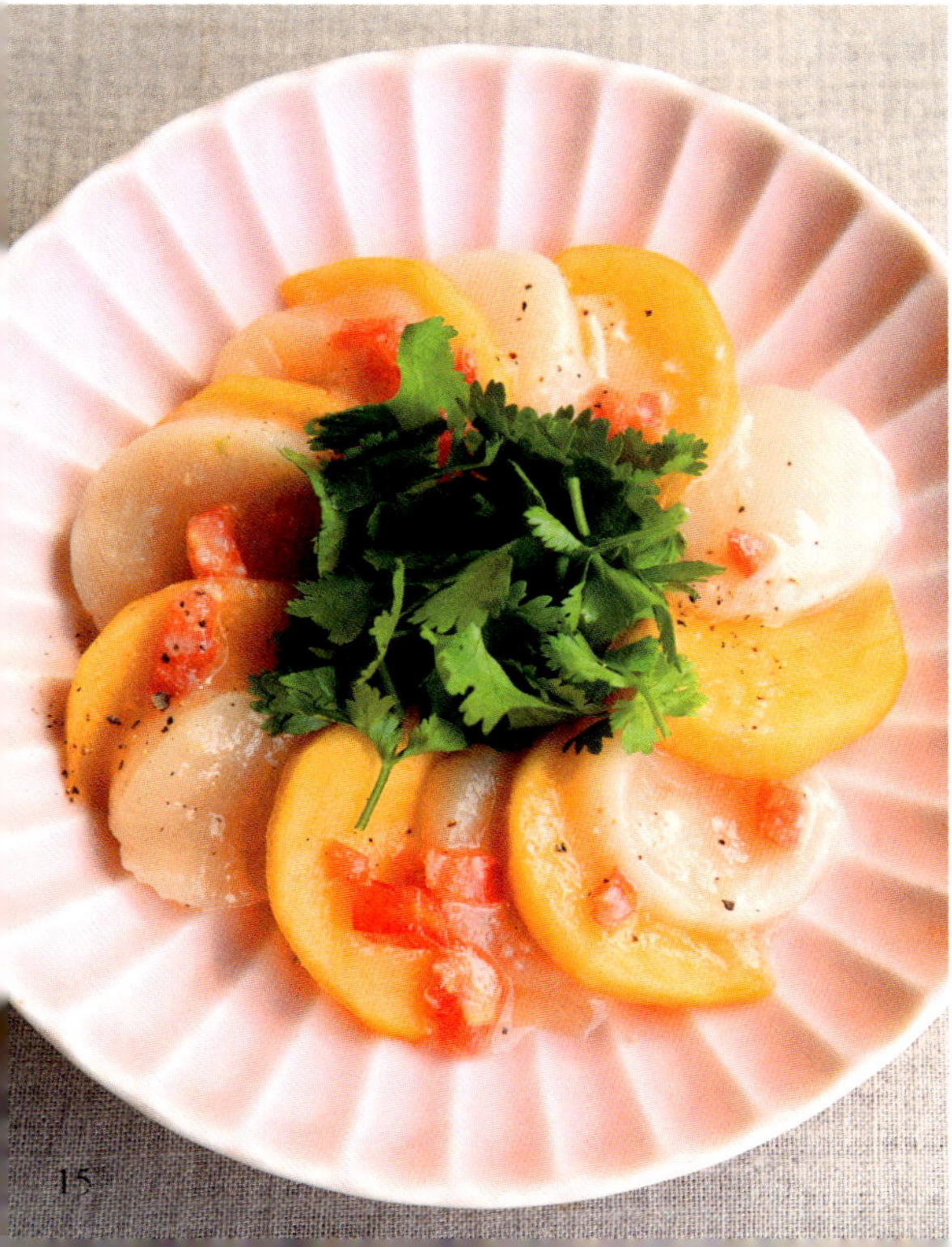

麹だれ
野菜おかず4変化

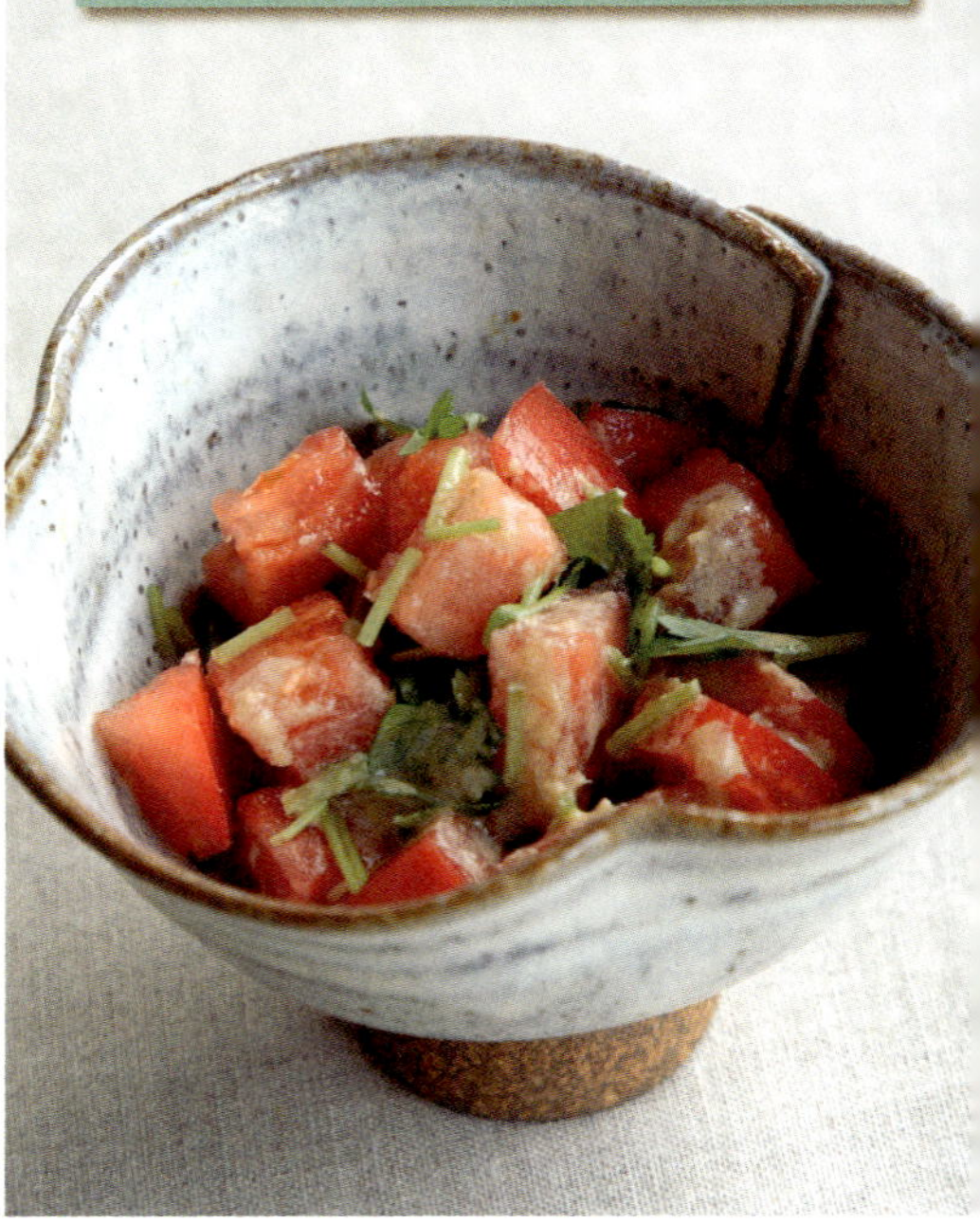

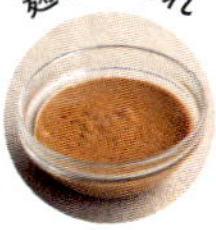

麹ごまだれ

トマトと三つ葉の麹ごま和え

材料（2人分）

トマト（種を取り除く）…1個
三つ葉…1株
麹ごまだれ（P.13参照）…大さじ2
塩…少々

下準備

トマトの簡単な種の取り除き方

1 横半分にスライスする。
2 種のある場所に指を入れて、トマトを左右に少し回す。
3 さかさまにして、勢いよく振ると種が取れる。

作り方

1 トマトを、一口大に切る。三つ葉は3cm長さに切る。
2 麹ごまだれを加えて和え、塩で味を調える。

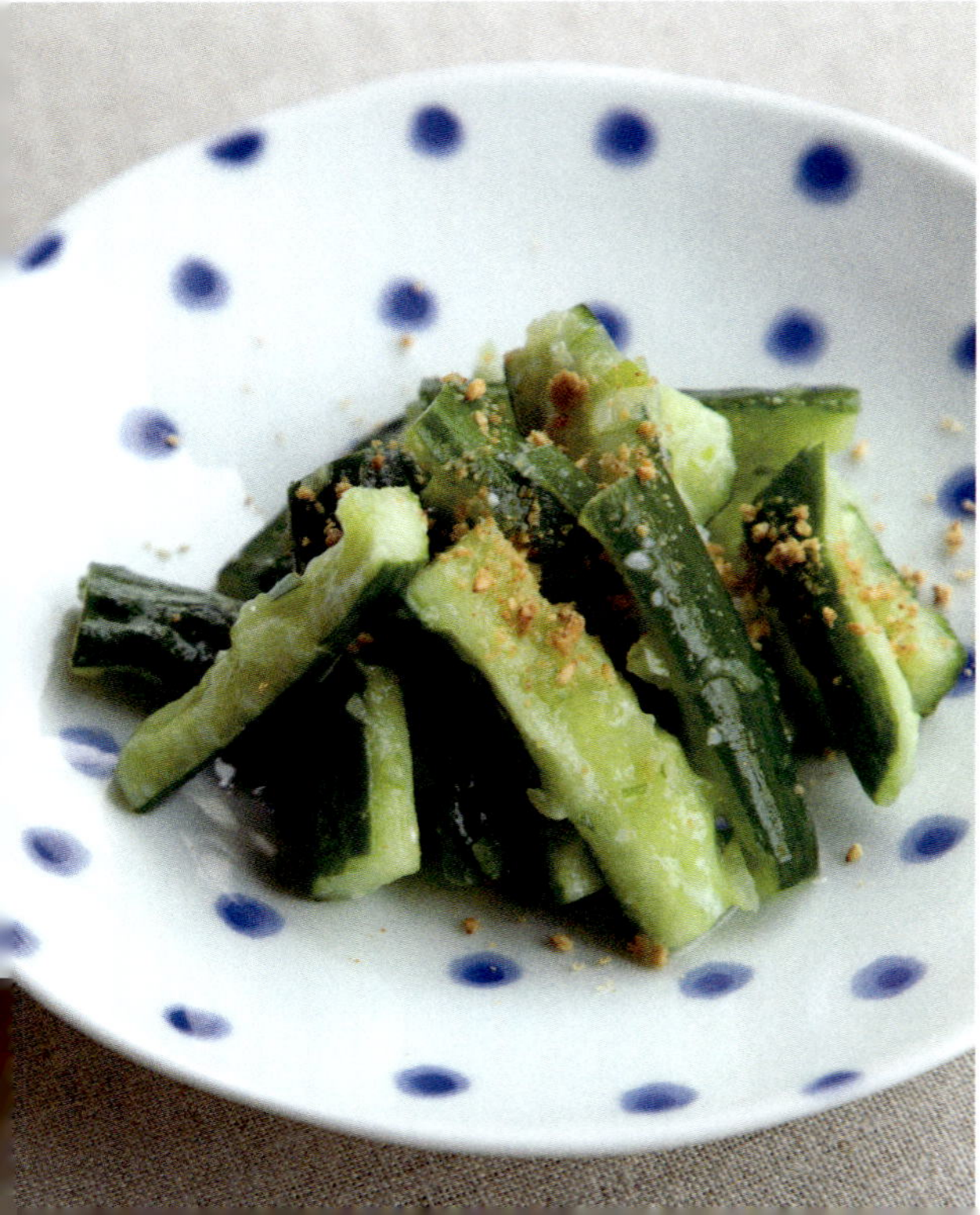

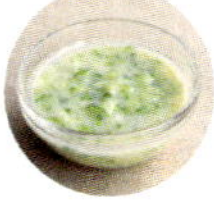

麹ねぎだれ

麹たたききゅうり

材料（2人分）

きゅうり…1本
麹ねぎだれ（P.13参照）…大さじ2
すりごま（白）…小さじ1

作り方

1 きゅうりは、へたを切り落とし、適当な長さに切ってポリ袋に入れる。
2 袋の外側から麺棒で軽く叩き、麹ねぎだれを入れて軽くもむ。
3 器に盛ってすりごまをふる。

※ラー油をかけてもおいしい。

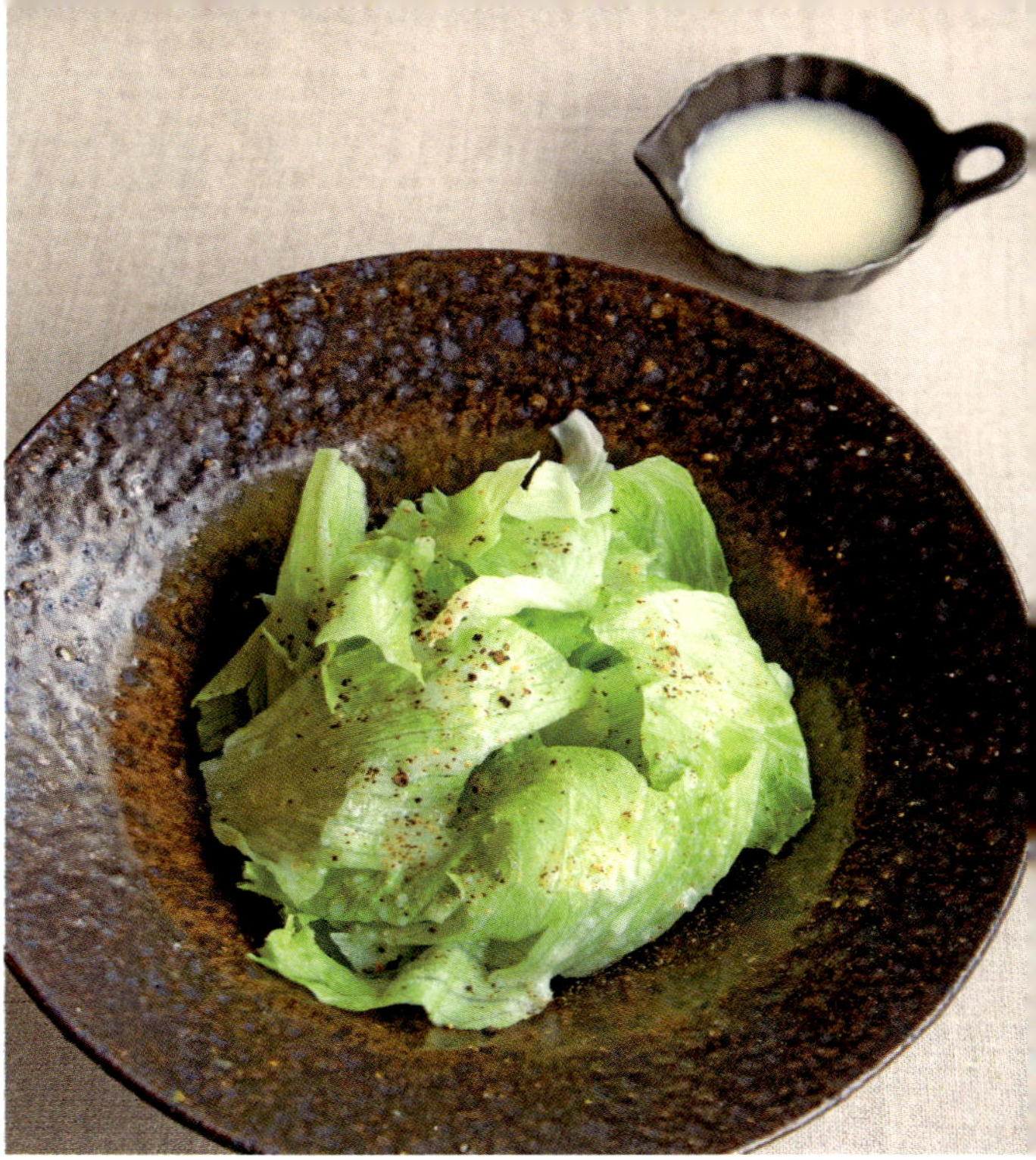

麹甘酢だれ

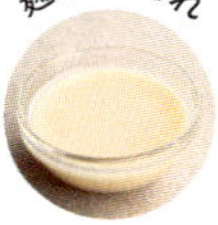

レタスと黒こしょうの甘酢和え

材料（2人分）

レタス（食べやすい大きさにちぎる）…4枚
麹甘酢だれ（P.13参照）…大さじ2
粗びき黒こしょう…適量

作り方

1 レタスを器に盛り、麹甘酢だれと粗びき黒こしょうをかける。

アジアン麹だれ

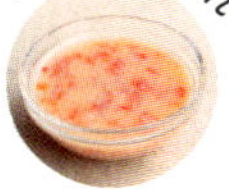

なすのタイ風サラダ

材料（2人分）

なす…2本
アジアン麹だれ（P.13参照）…大さじ2
パクチー…5本
アーモンド（砕く）…2粒

作り方

1 なすはへたを切り落とし、薄くスライスし、酢（材料外）を入れた湯で3分ゆでる。
2 1を器に盛り、上からアジアン麹だれをかける。
3 ざく切りしたパクチーと砕いたアーモンドをかける。

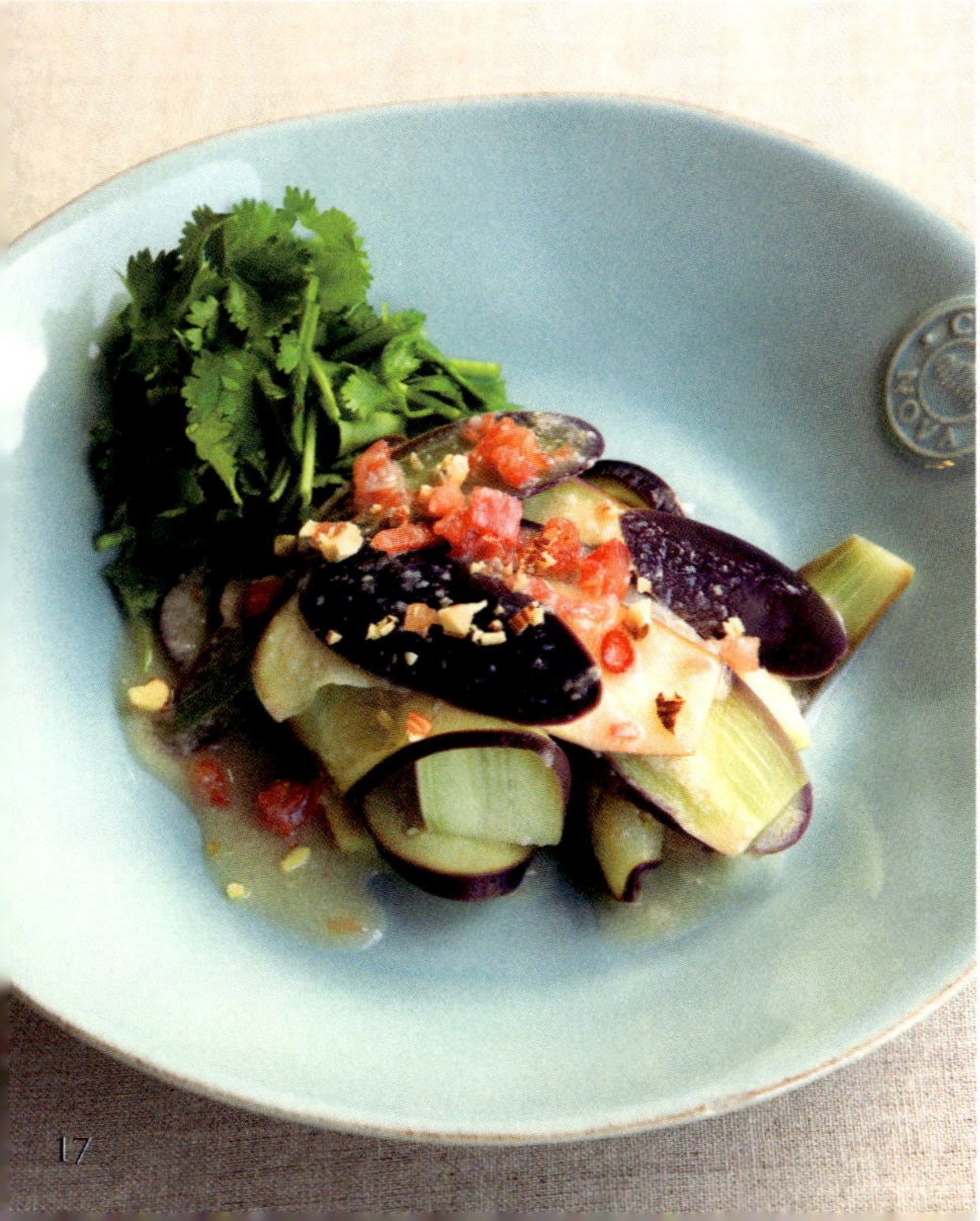

麹だれ

豚しゃぶ4変化

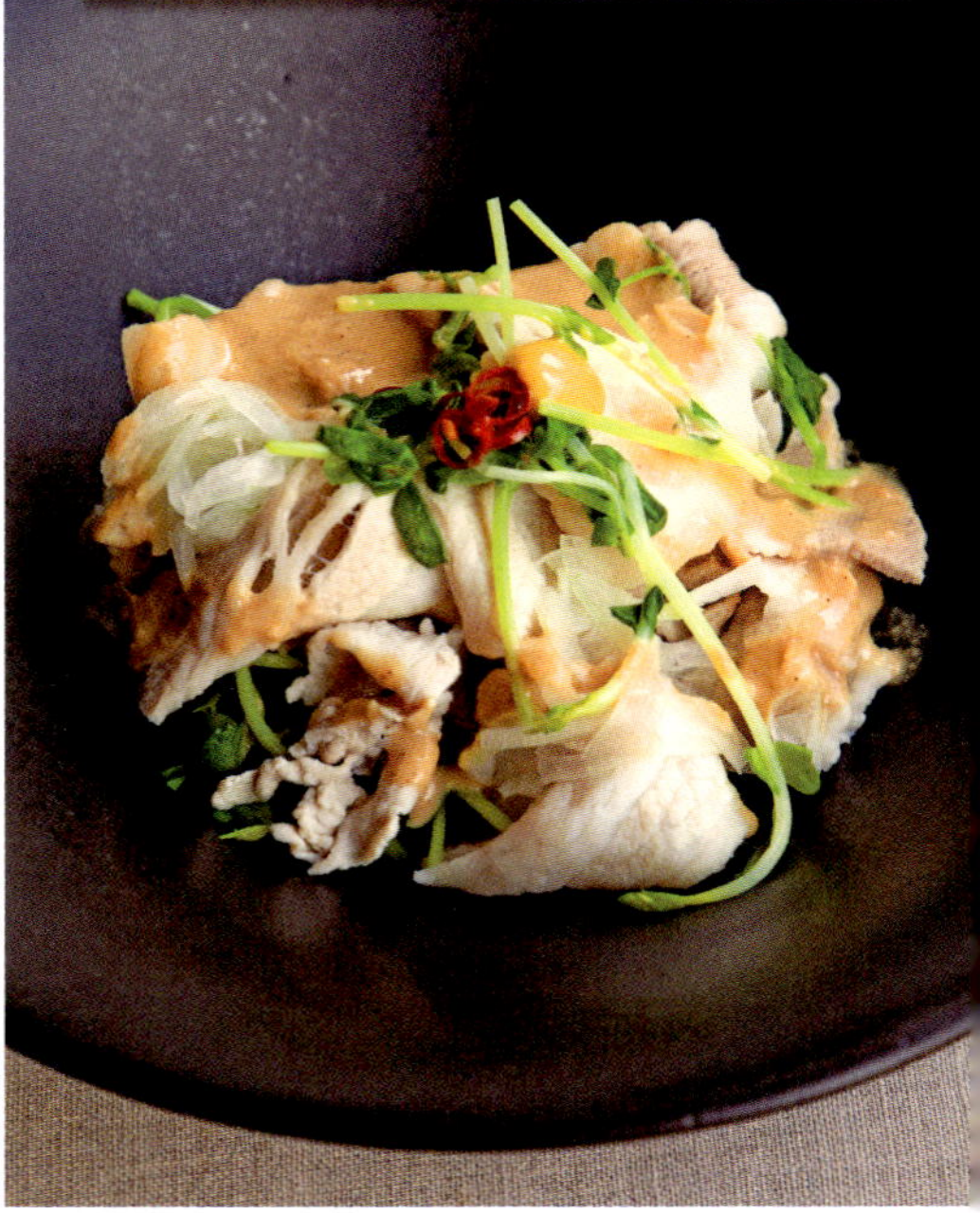

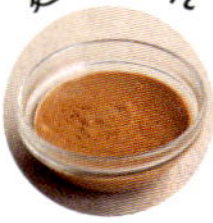
麹ごまだれ

たま豚しゃぶ 麹ごまだれ

材料（2人分）

豚ばら薄切り肉…100g
玉ねぎ…½個
豆苗…½パック
麹ごまだれ（P.13参照）…大さじ3
粗びき黒こしょう…適量
和がらし・鷹の爪（輪切り）…各少々

作り方

1 玉ねぎは皮をむいて、半分に切ってから薄切りに。豆苗は根元を切り落とす。

2 鍋に湯を沸騰させ、**1**の玉ねぎと豚肉を入れる。

3 弱火にして、箸でほぐすように30秒ほどかき混ぜる。最後に豆苗を入れて、すぐに火を止める。

4 ざるにあげて水けを切り、器に盛る。

5 麹ごまだれをかけ、和がらし、鷹の爪を添える。

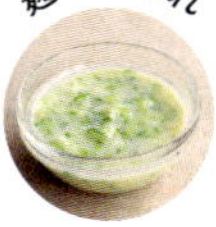
麹ねぎだれ

なす豚しゃぶ 麹ねぎだれ

材料（2人分）

豚こま切れ肉…100g
なす…1本
大葉…5枚
麹ねぎだれ（P.13参照）…大さじ3
白ごま…小さじ1

作り方

1 なすはへたをとって薄切りにする。

2 鍋に湯を沸騰させ、**1**を入れて3分ほどゆでる。

3 弱火にして、豚肉を入れて、箸でほぐすように30秒ほどかき混ぜる。

4 ざるにあげて水けを切り、器に盛る。

5 麹ねぎだれと白ごまをかけ、せん切りにした大葉を添える。

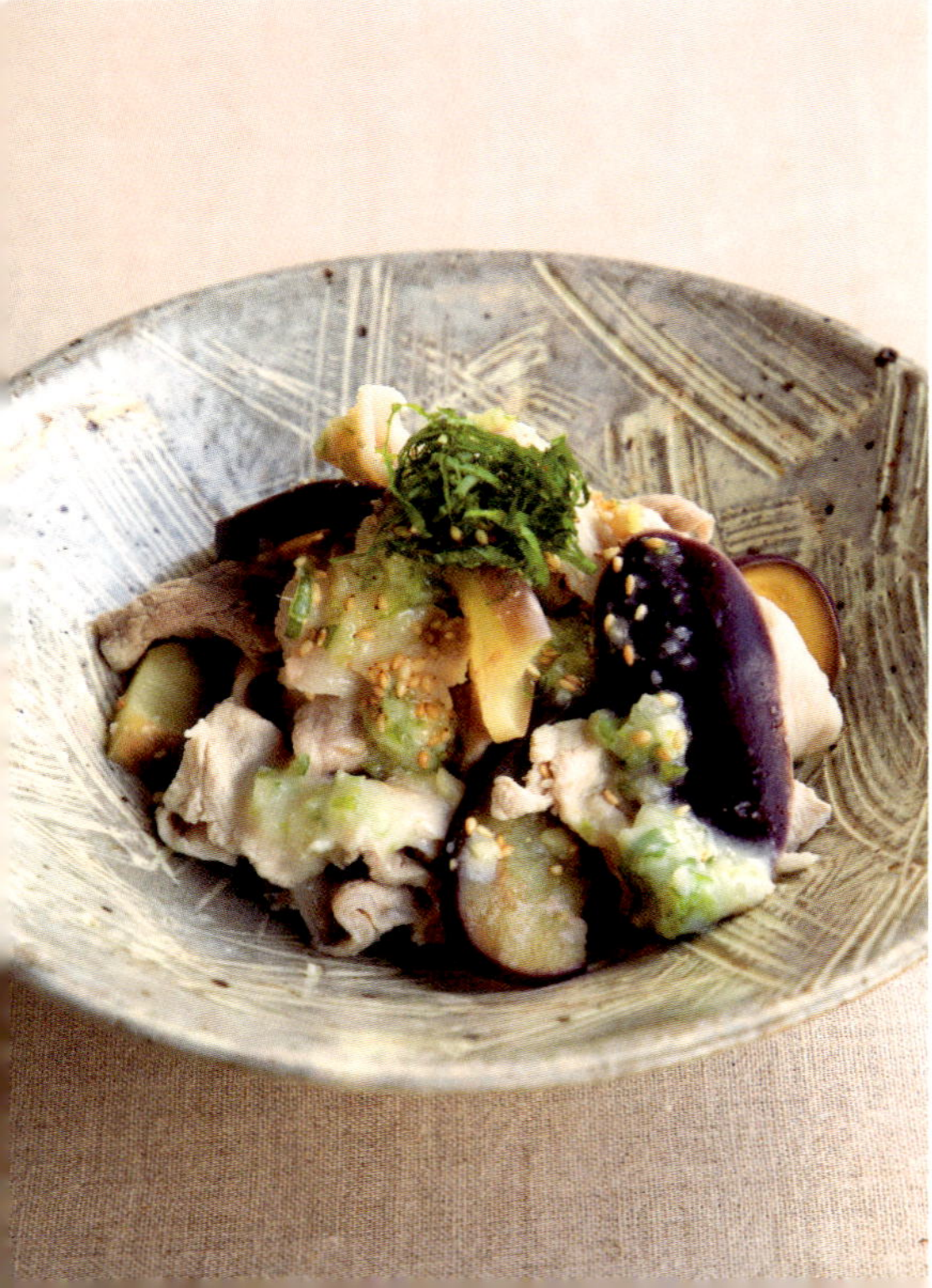

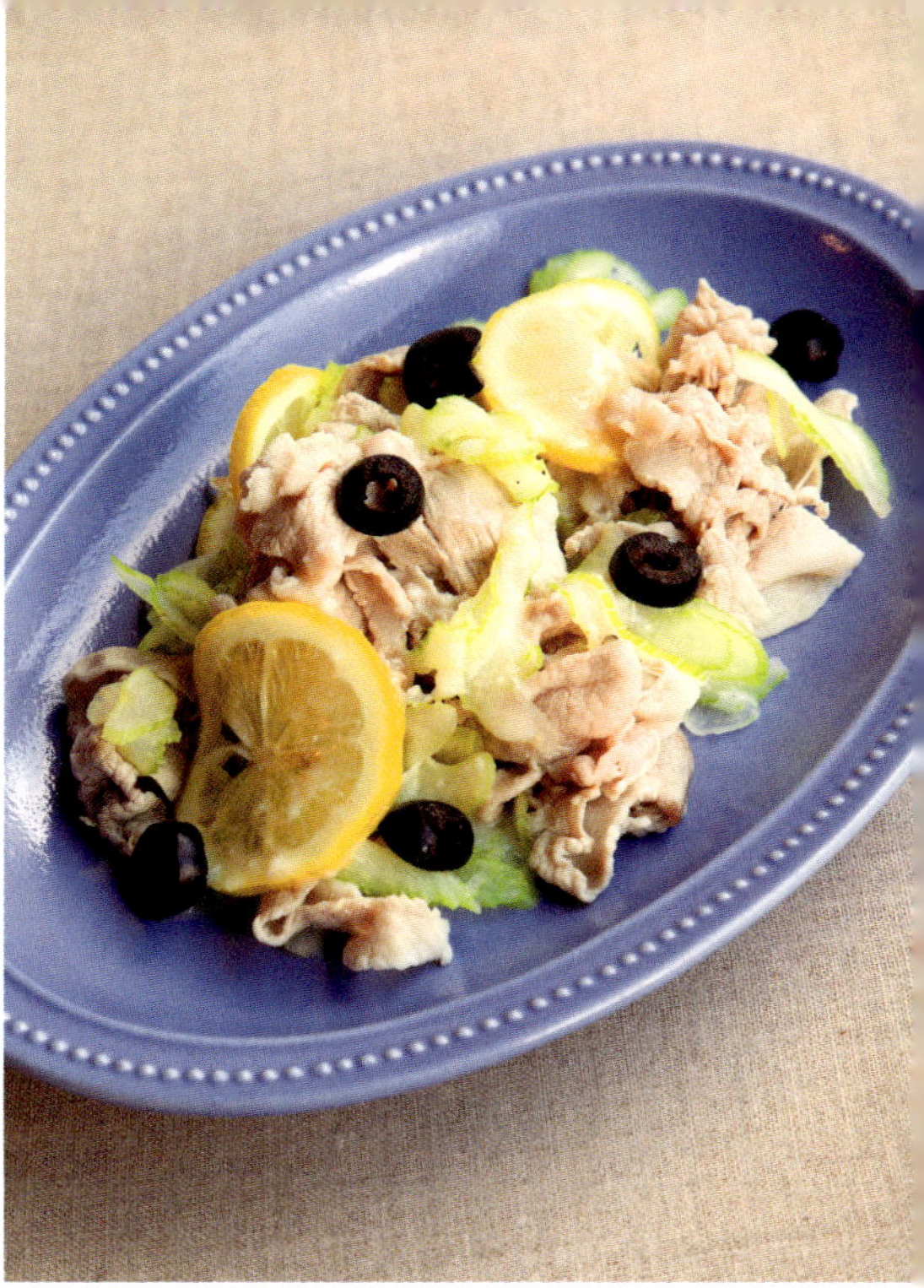

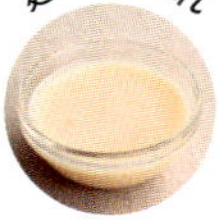

レモン豚しゃぶ 麹甘酢だれ

材料（2人分）

豚肩ロース薄切り肉…100g
セロリ…½本
レモン…薄切り3枚
麹甘酢だれ（P.13参照）…大さじ3
ブラックオリーブの実（スライス）…適量

作り方

1 セロリは斜め薄切りにする。

2 鍋に湯を沸騰させ、**1**を入れ、10秒ほどゆでる。

3 弱火にして、豚肉とレモンを入れて、箸でほぐすように30秒ほどかき混ぜる。

4 ざるにあげて水けを切り、器にブラックオリーブの実と共に盛る。

5 麹甘酢だれをかける。

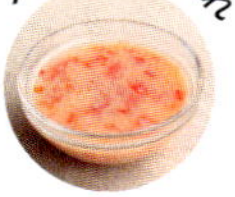

にら豚しゃぶ アジアン麹だれ

材料（2人分）

豚こま切れ肉…100g
にら…1束（100g）
アジアン麹だれ（P.13参照）…大さじ3
レモン（くし切り）…⅛個
七味唐辛子…少々

作り方

1 にらは5㎝の長さに切る。

2 鍋に湯を沸騰させ、弱火にして、豚肉を入れ、箸でほぐすように30秒かき混ぜる。

3 にらを入れたらすぐ火を止め、ざるにあげて水けを切る。

4 器に盛り、アジアン麹だれをかける。レモンを添え、七味唐辛子をふる。

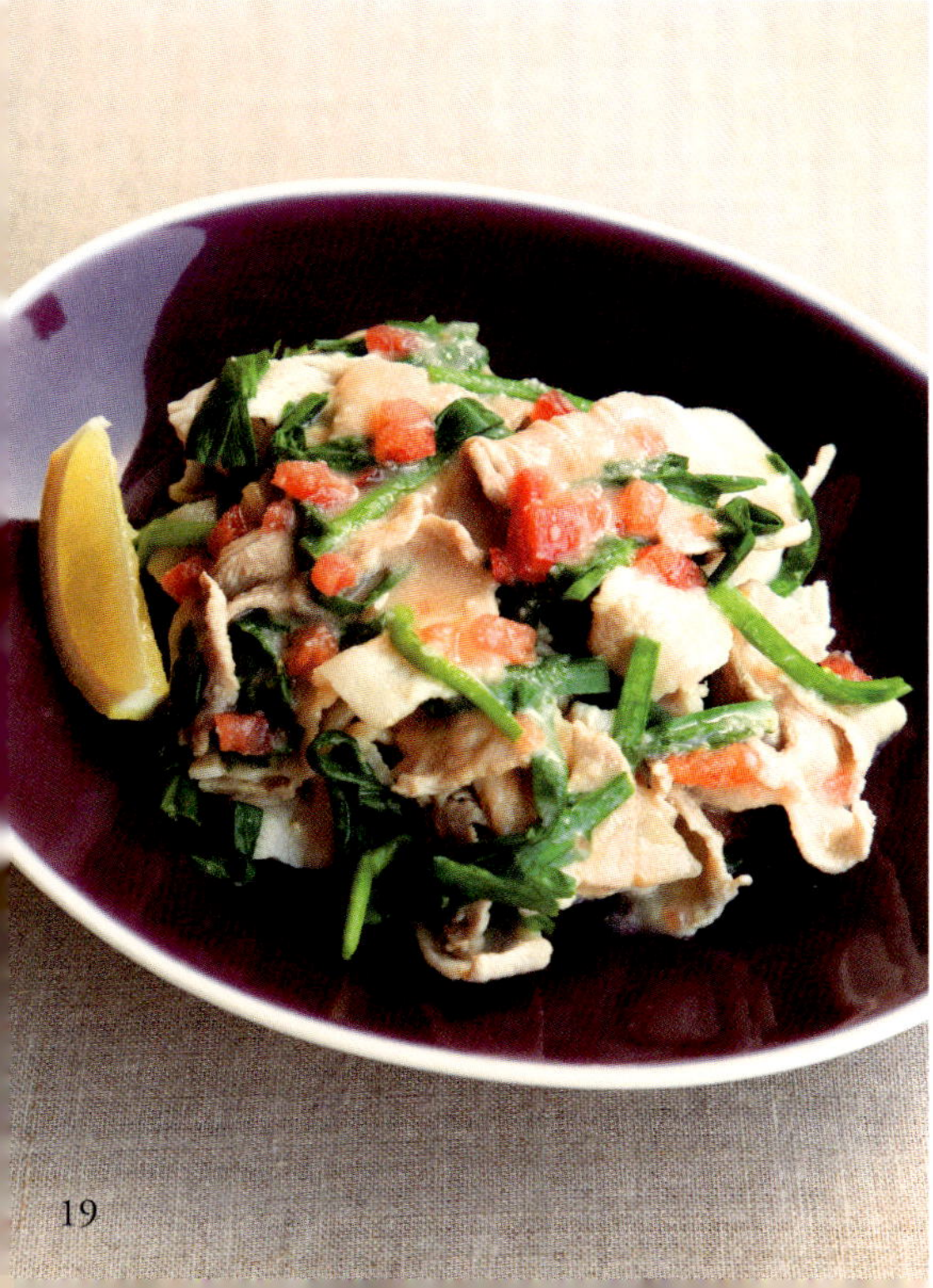

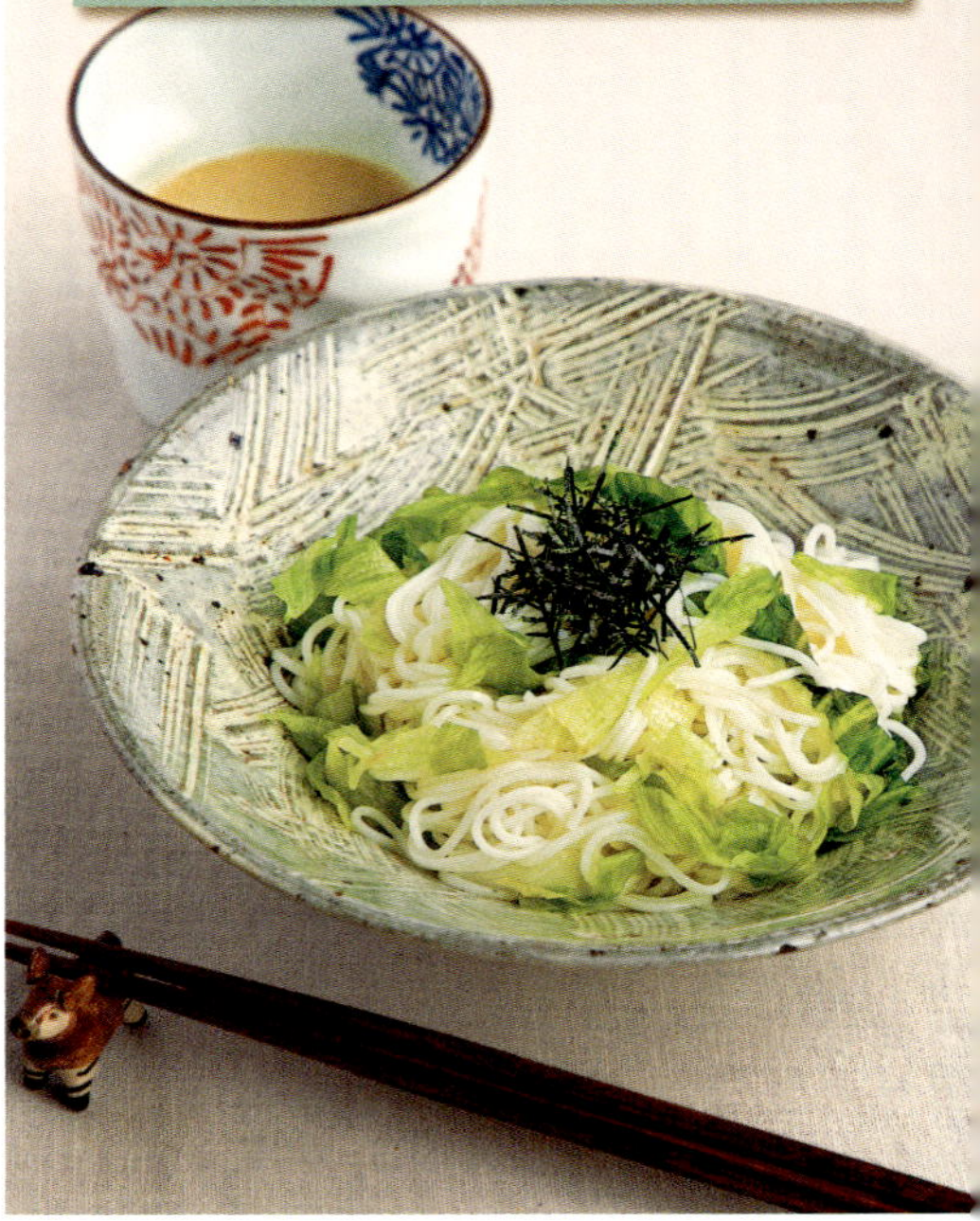

麹ごまだれ

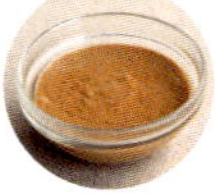

麹ごまだれそうめん

材料（2人分）

そうめん…1束
レタス…4枚
きざみ海苔…適量
A
めんつゆ（4倍希釈タイプ）…大さじ2
水…大さじ2
麹ごまだれ（P.13参照）…大さじ2

作り方

1 レタスは1cm幅に細切りする。
2 鍋に湯を沸騰させ、そうめんを入れる。
3 ゆで時間終了の30秒前に1を追加し、箸でざっくり混ぜる。
4 ざるにあげ、冷たい水でよく洗い、水けをよく切る。
5 器に盛り、きざみ海苔をのせ、よく混ぜたAを添える。

麹ねぎだれ

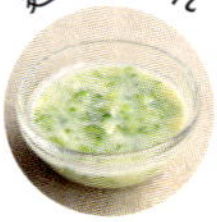

ねぎだれ肉まぜ温めん

材料（2人分）

そうめん…1束
もやし…1/2袋
豚ひき肉…100g
A
めんつゆ（4倍希釈タイプ）…大さじ2
麹ねぎだれ（P.13参照）…大さじ3
卵黄…1個
B
万能ねぎ（小口切り）…4本
鰹節…少々
和がらし…少々

作り方

1 鍋に湯を沸騰させ、そうめんを入れる。ゆで時間終了の1分前にひき肉ともやしを入れ、ほぐしながらゆでる。
2 ざるにあげ、水けをよく切る。
3 器に2とAを入れてよく混ぜる。
4 Bをのせる。

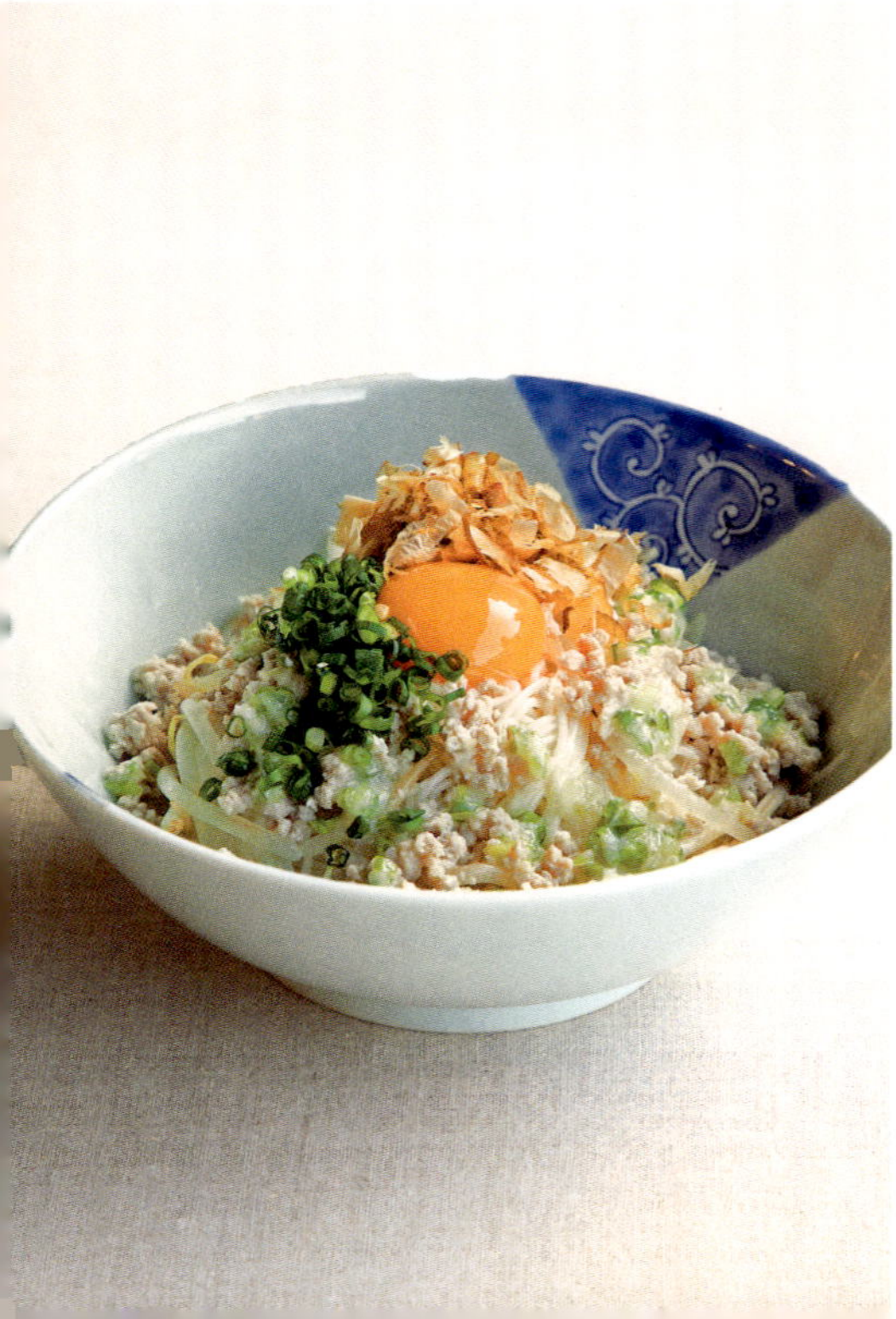

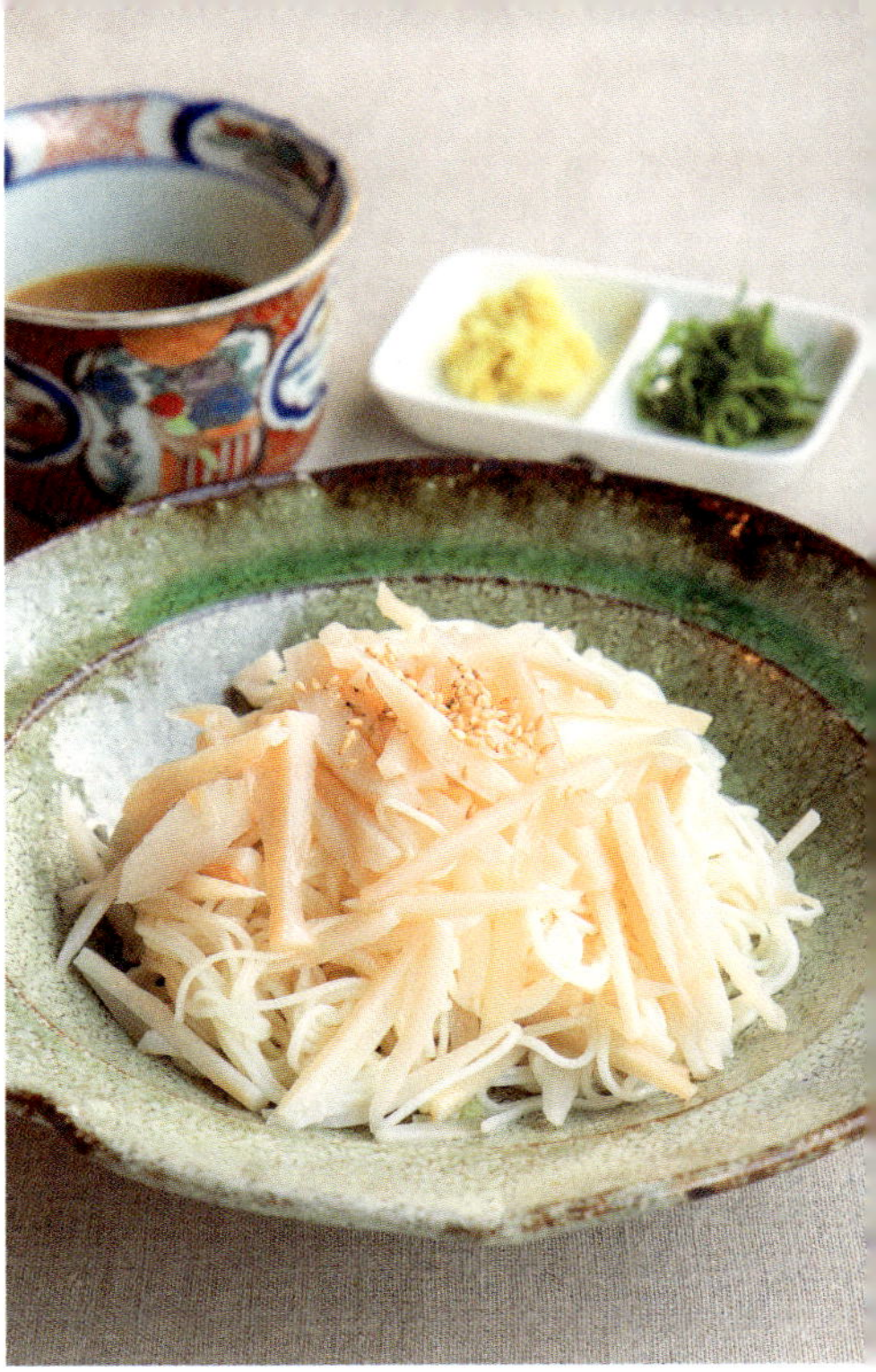

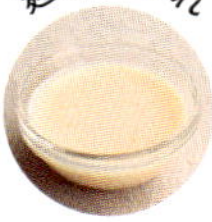
麹甘酢だれ

れんこんそうめん

材料（2人分）

そうめん…1束
れんこん…1節（小）150g程度
大葉…3枚
生姜（すりおろし）…少々
白ごま…少々
A
めんつゆ（4倍希釈タイプ）…大さじ2
水…大さじ2
麹甘酢だれ（P.13参照）…大さじ2

作り方

1 れんこんは洗って皮をむき、細切りにする。
2 鍋に湯を沸騰させ、そうめんを入れる。ゆで時間終了の1分前にれんこんを加えてゆで、ざるにあげ、冷たい水でよく洗い、水けをよく切る。
3 器に盛り、白ごまをかける。
4 よく混ぜた**A**、生姜、せん切りにした大葉を添える。

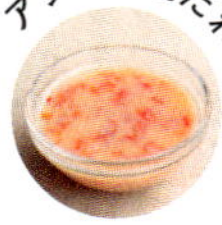
アジアン麹だれ

アジアンぶっかけそうめん

材料（2人分）

そうめん…1束
パクチー（5㎝長さに切る）…1株
粗びき黒こしょう…適量
レモン（くし切り）…1/8個
A
めんつゆ（4倍希釈）…大さじ2
水…大さじ1
アジアン麹だれ（P.13参照）…大さじ4

※パクチーが苦手な場合は水菜や三つ葉でOK

作り方

1 鍋に湯を沸騰させ、そうめんを入れる。ゆで時間終了の30秒前にパクチーを入れ、さっくり混ぜる。
2 ざるにあげ、冷たい水でよく洗い、水けをよく切る。
3 器に盛り、上から**A**と粗びき黒こしょうをかけ、レモンを添える。

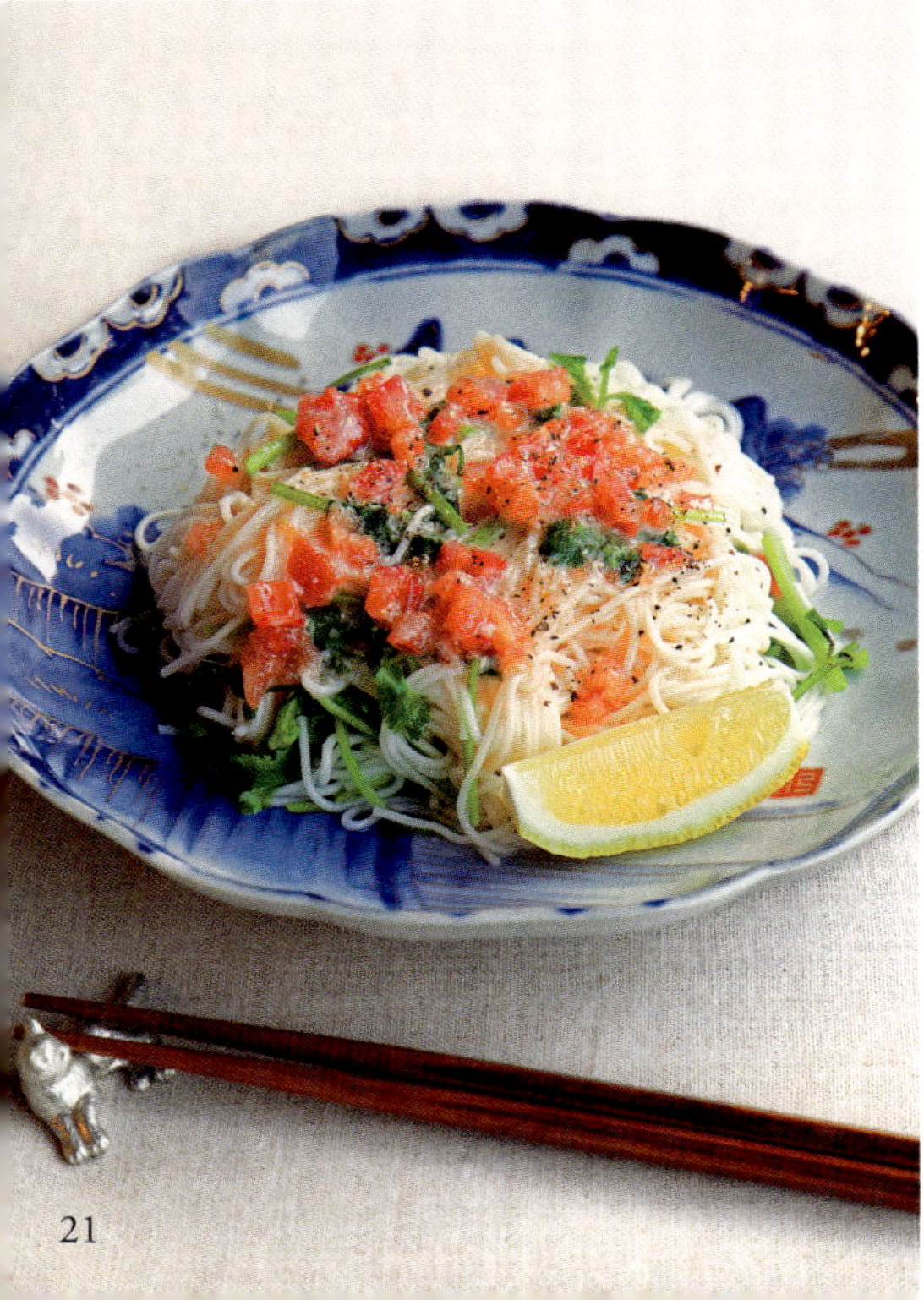

野菜でノンオイルドレッシング
ソース・ドレッシング

冷蔵保存
3週間

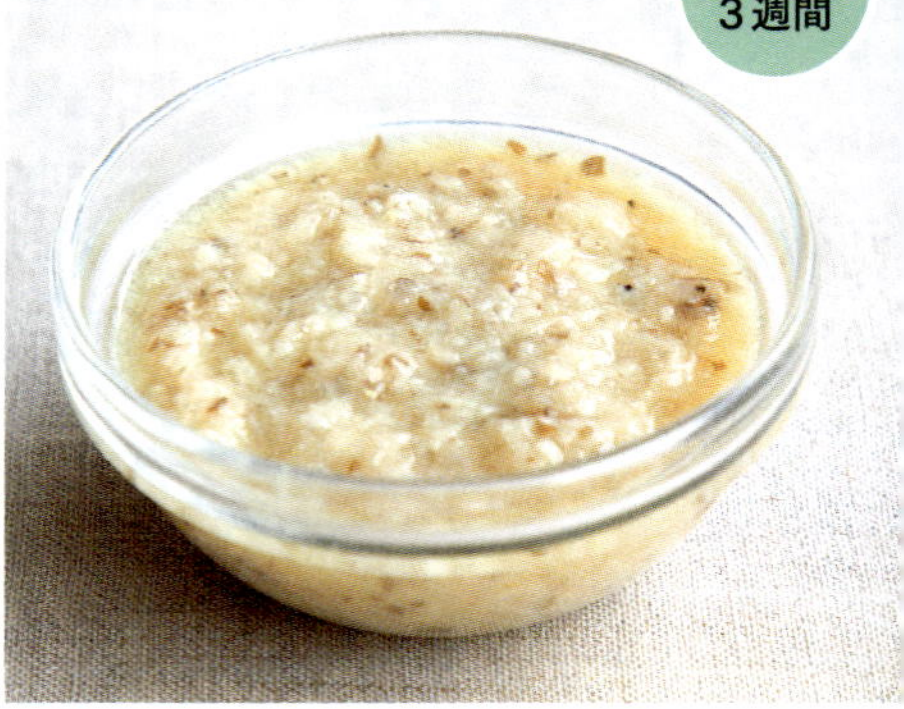

麹きのこドレッシング

材料

きのこ（1～3種程度）…200g
※例：しめじ1パック（100g）＋えのき½パックなど
塩麹…大さじ4　甘酒…大さじ2
酢…大さじ1　醤油（うすくち）…大さじ1
にんにく…1かけ（3g）

作り方

1 きのこは石づきを取り、沸騰した湯で数秒さっとゆでる。

2 調味料→にんにく→1の順にフードプロセッサーに入れて、みじん切り程度に粗めに攪拌する。

※水分が少なくて空回りしやすいので、箸で何度か押しかき混ぜる。
※空きペットボトルに入れて保存すると便利。

味変【中華】にんにくの代わりに生姜1かけ、白ごま大さじ1を加える。油を加える場合はごま油大さじ2。

麹にんじんドレッシング

材料

にんじん…150g（1本）　りんご…¼個
塩麹…大さじ4　甘酒…大さじ1
酢…大さじ2　醤油（うすくち）…大さじ1
生姜…2スライス（10g）

作り方

1 にんじんは皮ごと、細かめにざく切りにする。

2 りんごは種を取り、皮ごと細かめにざく切りする。

3 ミキサーに調味料→生姜→りんご→にんじんの順に入れ、攪拌してペースト状にする。

※水分が少なくて空回りしやすいので、箸で何度か押しかき混ぜる。
※空きペットボトルに入れて保存すると便利。

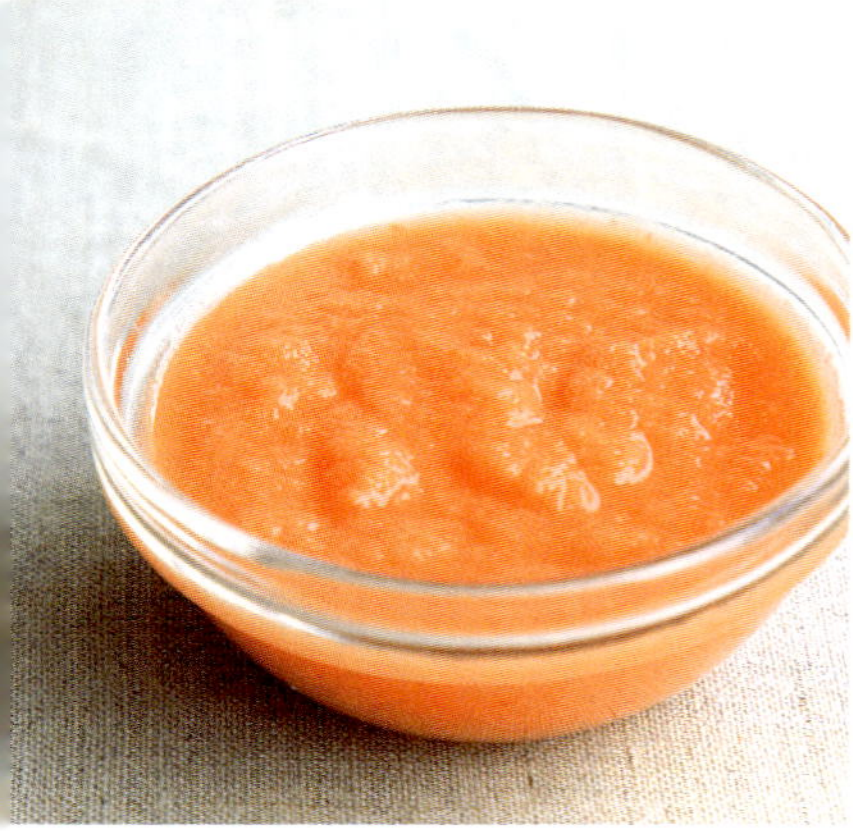

味変【カレー風味】クミンシードやカレー粉を少々加える。油を加える場合は米油大さじ2。

麹玉ねぎドレッシング
（紫玉ねぎでOK）

材料

玉ねぎ…200g（1個）
塩麹…大さじ4　甘酒…大さじ2
酢…大さじ1
醤油（うすくち）…大さじ2
生姜…2スライス（10g）

作り方

1 玉ねぎは薄切りにする。

2 ミキサーに調味料→生姜→1の順に入れ、攪拌してペースト状にする。

※水分が少なくて空回りしやすいので、箸で何度か押しかき混ぜる。
※空きペットボトルに入れて保存すると便利。

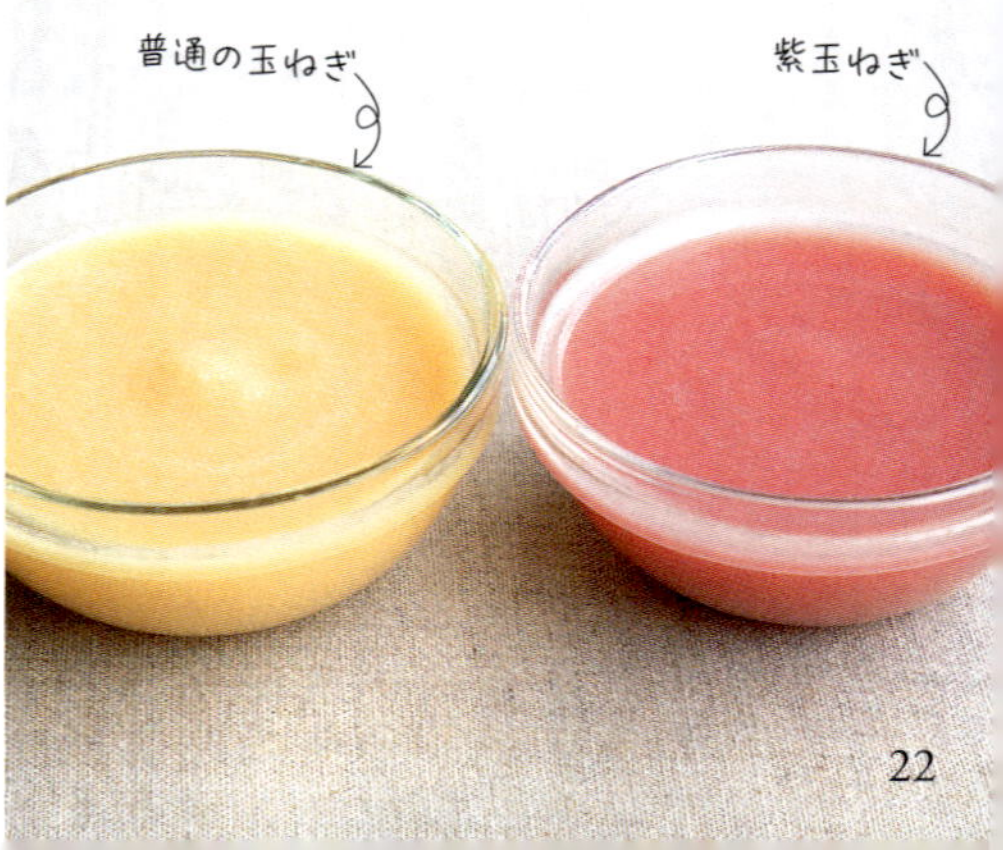
普通の玉ねぎ
紫玉ねぎ

味変【アジアン】醤油をナンプラー、生姜をにんにくに変更し、鷹の爪の加える。油を加える場合はオリーブ油大さじ2。

麹青菜ドレッシング

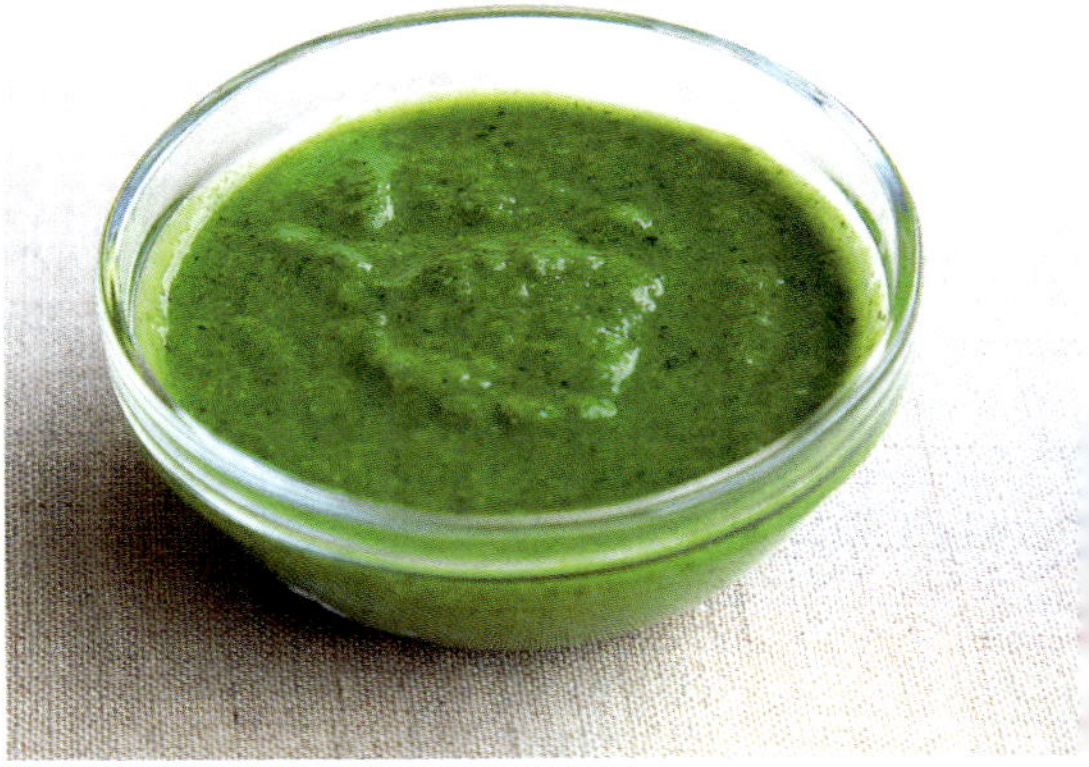

材料

青菜（小松菜）…1株（100g）
塩麹…大さじ4　甘酒…大さじ2
酢…大さじ1　ねりごま…大さじ1
生姜…2スライス（10g）

作り方

1 青菜（小松菜）はざく切りにする。
2 ミキサーに調味料→生姜→小松菜の順に入れ、攪拌してペースト状にする。

※水分が少なくて空回りしやすいので、箸で何度か押しかき混ぜる。
※空きペットボトルに入れて保存すると便利。

味変【イタリアン】ねりごまの代わりに、粉チーズ、ハーブ（乾燥・タイム・ローズマリーなど）を加える。油を使う場合はオリーブ油大さじ2。
【中華】練がらし、クコの実少々を加える。油を加える場合はごま油大さじ2。

麹タルタルソース

材料

らっきょう甘酢漬け…10粒（50g）
万能ねぎ…10本
ゆで卵（かたゆで）…2個
塩麹…大さじ1　酢…小さじ1
醤油（うすくち）…小さじ2

作り方

1 らっきょうは粗みじん切りにし、万能ねぎは小口切りにする。
2 ポリ袋に殻をむいたゆで卵を入れて、もみ込むようにしながらつぶす。
3 2に1と残りの材料を入れてよく混ぜる。

※空きペットボトルに入れて保存すると便利。

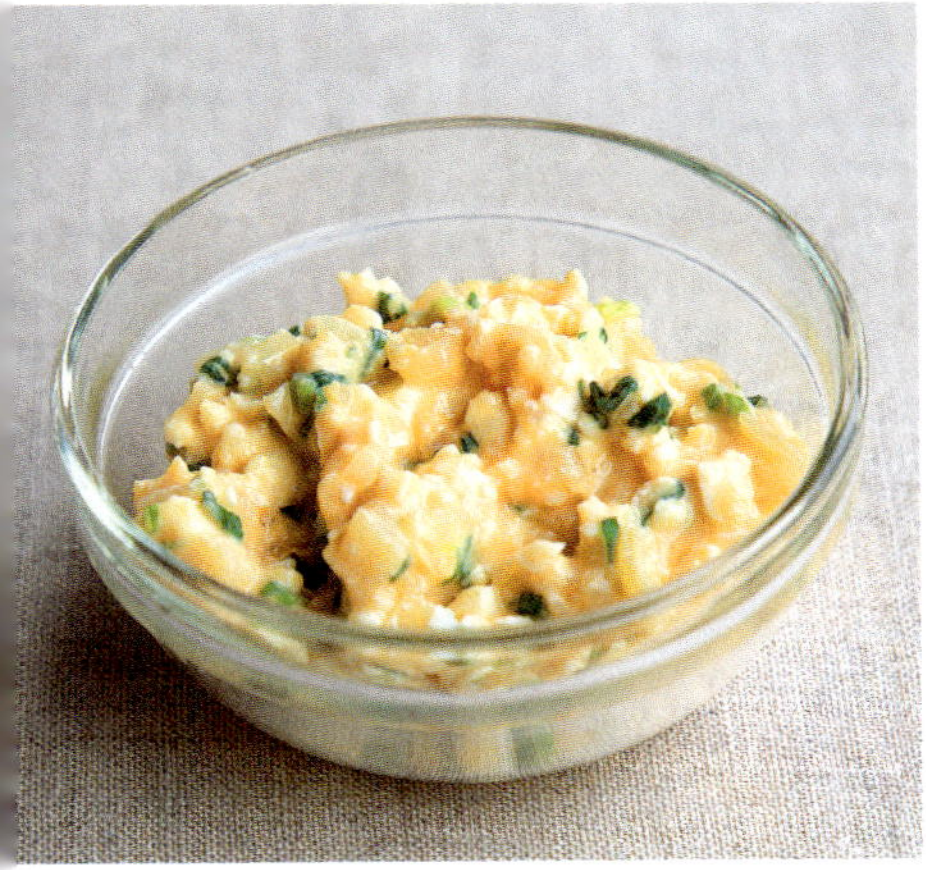

麹ヨーグルトドレッシング

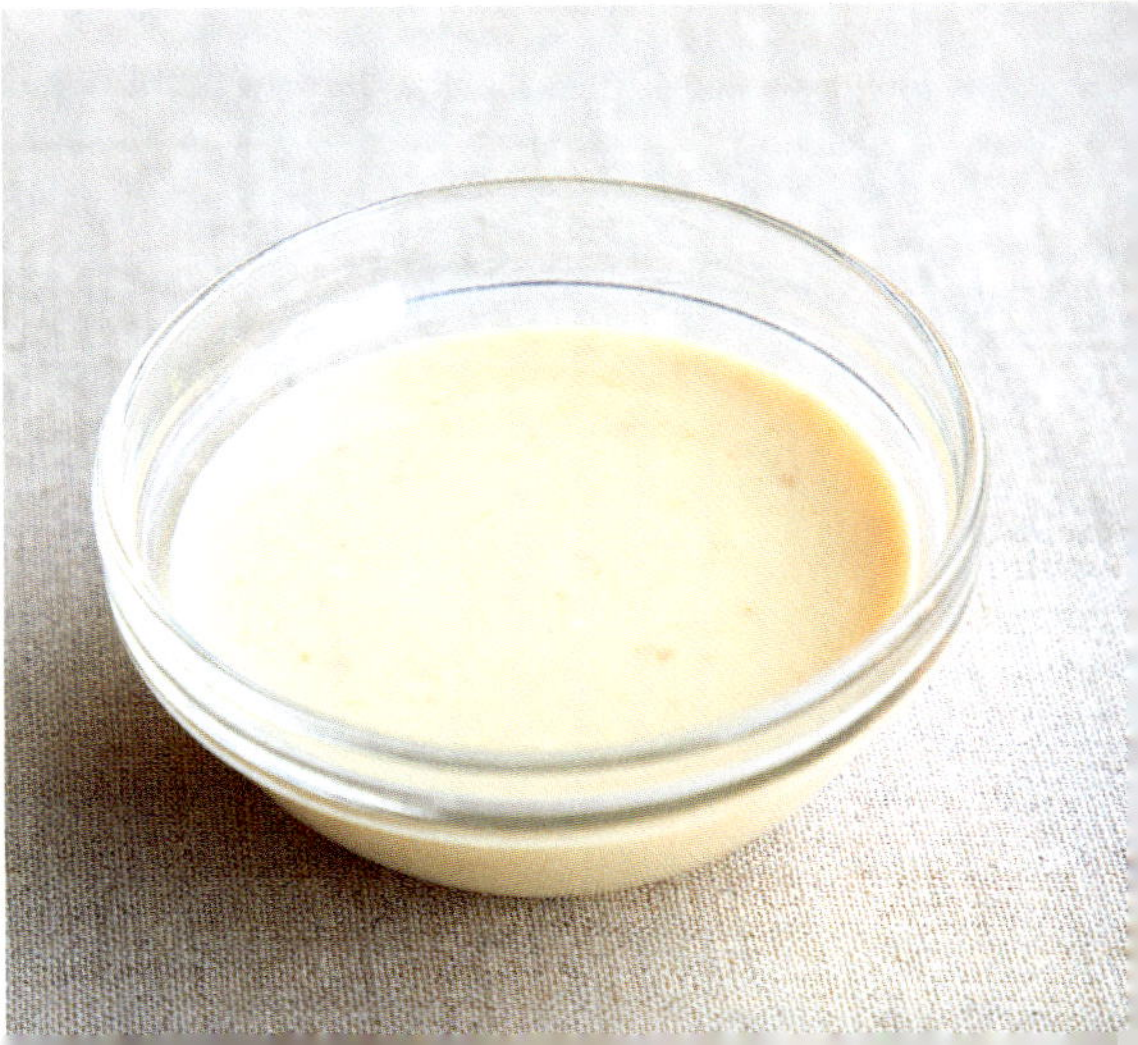

材料

玉ねぎ…1/8個
ヨーグルト（プレーン無糖）…100g
塩麹…大さじ1
甘酒…大さじ1
味噌…大さじ2

作り方

1 玉ねぎは皮をむいて、すりおろす。
2 材料をよく混ぜる。

※空きペットボトルに入れて保存すると便利。

麹きのこドレッシング

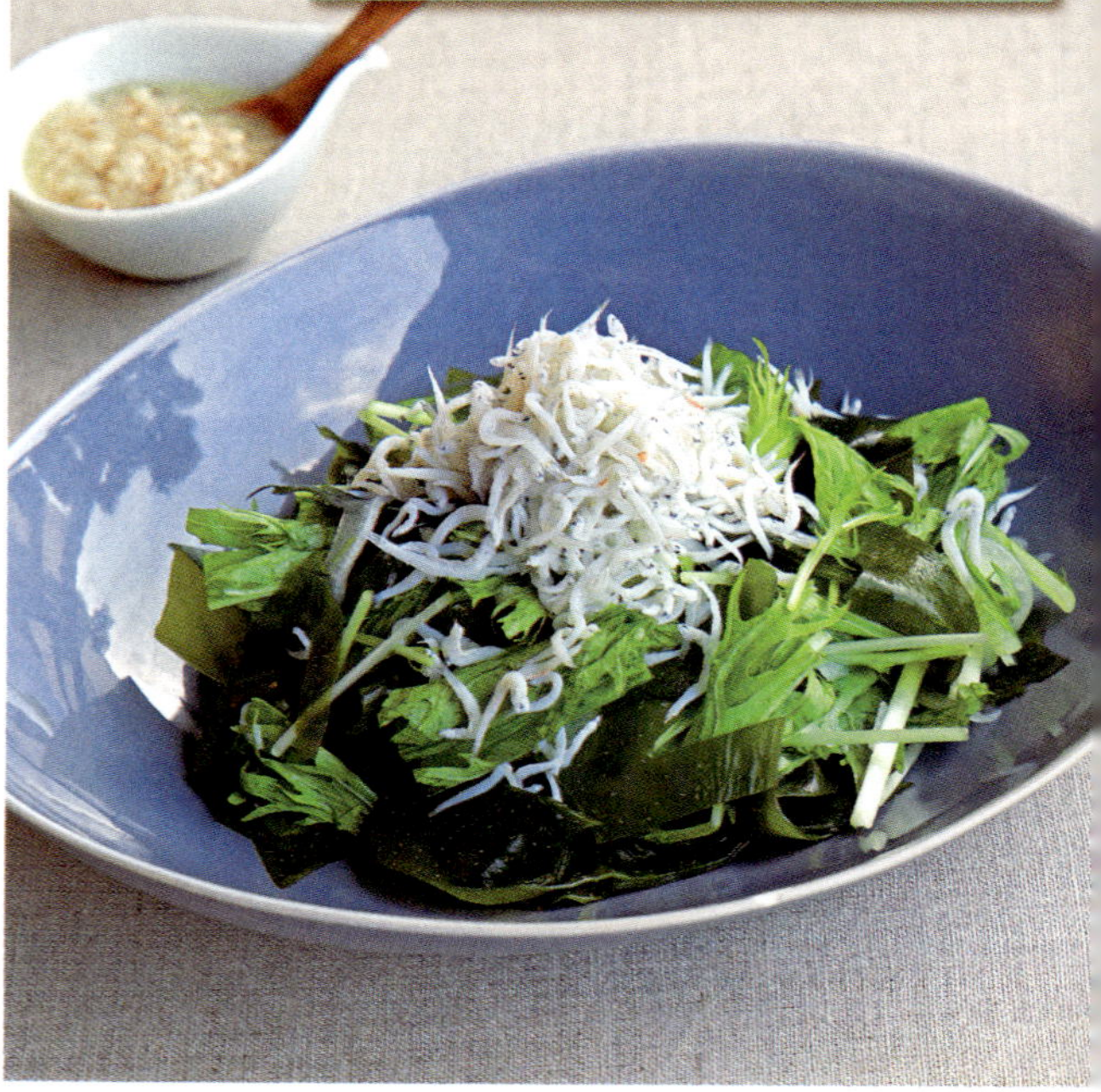

カラダが軽くなる！　腸活サラダ

釜揚げしらすとわかめの麹きのこサラダ

材料（2人分）

水菜…1株
生わかめ…50g（乾燥の場合は5gを水で戻す）
釜揚げしらす…大さじ2
麹きのこドレッシング（P.22参照）…大さじ4

作り方

1 水菜は2㎝長さに切る。
2 わかめは、ざく切りする。
3 器に**1**と**2**をのせ、釜揚げしらすと麹きのこドレッシングをかける。

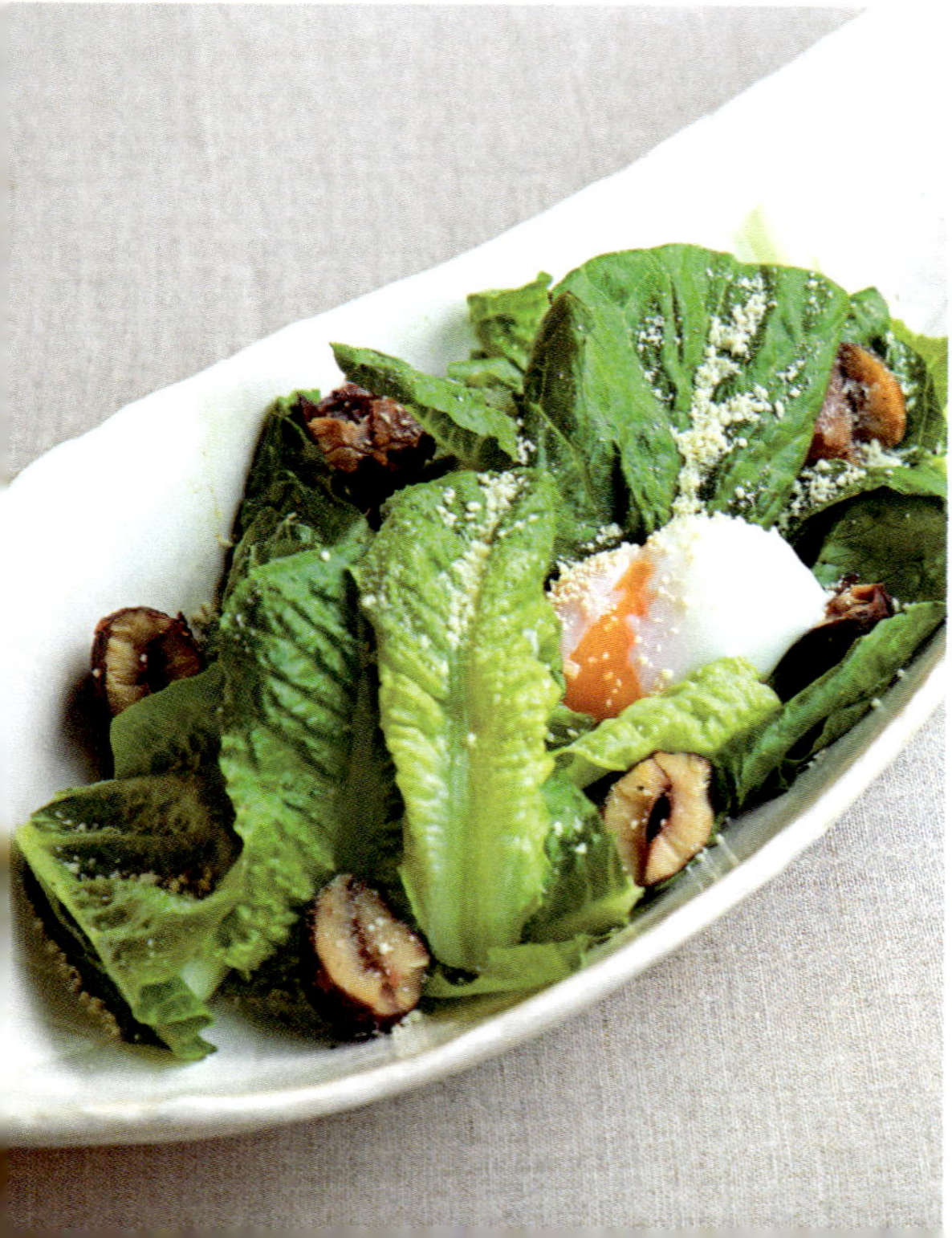

むき甘栗の甘味と粗びき黒こしょう辛味が絶妙

きのこと甘栗のシーザーサラダ

材料（2人分）

ロメインレタス…4枚（普通のレタスでもOK）
むき甘栗…4粒
温泉卵…1個
麹きのこドレッシング（P.22参照）…大さじ3
粉チーズ…大さじ1
粗びき黒こしょう…少々

作り方

1 ロメインレタスは食べやすい大きさに切る。甘栗は手で半分に割る。
2 器に**1**を入れ、麹きのこドレッシング、粉チーズ、温泉卵、粗びき黒こしょうをかける。

たらとラタトゥイユの融合

たらトゥイユ

材料（2人分）

たら…2切れ（120g）
セロリ…1/4本　トマト…1/2個
アンチョビ（チューブ）…5cm程度
にんにく（すりおろし）…小さじ1
A
水…大さじ4
麹きのこドレッシング（P.22参照）…大さじ2
塩麹…大さじ1
バジルの葉…2枚

作り方

1 たら、セロリ、トマトは一口大に切る。
2 鍋にアンチョビとにんにくを入れて、1をさっくり炒める。
3 Aを入れてよく混ぜ、ふたをして4分弱火で煮る。
4 器に盛り、バジルを添える。

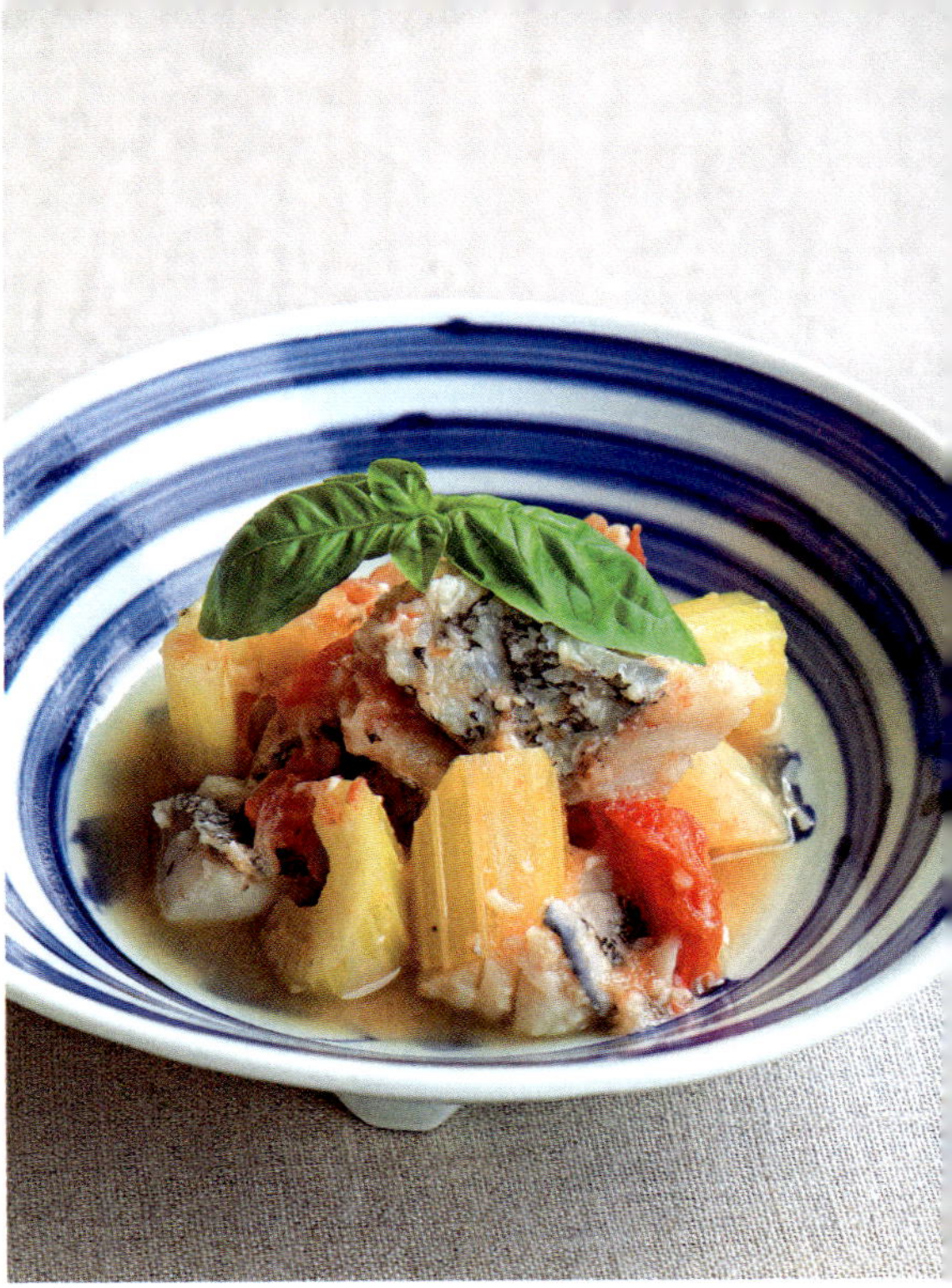

食物繊維とたんぱく質で腸を活性化

厚揚げのステーキ

材料（1人分）

厚揚げ…1個（100g）
麹きのこドレッシング（P.22参照）…大さじ2
万能ねぎ（小口切り）…適量

作り方

1 フライパンに厚揚げをのせ、全面こんがり焼く。
2 1を器に盛り、上に麹きのこドレッシングをかける。
3 万能ねぎをのせる。

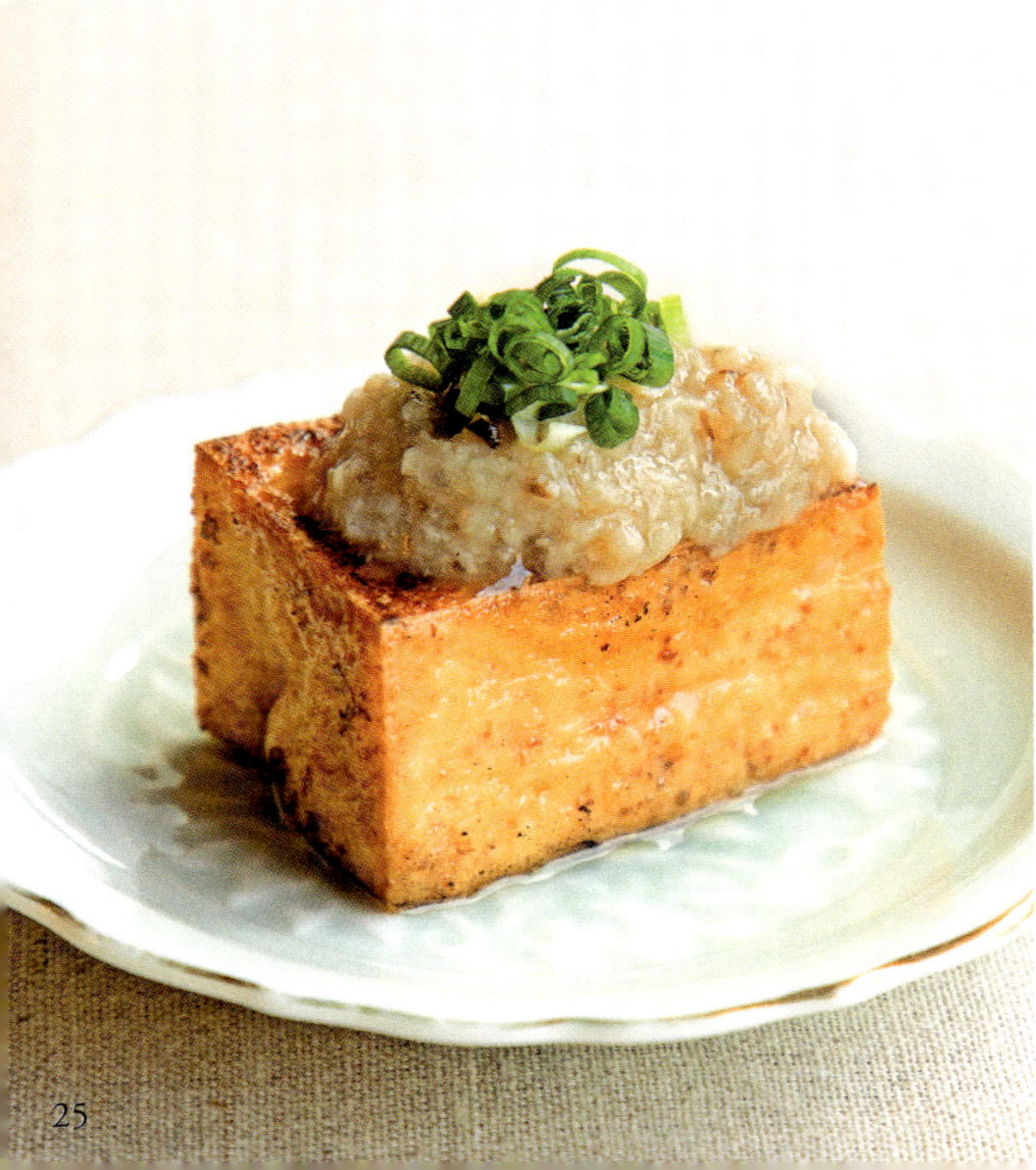

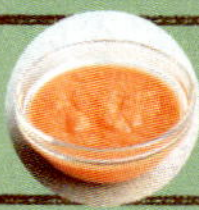

麹にんじんドレッシング

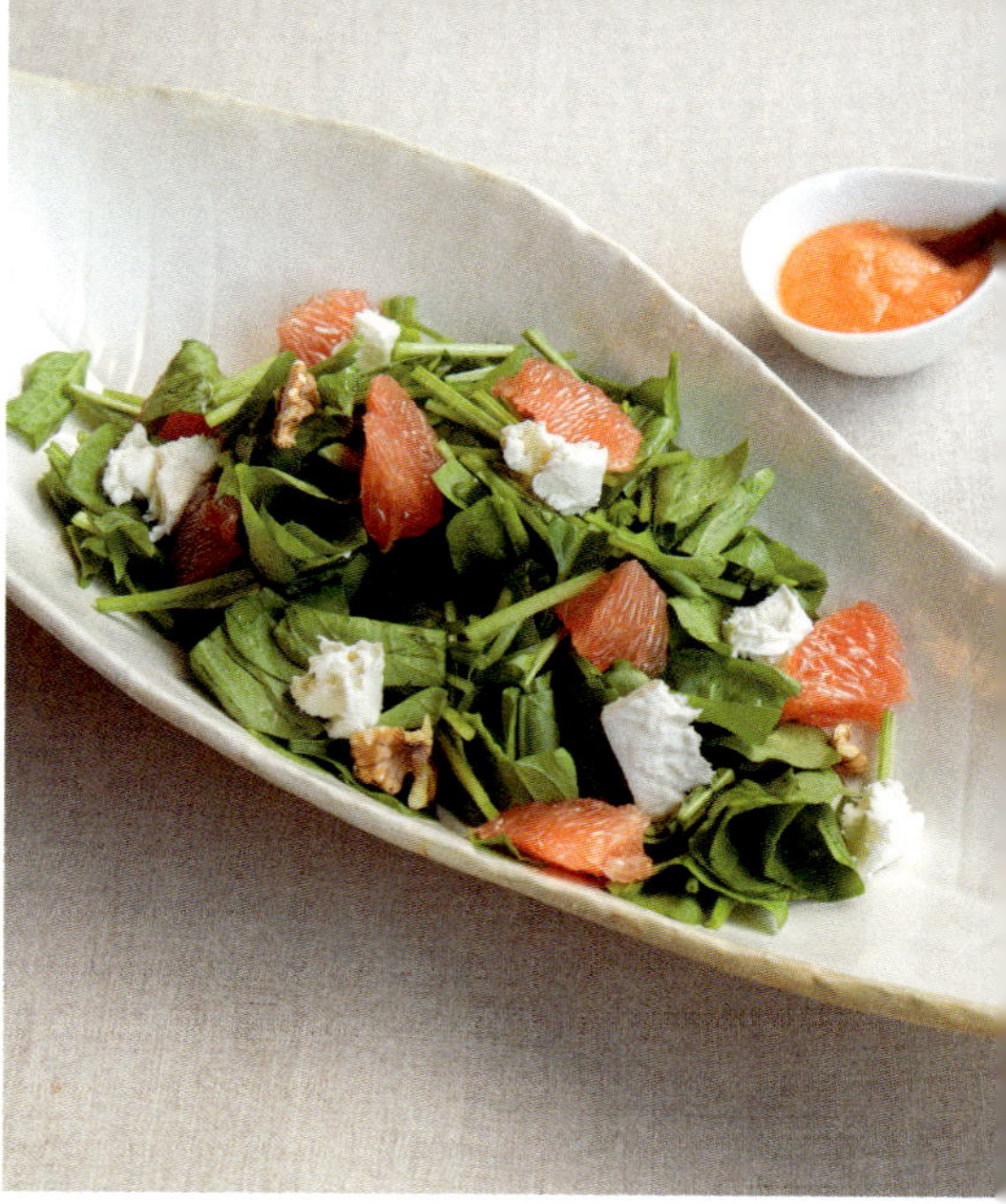

にんじんドレッシングが彩る贅沢サラダ

ほうれんそうとモッツァレラのサラダ

材料（2人分）

ほうれんそう…5株
モッツァレラチーズ…½個
グレープフルーツ…¼個
くるみ…4粒
麹にんじんドレッシング（P.22参照）
…大さじ3
粗びき黒こしょう…少々

作り方

1 サラダほうれんそうは根元を切り、3cm長さに切る。
2 モッツァレラチーズは食べやすい大きさに手でちぎる。
3 グレープフルーツは皮、薄皮、種を取り、半分に切る。
4 器に1、2、3を盛り、麹にんじんドレッシング、くるみ、粗びき黒こしょうをかける。

※くるみをフライパンで煎ってから入れるとよりおいしい。

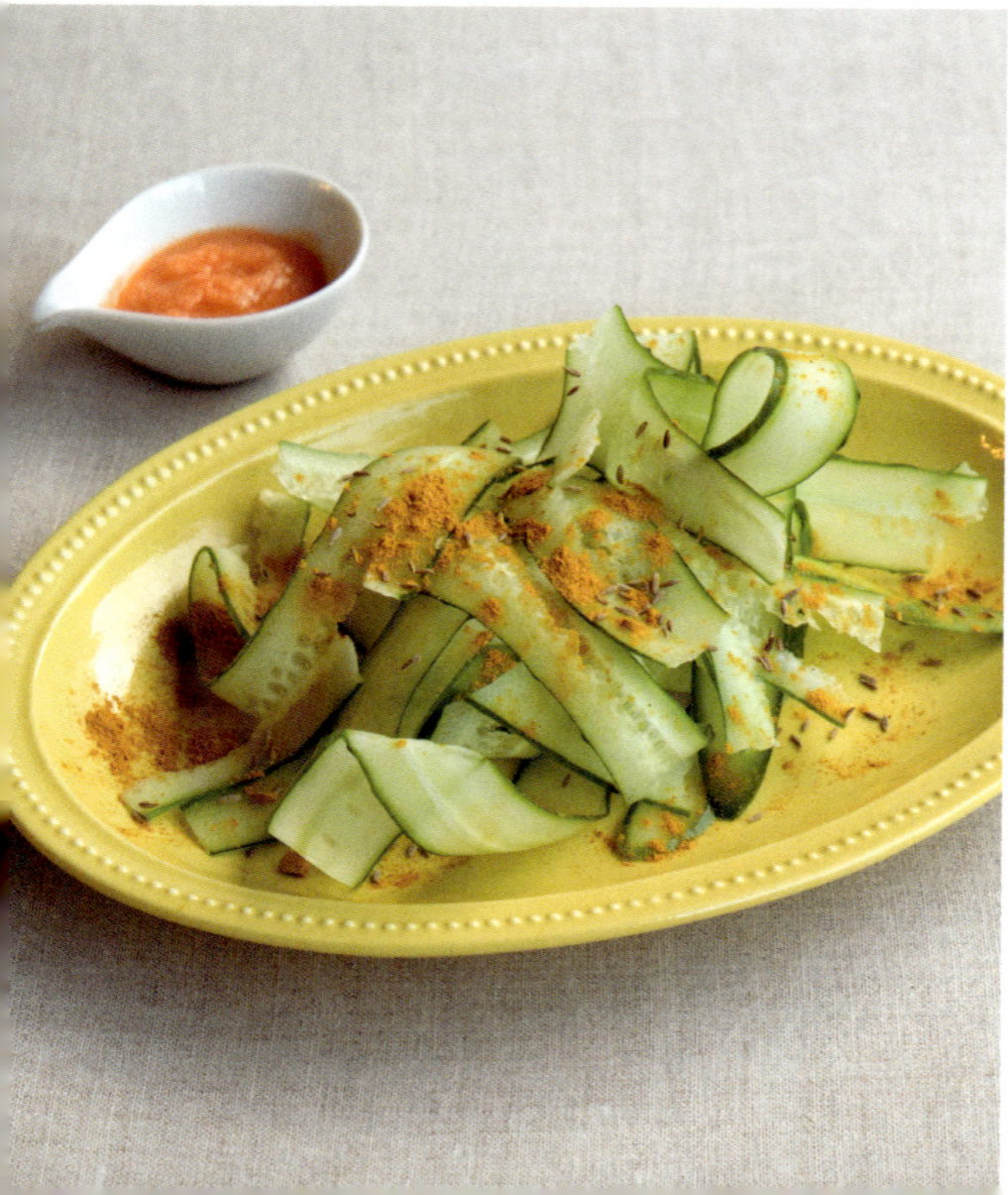

カレー風味のドレッシングが、スパイシーでさわやかな新感覚

きゅうりとにんじんのスパイスサラダ

材料（2人分）

きゅうり…2本
麹にんじんドレッシング（P.22参照）
…大さじ2
クミンシード…小さじ1
カレー粉…小さじ1

作り方

1 ピーラーできゅうりを薄切りにし、冷たい水にさらし、ざるにあげて水けを切る。
2 1を器に盛り、麹にんじんドレッシング、クミンシード、カレー粉をかける。

鶏ささみのにんじん棒棒鶏

野菜たっぷり、にんじんの甘みが引き立つヘルシー棒棒鶏

材料（2人分）

鶏ささみ…2本　トマト…1個
きゅうり…1本　長ねぎ…1/8本
麹にんじんドレッシング（P.22参照）
…大さじ3
塩麹…大さじ1
すりごま…大さじ1

作り方

1 トマトは薄切り、きゅうりはせん切り、長ねぎは白髪ねぎにする。

2 鍋に湯を沸騰させ、鶏ささみを入れて火を止める。ふたをして、2分放置する。

3 **2**をざるにあげ、粗熱が取れたら手でほぐし、塩麹で和える（ささみの筋はほぐした際に取り除く）。

4 器にトマト→きゅうり→**3**→白髪ねぎの順にのせ、すりごま、麹にんじんドレッシングをかける。

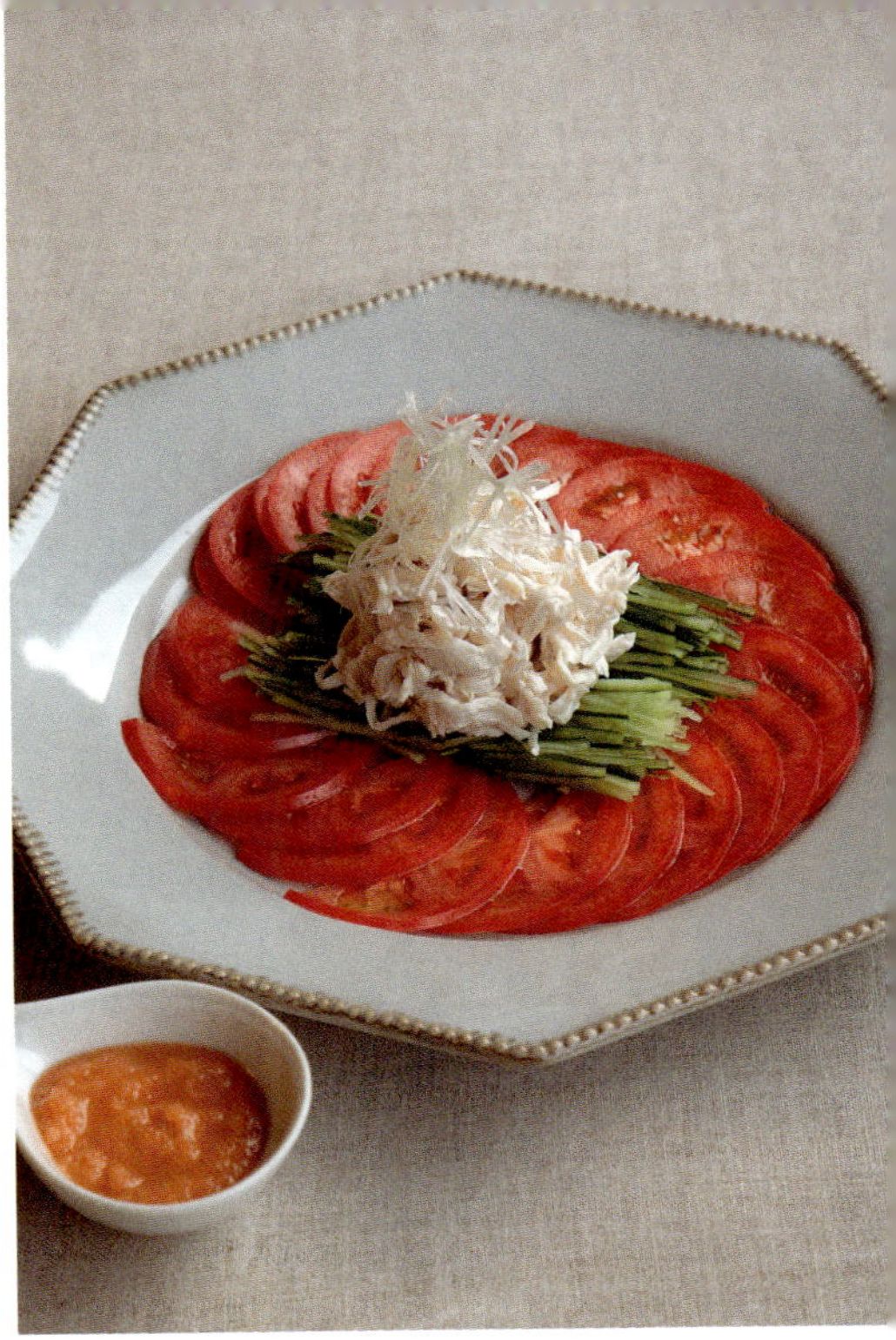

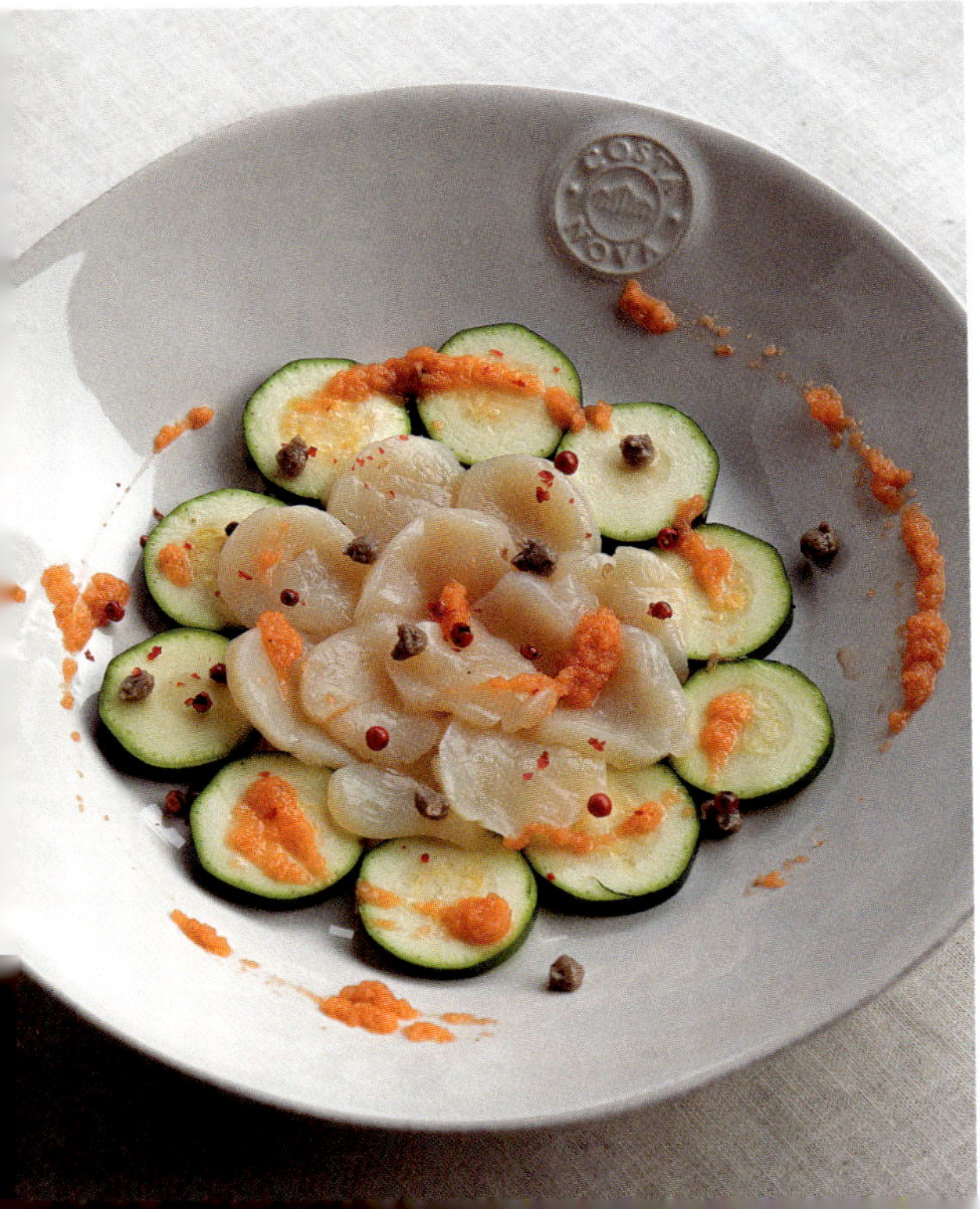

帆立てとズッキーニのにんじん麹カルパッチョ

アンチョビの塩味が、にんじんの甘みを引き立てる

材料（2人分）

帆立て（刺身用）…6個
ズッキーニ…1/2本
塩麹…小さじ2
麹にんじんドレッシング（P.22参照）
…大さじ2
アンチョビ（チューブ）…小さじ1
ピンクペッパー…適量

作り方

1 帆立ては半分に、ズッキーニは2㎜厚さの薄切りにして塩麹でもんでおく。

2 器に**1**を盛り、アンチョビ、麹にんじんドレッシング、ピンクペッパーをかける。

麹玉ねぎドレッシング

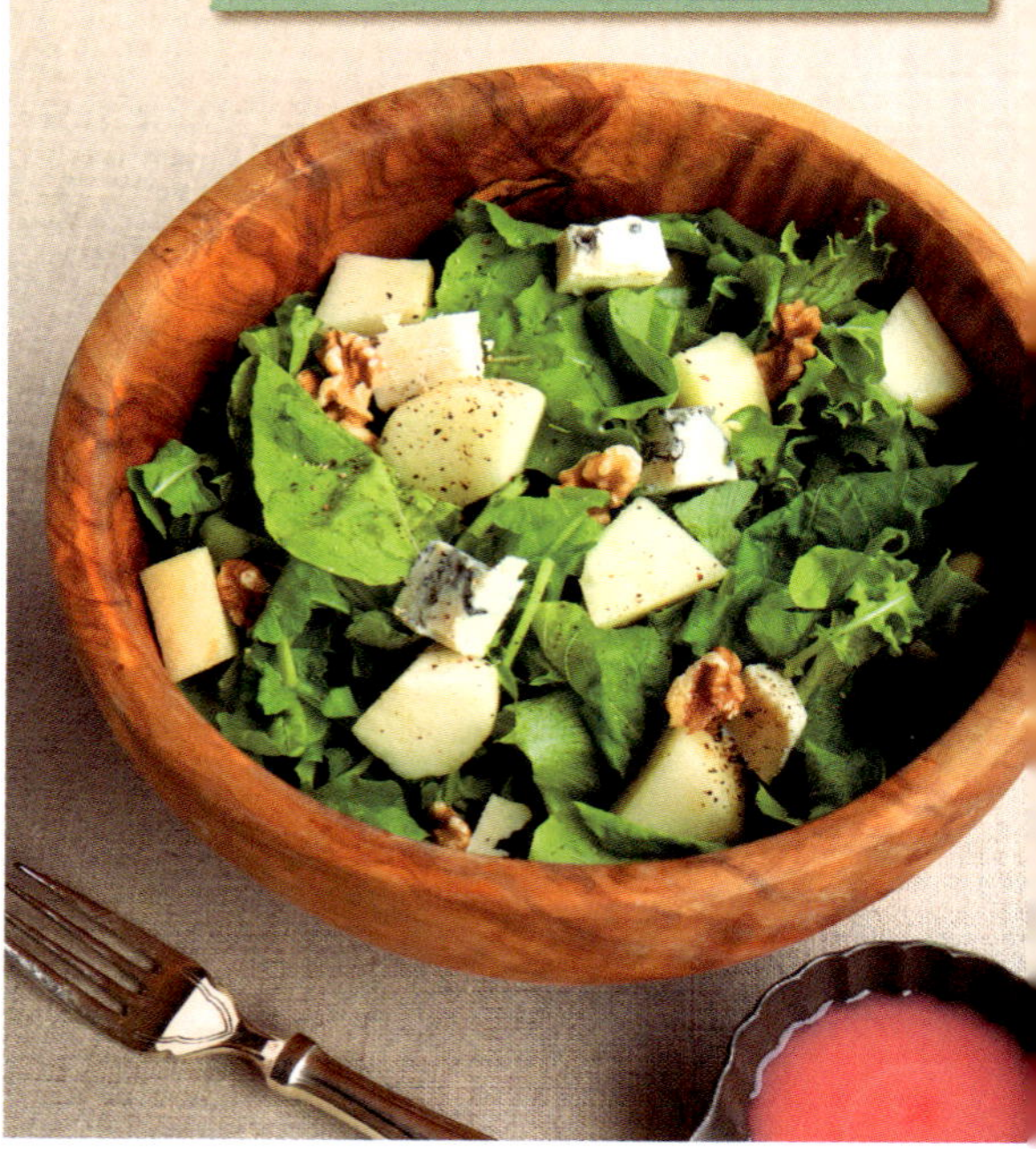

白ワインに合うごちそうサラダ

洋梨とブルーチーズの玉ねぎサラダ

材料（2人分）

洋梨…½個
ルッコラ…4株
ブルーチーズ…50g
麹玉ねぎドレッシング（P.22参照）
…大さじ2　※紫玉ねぎを使用
くるみ…6粒
粗びき黒こしょう…少々

作り方

1 洋梨は皮をむいて一口大に切る。ブルーチーズも一口大に切る。
2 ルッコラは3㎝長さに切る。
3 器に**1**と**2**を入れ、麹玉ねぎドレッシングをかけ、くるみと粗びき黒こしょうをかける。

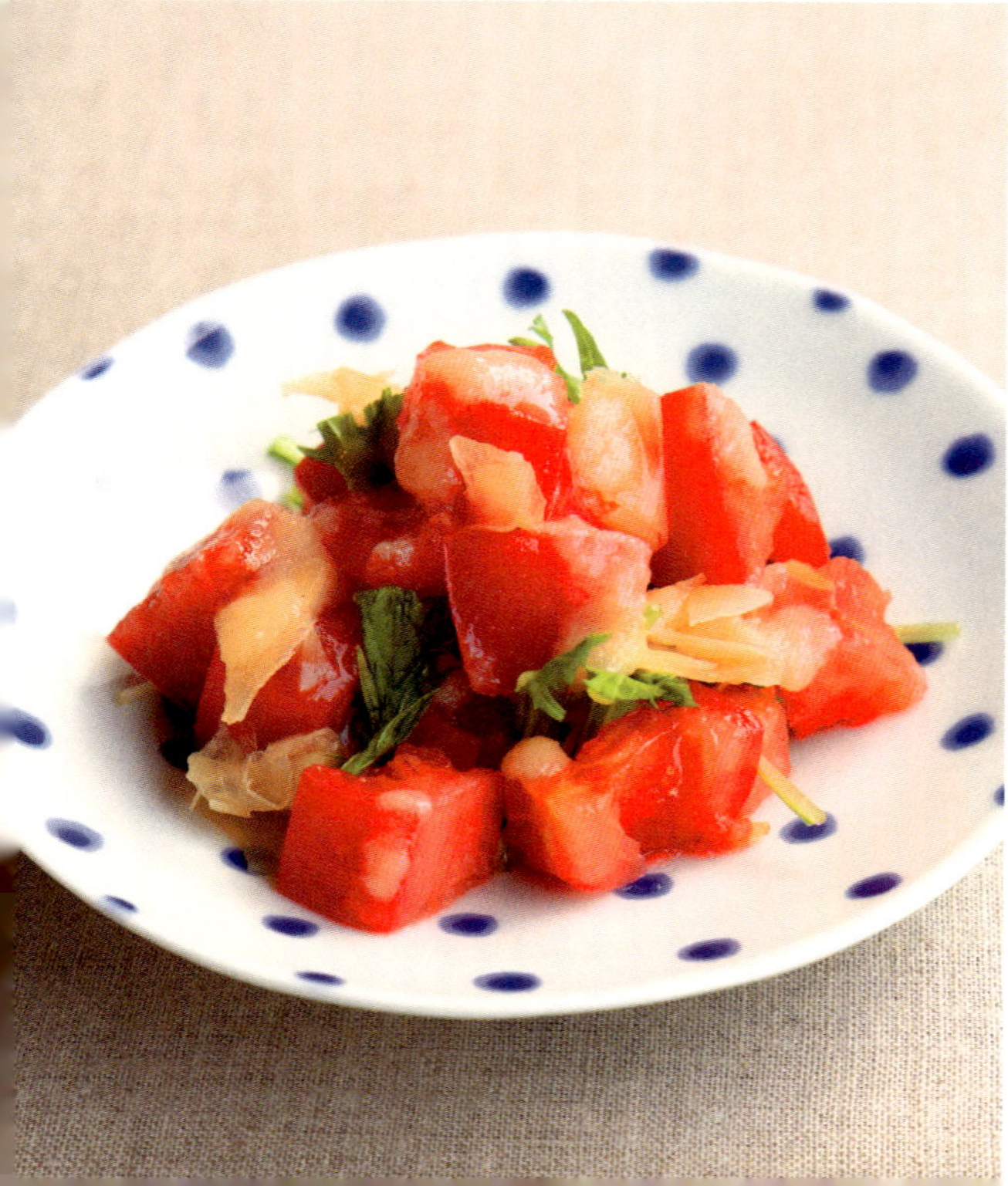

がりの甘酸っぱい爽やかな風味がアクセント

がりトマトサラダ

材料（2人分）

トマト（種を取って一口大に切る）
…1個
生姜の甘酢漬け…30g
水菜…¼株
玉ねぎドレッシング（P.22参照）
…大さじ4

作り方

1 生姜の甘酢漬けはざく切り、水菜は3㎝長さに切る。材料をすべてざっくり和えて器に盛る。

※トマトの種の取り方はP.16参照

麹玉ねぎドレッシングがあれば一瞬で味が決まる

豚の生姜焼き

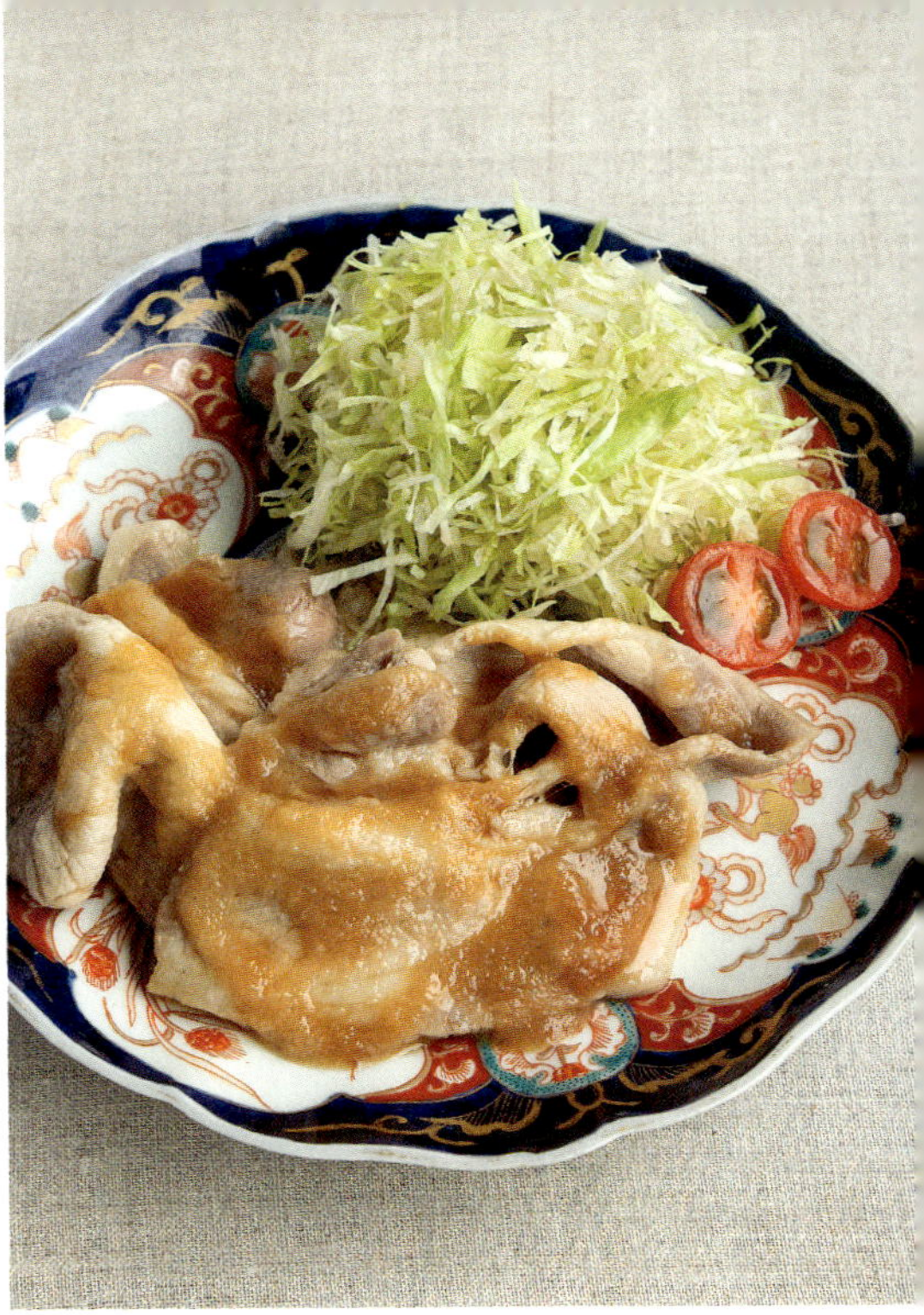

材料（2人分）

豚ロース（薄切り）…200g
麹玉ねぎドレッシング（P.22参照）…大さじ4
醤油…大さじ1
レタス（せん切り）…適量
ミニトマト…1個

作り方

1 豚肉をフライパンに並べ、水を100㎖入れ、ふたをして中火に1分かける。

2 麹玉ねぎドレッシングを入れて、豚肉をほぐすように中火で炒める。

3 2に醤油を加えて味を調える。

4 豚肉に火が通ったら火を止める。

5 器にレタスのせん切り、4（汁ごと）と半分に切ったミニトマトを盛る。

どんぶりご飯にのせてもおいしい

まぐろの麹玉ねぎマリネ

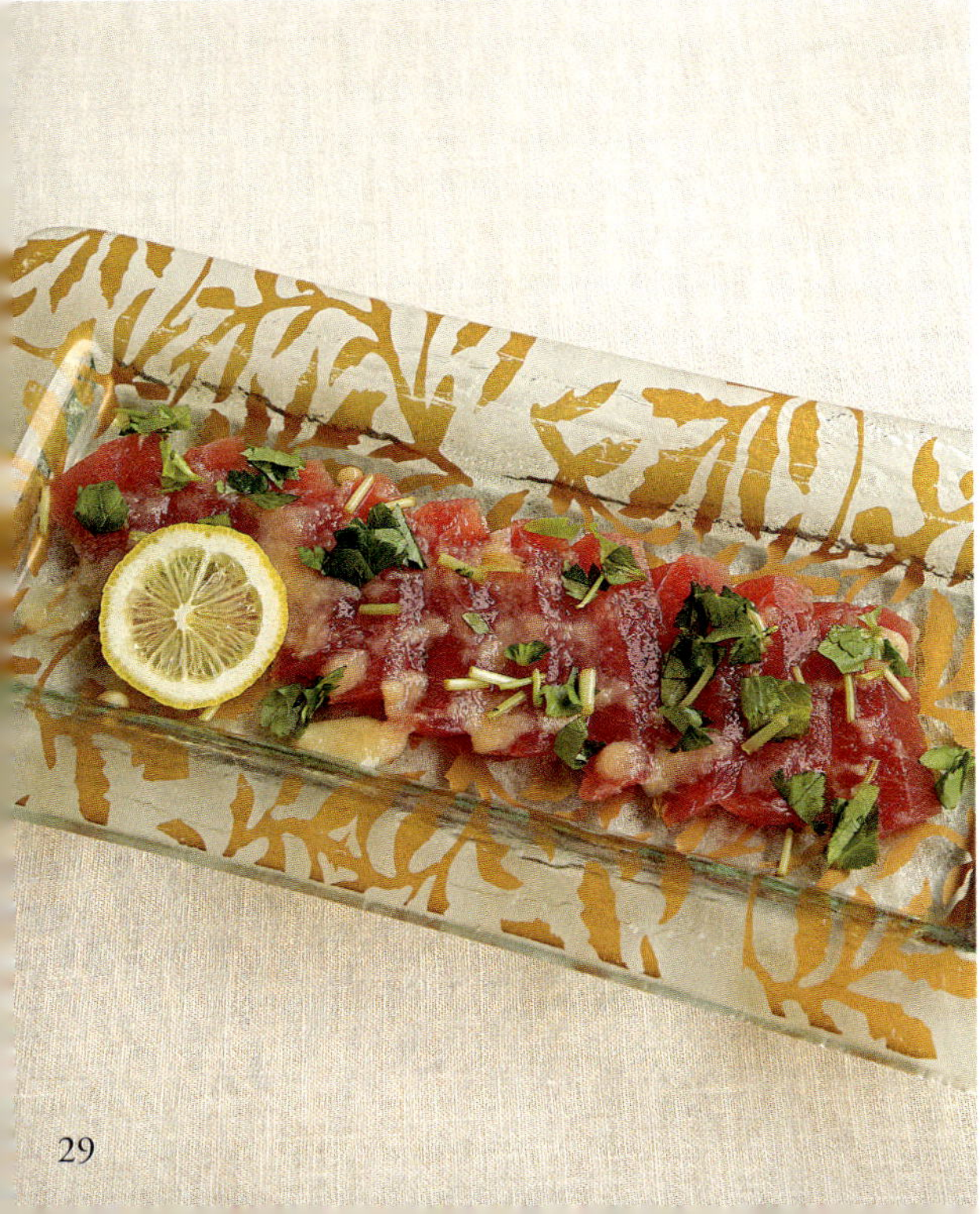

材料（2人分）

まぐろの刺身…150g
麹玉ねぎドレッシング（P.22参照）…大さじ3
三つ葉…2本　レモン…1/8個

作り方

1 まぐろは薄切りにする。

2 ポリ袋に、1と麹玉ねぎドレッシングを和え、5分くらい置いておく。

3 器に2を盛り、三つ葉のみじん切りを散らし、お好みでレモンを搾る。

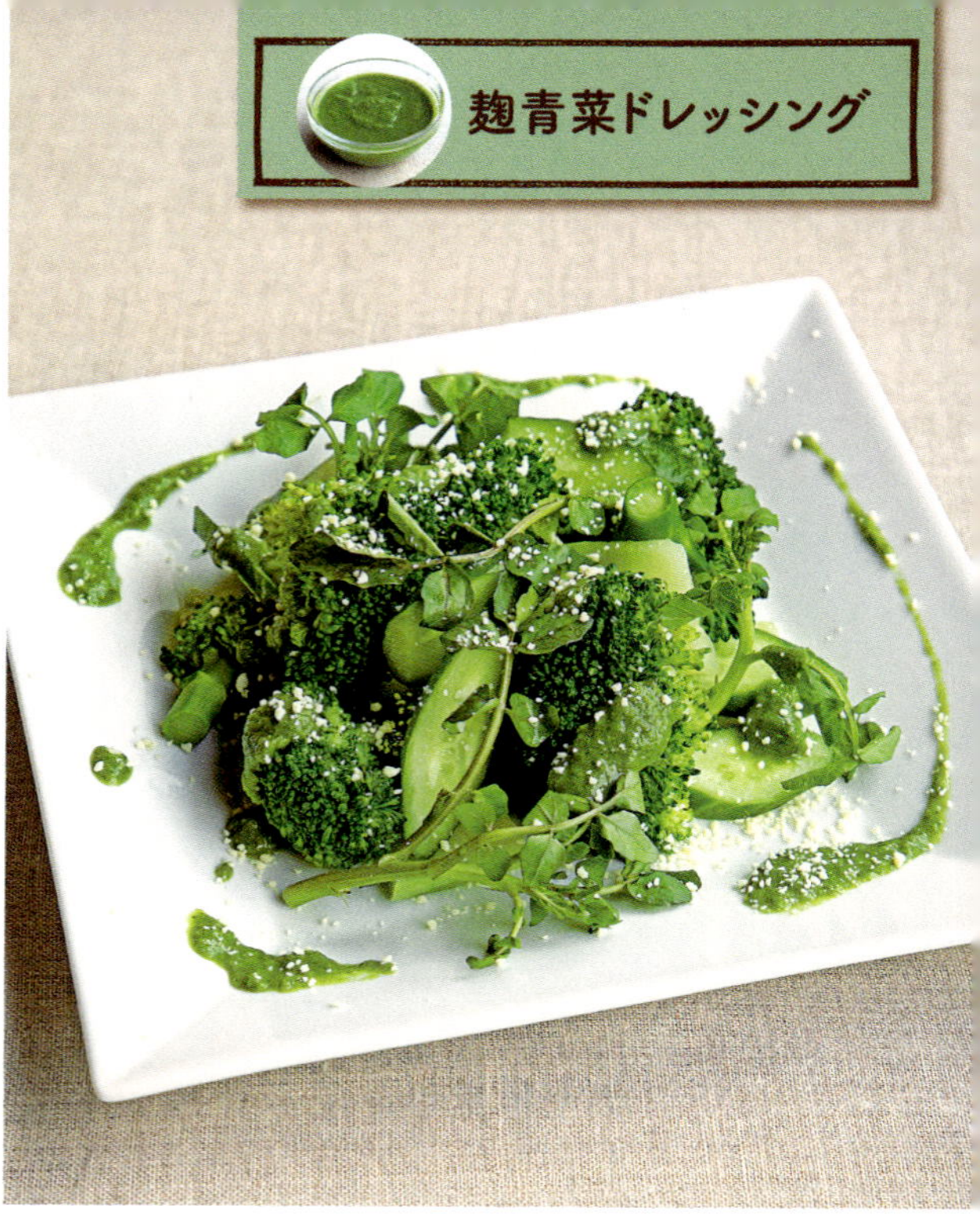

盛りつけのコツは、大きい食材か、色が濃い食材から盛るのが基本

グリーン&グリーンサラダ

材料（2人分）

きゅうり…1本
クレソン…4本
ブロッコリー…1個
麹青菜（小松菜）ドレッシング（P.23参照）…大さじ3
粉チーズ…少々

作り方

1 きゅうりは斜め薄切りにし、クレソンは3㎝長さに切る。
2 ブロッコリーは小房に分け、塩ゆでする。
3 1と2をさっくり和え、麹青菜ドレッシングをかける。
4 お好みで粉チーズをかける。

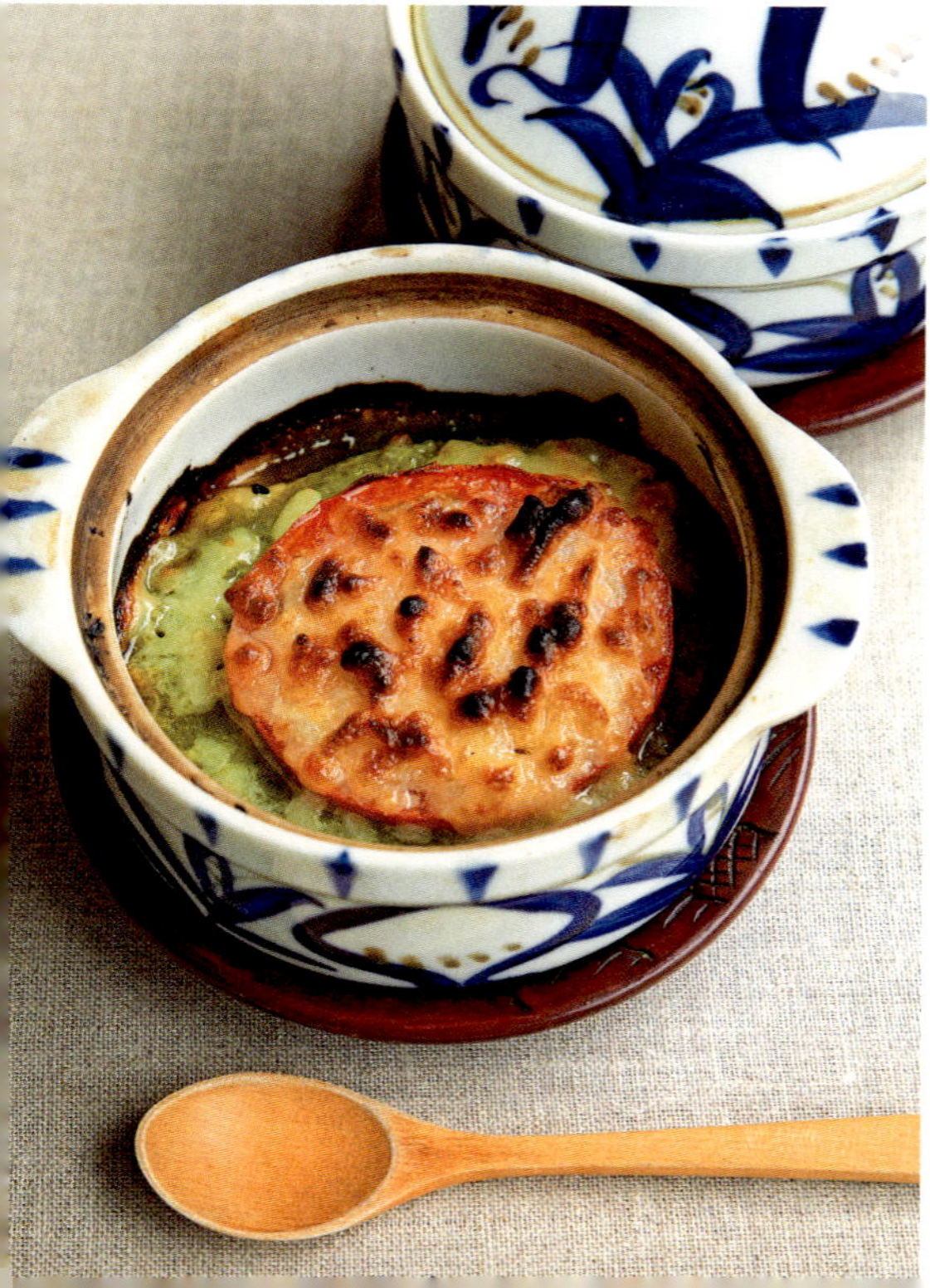

重ねて焼くだけの簡単イタリアン

めかじきのイタリアンオーブン焼き

材料（2人分）

めかじき…2切れ
塩麹…小さじ1　トマト…½個
ピザ用チーズ…大さじ4
麹青菜（小松菜）ドレッシング（P.23参照）…大さじ4

作り方

1 グラタン皿にめかじきをのせて塩麹を塗る。
2 1の上に、麹青菜ドレッシング→薄切りしたトマト→ピザ用チーズの順にのせ、アルミホイルをかぶせ、トースターで5分焼く。
3 ホイルを外し、チーズがこんがり焦げるまでさらに3分焼く。

※しめじなどのきのこを入れてもおいしい。

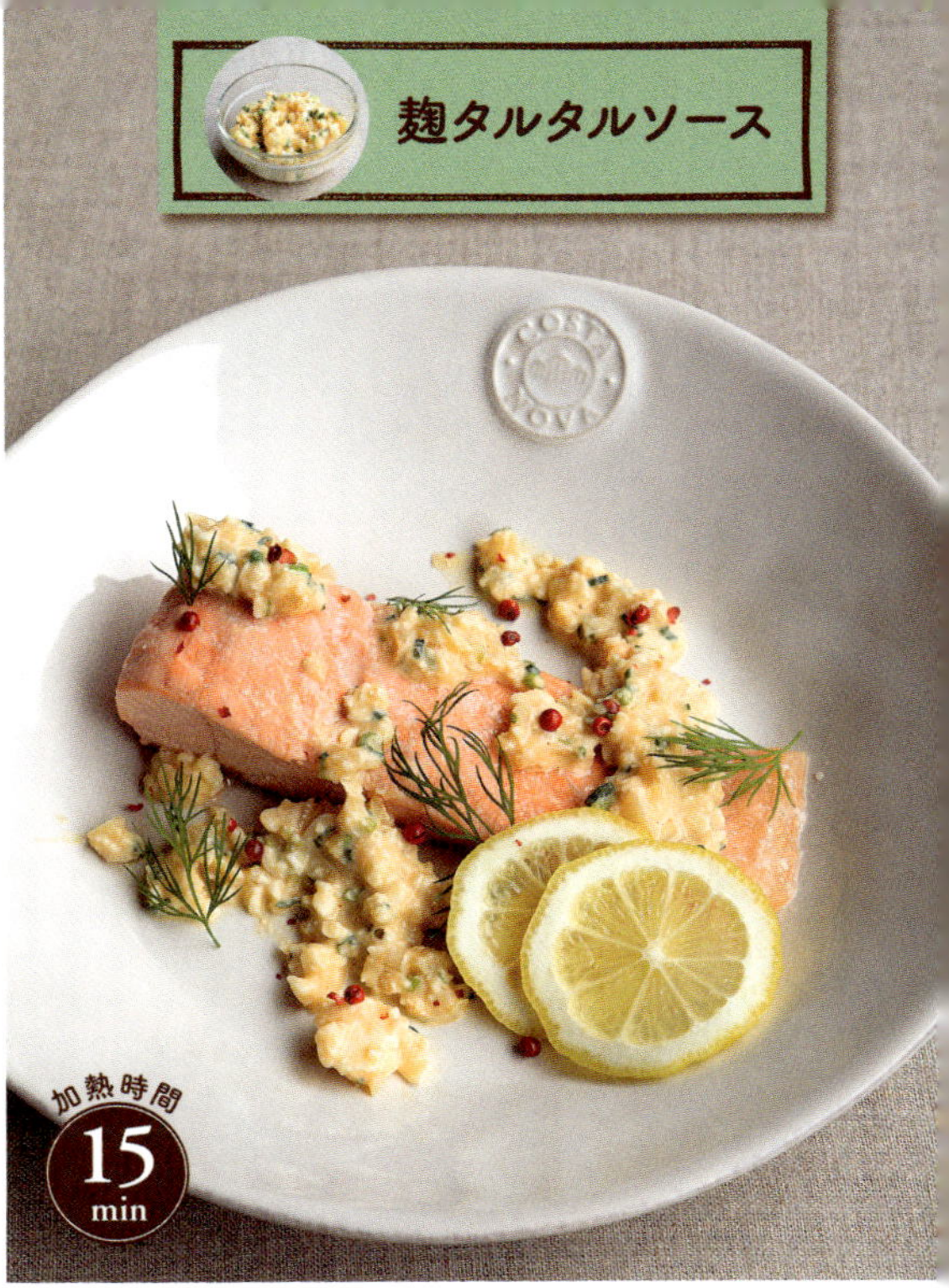

サーモンとクリーミーなタルタルソースがよく合う

サーモンのレモン蒸し 麹タルタルソース

材料(2人分)

生サーモン…2切れ(200g程度)
レモンスライス…4枚
塩麹…大さじ2
麹タルタルソース(P.23参照)
…大さじ4
ディル…2本
ピンクペッパー…適量

作り方

1 ポリ袋に生サーモンと塩麹を入れて全体をなじませる。
2 鍋に湯を沸騰させ、1を入れて弱火にし、10分湯煎する(火あり)。※詳細はP.43〜45参照
3 器に2をのせ、麹タルタルソースをかけ、レモンスライス、ちぎったディル、ピンクペッパーを散らす。

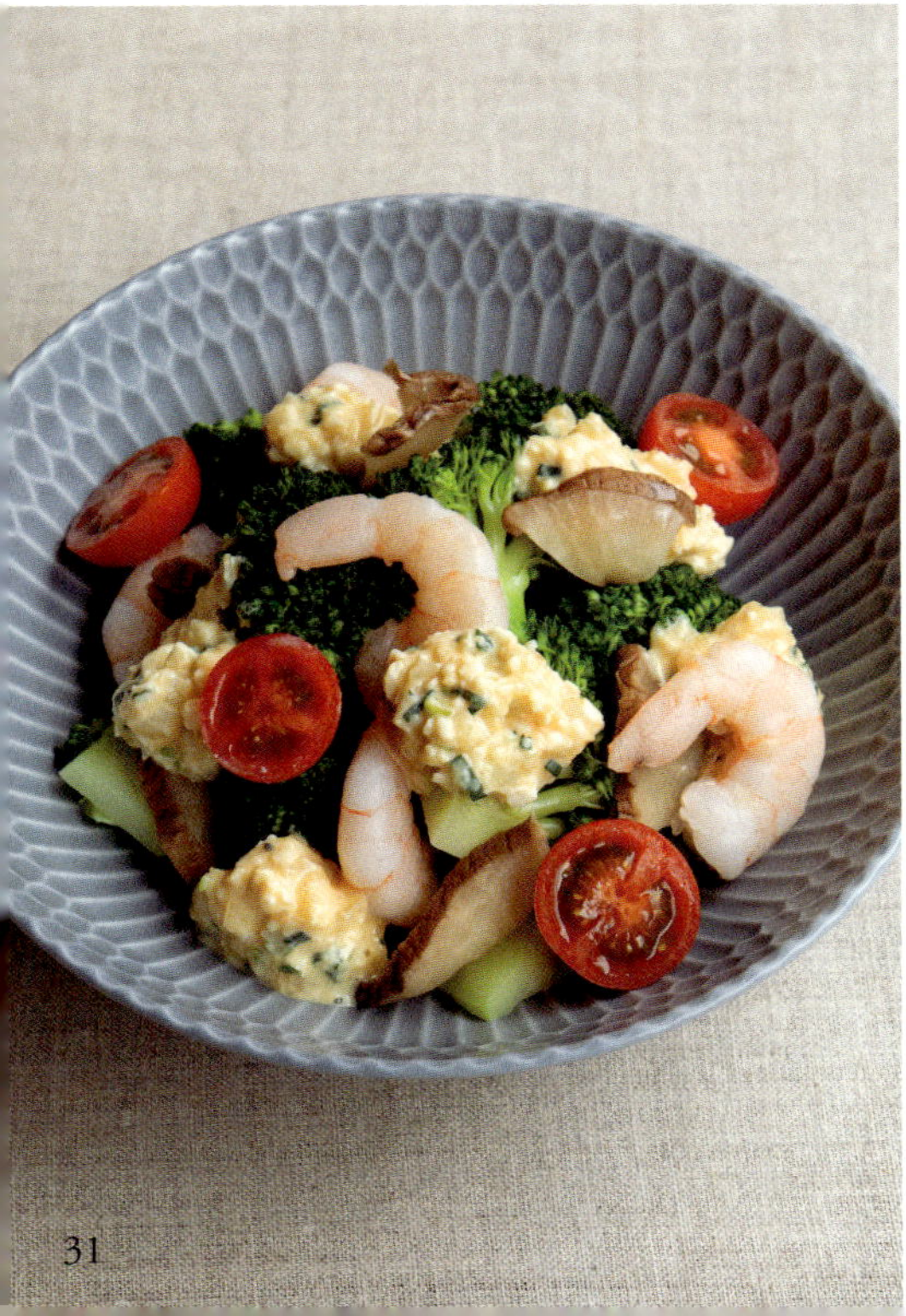

いぶりがっことらっきょうの食感がこりこり美味しい

海老とブロッコリーのいぶりがっこ麹タルタルサラダ

材料(2人分)

むきボイル海老…6尾
ブロッコリー…1株
ミニトマト…4個
いぶりがっこ(たくあん)…30g
麹タルタルソース(P.23参照)
…大さじ4
粗びき黒こしょう…少々

作り方

1 ブロッコリーは小房に分け、1分半ほど塩ゆでする。
2 海老は背わたを取り、いぶりがっこは2㎜厚さの薄切り、ミニトマトは半分に切る。
3 器に1、2を盛り、麹タルタルソースをかけ、粗びき黒こしょうをふる。

麹ヨーグルトドレッシング

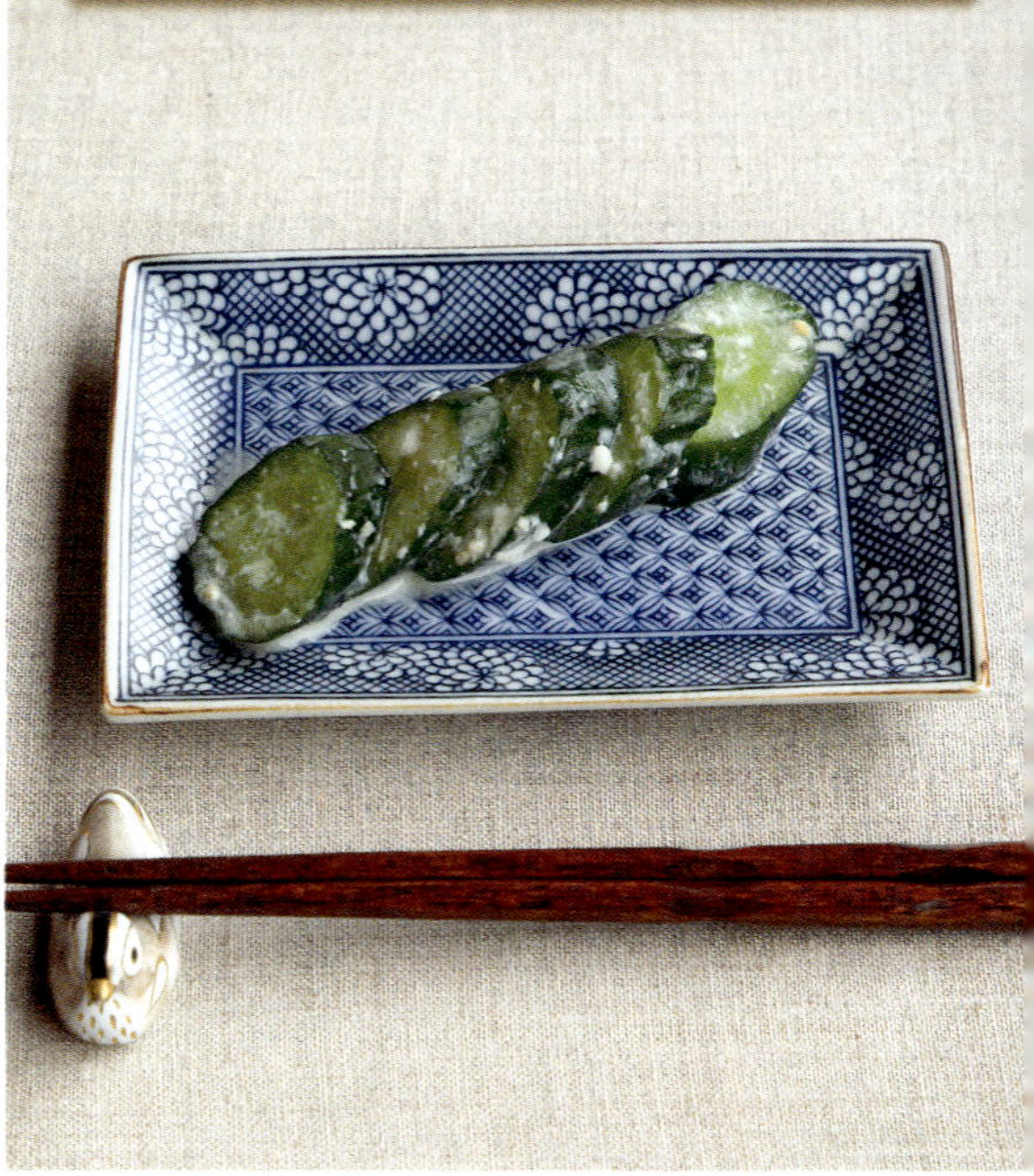

ヨーグルトの乳酸菌と味噌の酵母菌で、即席ぬか床

ヨーグルトぬか漬け

材料（2人分）

きゅうり…1本

※大根、にんじん、かぶ、ゆで卵、アボカド、パプリカ、ズッキーニなどもおいしい。

塩…少々

麹ヨーグルトドレッシング（P.23参照）…大さじ2

作り方

1 きゅうりはへたを切り落とし、斜め薄切りにし、塩もみする。

2 ポリ袋に**1**と麹ヨーグルトドレッシングを入れてよくもみ、空気を抜いてきゅうりが漬かるようにして、冷蔵庫で半日～3日置く。

※生姜（すりおろし）を漬けるときに一緒に入れてもおいしい。

季節のフルーツと合わせて

生ハムとシャインマスカットの麹ヨーグルトサラダ

材料（2人分）

生ハム…4枚

シャインマスカット…10粒

※柿、りんご、いちじくなど季節に合わせたフルーツで

ベビーリーフ…適量

スペアミントの葉…10枚

麹ヨーグルトドレッシング（P.23参照）…大さじ3

粗びき黒こしょう…少々

作り方

1 ベビーリーフ、スペアミントは洗い、水けをきる。

2 シャインマスカットは半分に切り、生ハムは食べやすい大きさに切る。

3 器に**1**、**2**をのせ、麹ヨーグルトドレッシングと粗びき黒こしょうをかける。

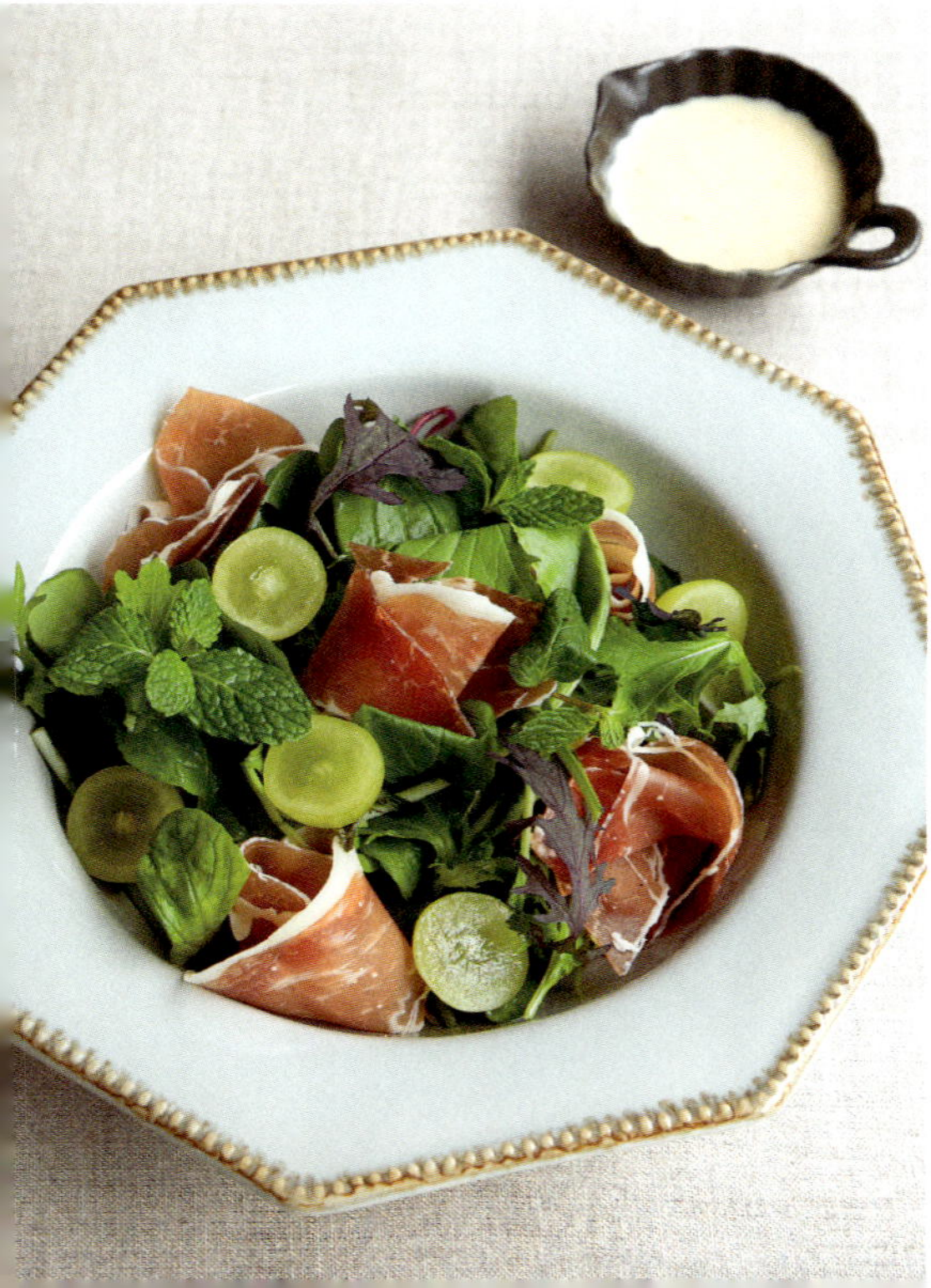

エキゾチックな味わいのソースが絶妙

ラムチョップグリル ミント麹ヨーグルト

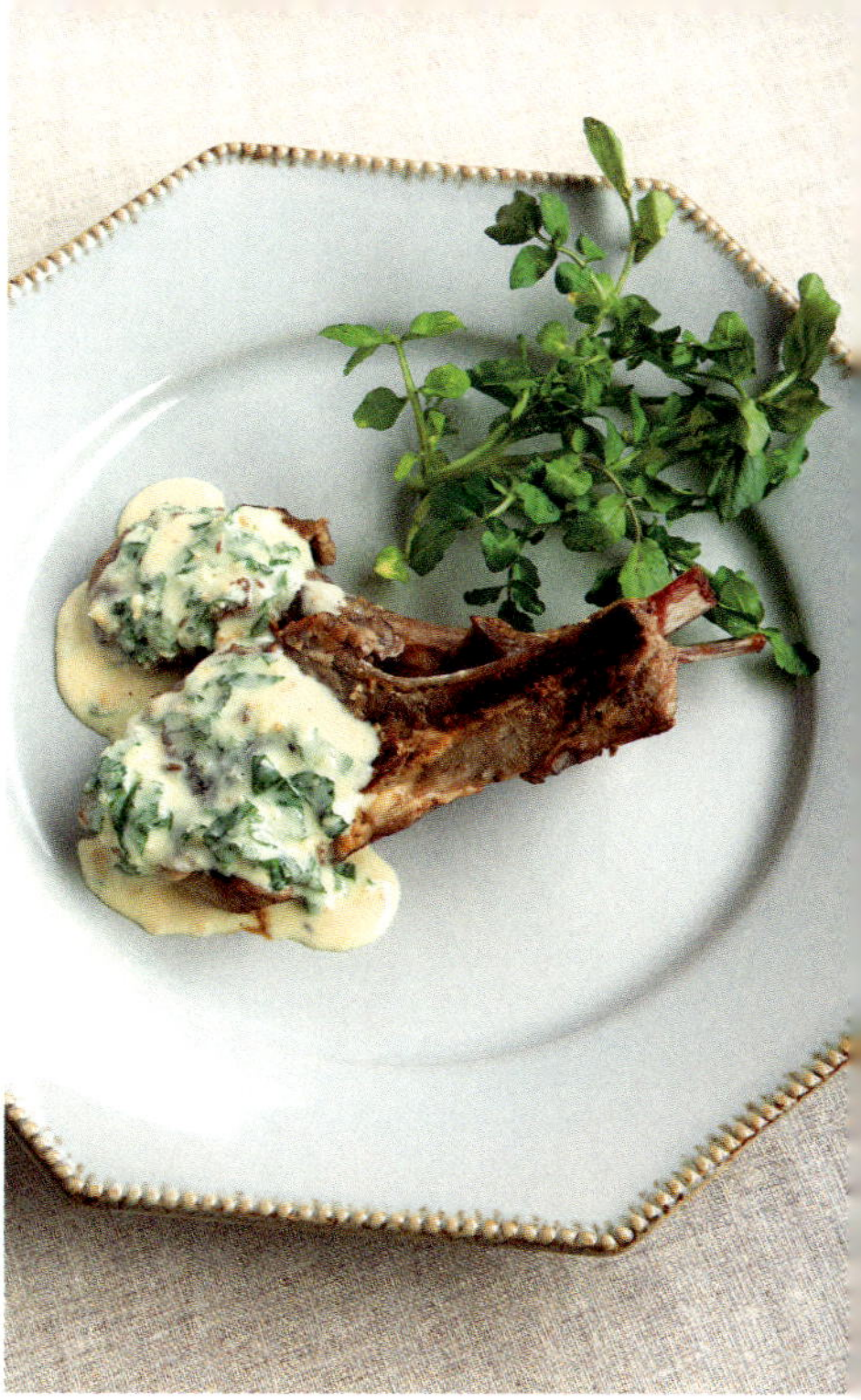

材料（2人分）

ラムチョップ…2本

A
- **塩麹**…大さじ1
- 甘酒…大さじ1
- にんにく（すろおろし）…小さじ½

B
- **麹ヨーグルトドレッシング**（P.23参照）…大さじ2
- ペパーミント（みじん切り）…10枚
- にんにく（すりおろし）…小さじ½
- クミンシード…小さじ1
- 粗びき黒こしょう…小さじ1

クレソン…2本

作り方

1 ポリ袋に**A**を入れてよくもみ、30分常温に置く。

2 別のポリ袋に**B**を入れ、よく混ぜる。

3 フライパンにポリ袋から出した**1**を漬け汁ごと入れ、中火で2分焼き、ひっくり返して弱火で2分焼く。

4 火を止め、ふたをして5分置いておく。

5 **4**を器に盛り、**2**をかけ、クレソンを添える。

スパイス香る、しっとりジューシーな一皿

タンドリーチキン

材料（2人分）

鶏もも肉…1枚

A
- **麹ヨーグルトドレッシング**（P.23参照）…大さじ4
- カレー粉…小さじ1
- にんにく（すりおろし）…小さじ1
- チリパウダー…小さじ½

パクチー…4本

レモン（くし切り）…⅛個

作り方

1 鶏もも肉は、ポリ袋に入れて、**A**を入れてよくもみ、半日～4日ほど冷蔵庫に置いておく。

2 フライパンに、ポリ袋から出した**1**（漬け汁ごと）、水200㎖を入れてふたをして10分中火にかける。

※途中、焦げそうになったら、水を100㎖ほど追加する。

3 ひっくり返して、焦げ目が少し付くように焼く。

4 **3**を器に盛り、パクチーとレモンを添える。

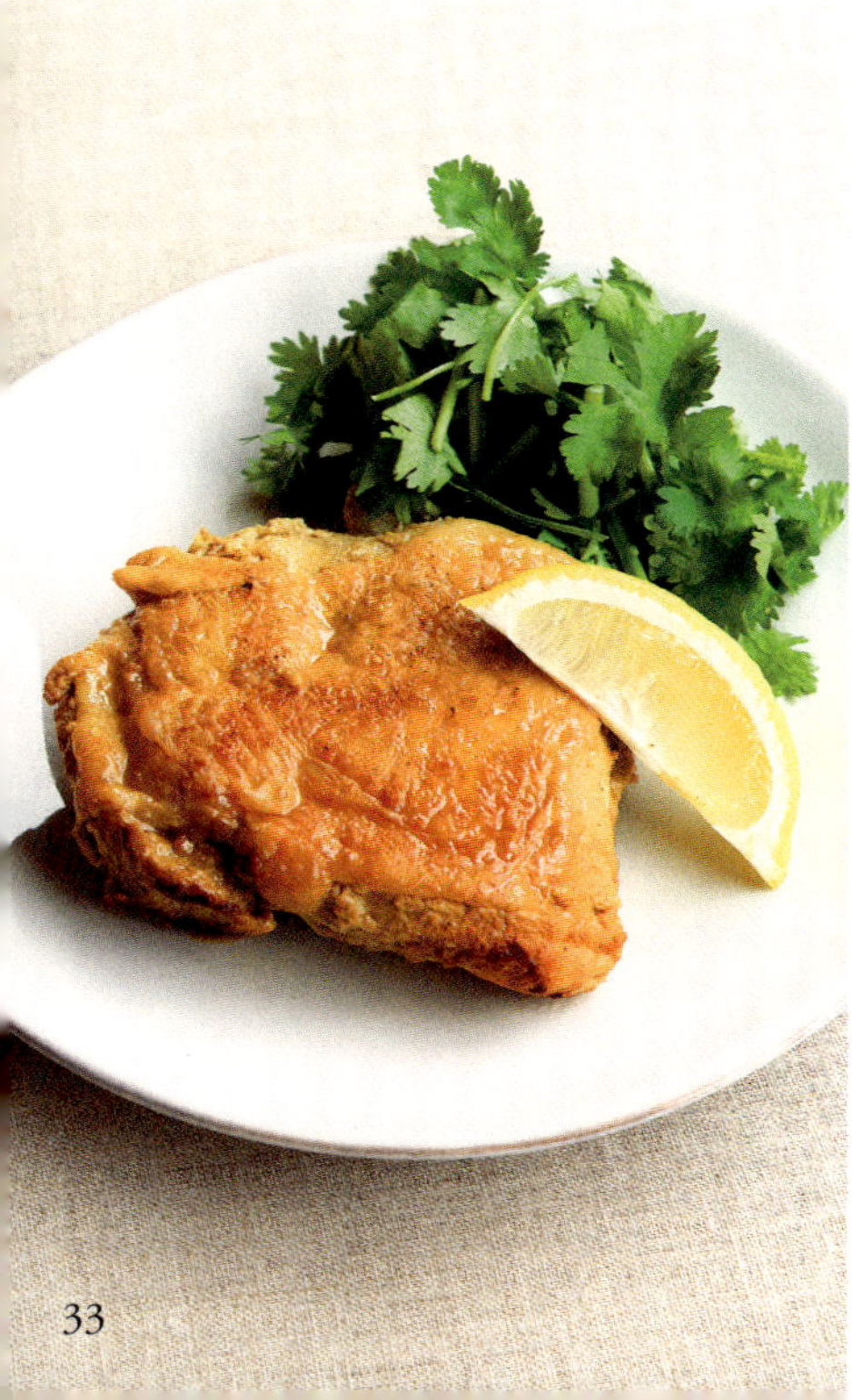

塩麹＋甘酒の腸活スープ

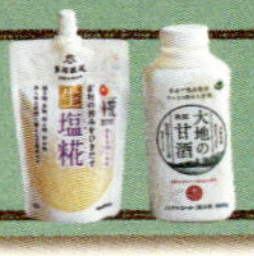

さわやかでクリーミーな味わい

冷製トマトクリームスープ

材料（2人分）

A
- トマトジュース（無塩・無糖・冷たいもの）…300㎖
- クリームチーズ…小分け2パック（約30g）
- **塩麹**…大さじ1
- 甘酒…大さじ1

パセリ（みじん切り）…少々
粗びき黒こしょう…少々

作り方

1 Aをミキサーにかける。
2 器に盛り、パセリと粗びき黒こしょうをかける。

※温める場合、酵素の力でさらに甘くなるため、仕上げに塩で味を調える。

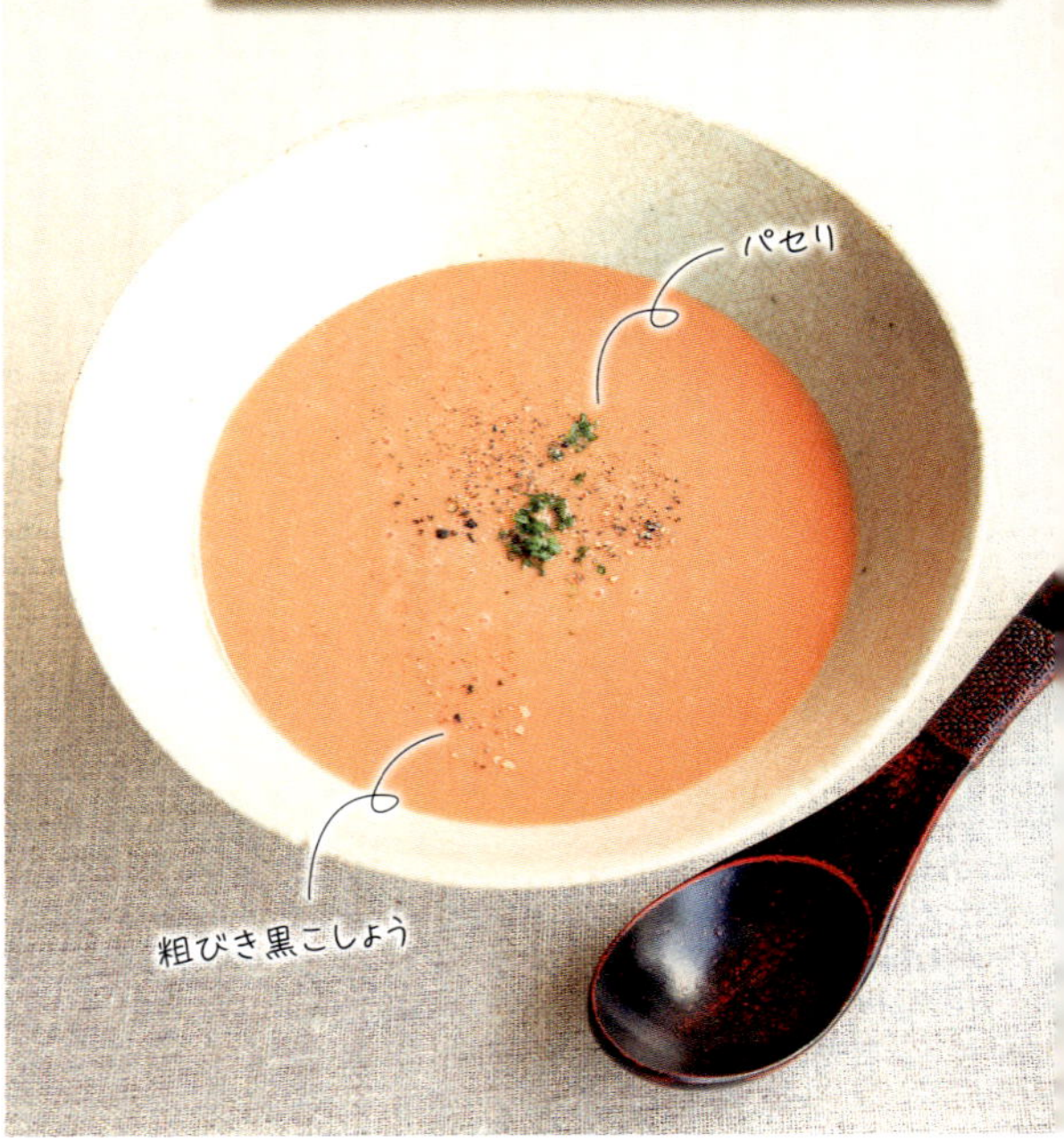

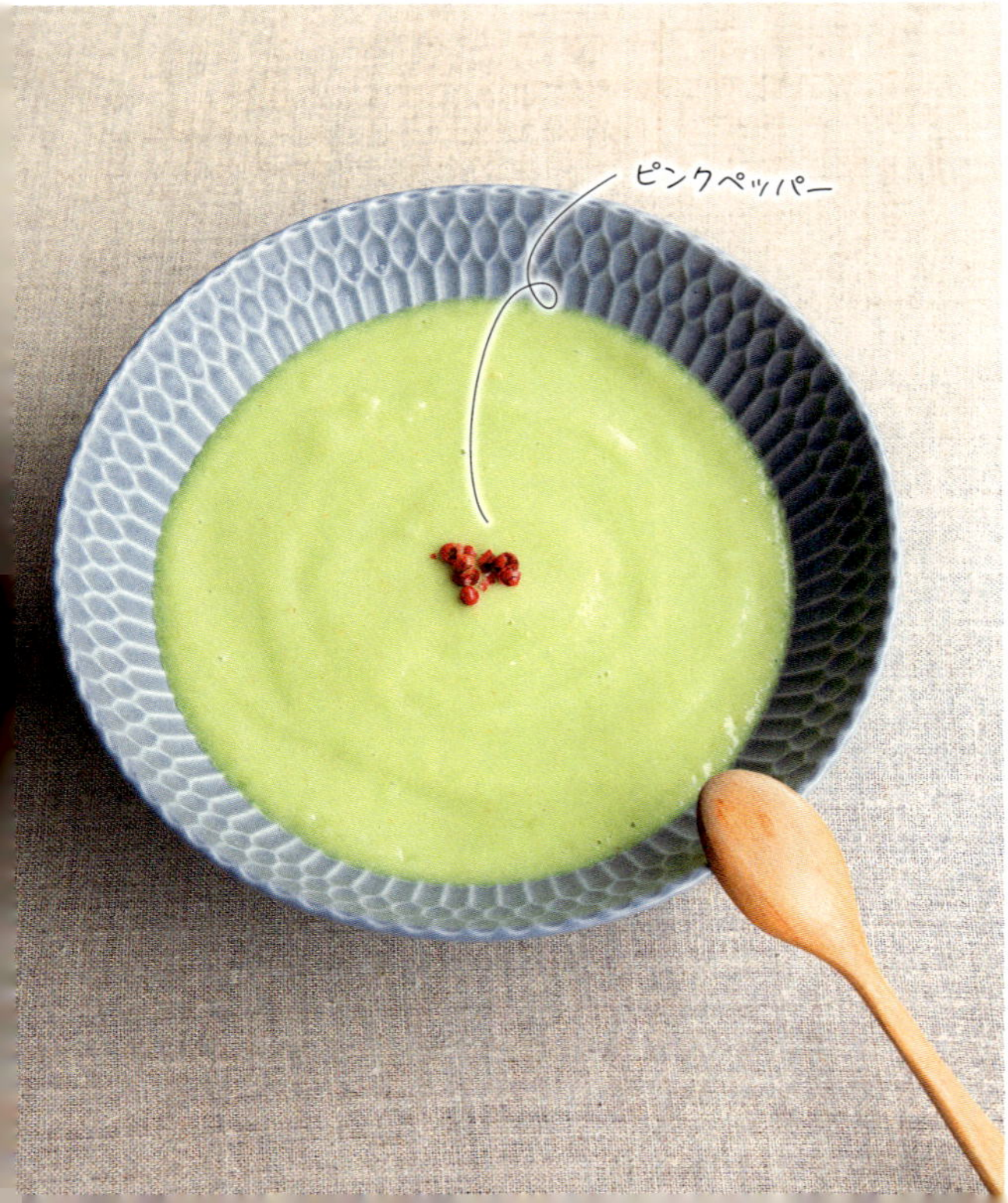

冷たい濃厚うま味スープ

アボカド冷製スープ

材料（2人分）

A
- アボカド…1個
- 水（冷たいもの）…200㎖
- **塩麹**…大さじ2
- 甘酒…大さじ1

ピンクペッパー（粒）…少々

作り方

1 アボカドは、種と皮を取り除く。
2 Aをミキサーにかけ、混ぜる。
3 器に盛り、ピンクペッパーを手で潰しながら散らす。

麹野菜ドレッシングがあれば、ミキサーにかけなくてOK

にんじんとりんごのポタージュ

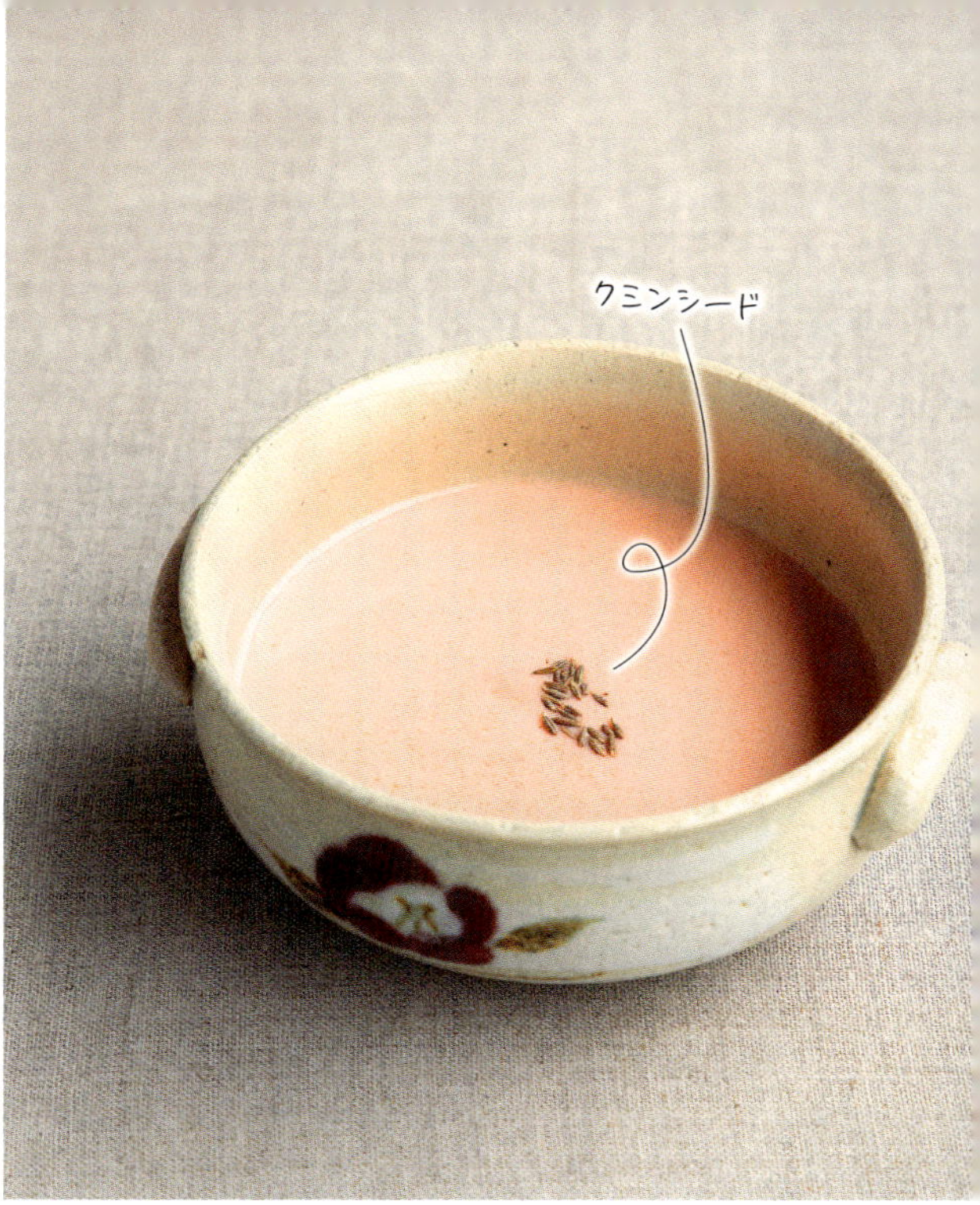

材料（2人分）

A
- **麹にんじんドレッシング**（P.22参照）…100㎖
- 牛乳…200㎖

クミンシード…適量

作り方

1 鍋にAを入れてよく混ぜ、沸騰させないように温める。

2 器に盛り、仕上げにクミンシードをかける。

※温めずに、そのままでも美味しい。
※沸騰させると分離してしまうので、混ぜながら温め、沸騰する前に火を止める。

寒い時期にピッタリ

麹きのこと生姜のシナモンポタージュ

材料（2人分）

A
- **麹きのこドレッシング**（P.22参照）…100㎖
- 生姜（すりおろし）…小さじ2
- 牛乳…200㎖

シナモン…少々

作り方

1 鍋にAを入れてよく混ぜ、沸騰させないように温める。

2 器に盛り、仕上げにシナモンをかける。

※温めずに、そのままでも美味しい。
※沸騰させると分離してしまうので、混ぜながら温め、沸騰する前に火を止める。

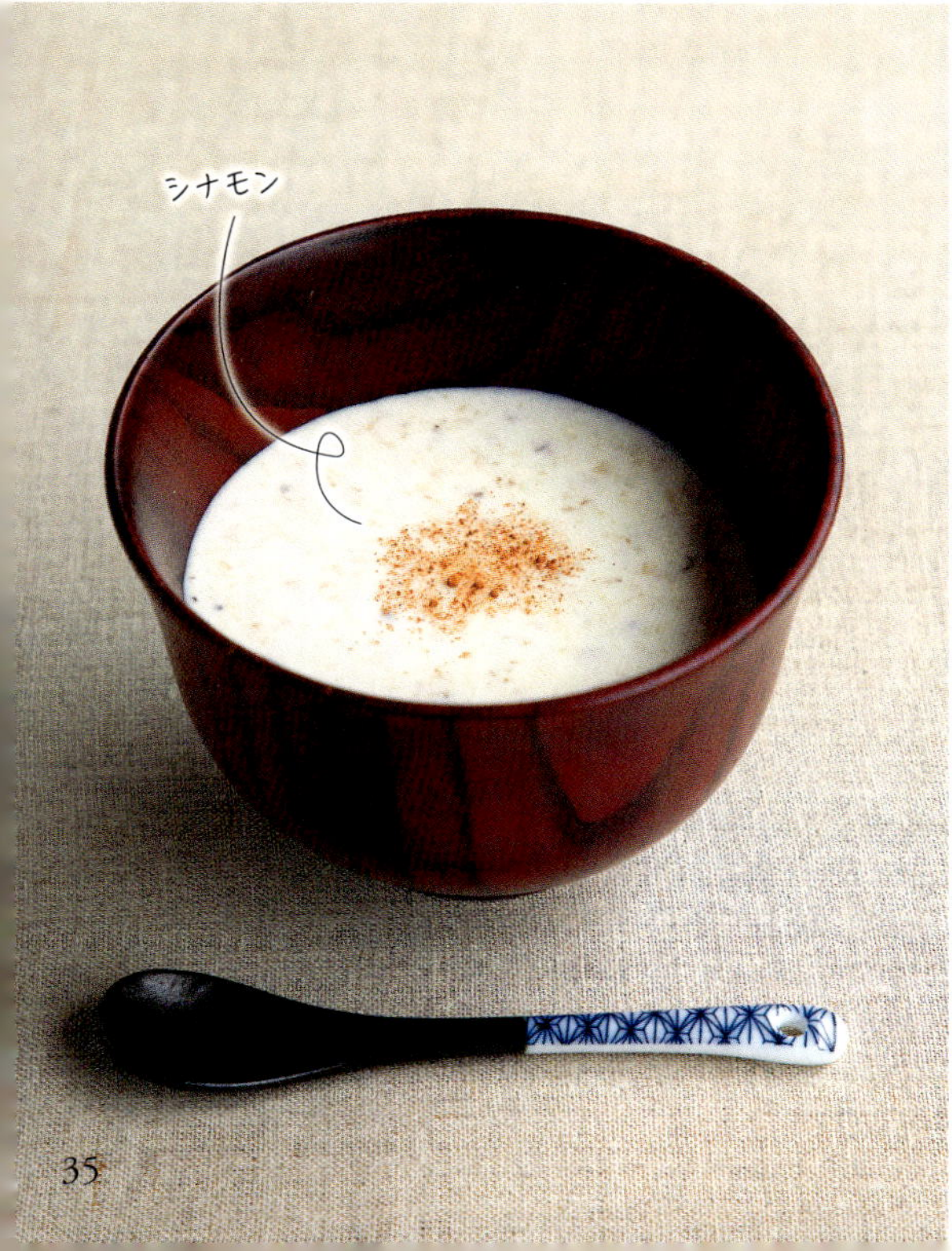

腸活かちゅーゆ

沖縄の汁もの「鰹節＋味噌」

「かちゅーゆと」は、沖縄の汁もので、かちゅー湯と書きます。かちゅーは鰹のこと。ゆは、湯です。器に味噌と鰹節を入れてお湯を注ぐだけ。ちょっと厚めに削った鰹節を使うと、より濃い出汁が出ます。味噌は違うものを2種類混ぜるのが美味しさのコツ。大さじで2種の味噌を半々にすくいます。

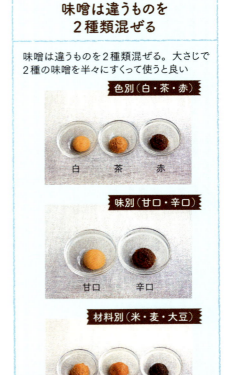

味噌は違うものを2種類混ぜる

味噌は違うものを2種類混ぜる。大さじで2種の味噌を半々にすくって使うと良い

色別（白・茶・赤）

味別（甘口・辛口）

材料別（米・麦・大豆）

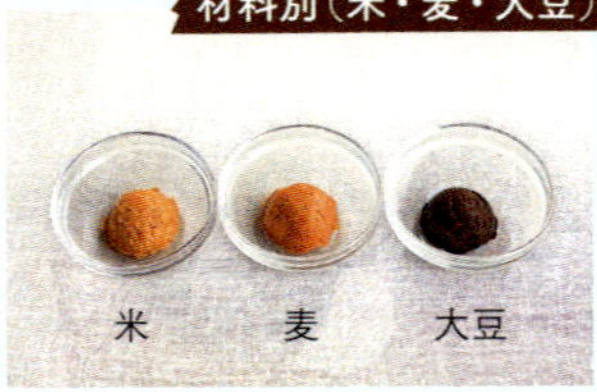

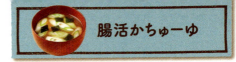

共通の作り方

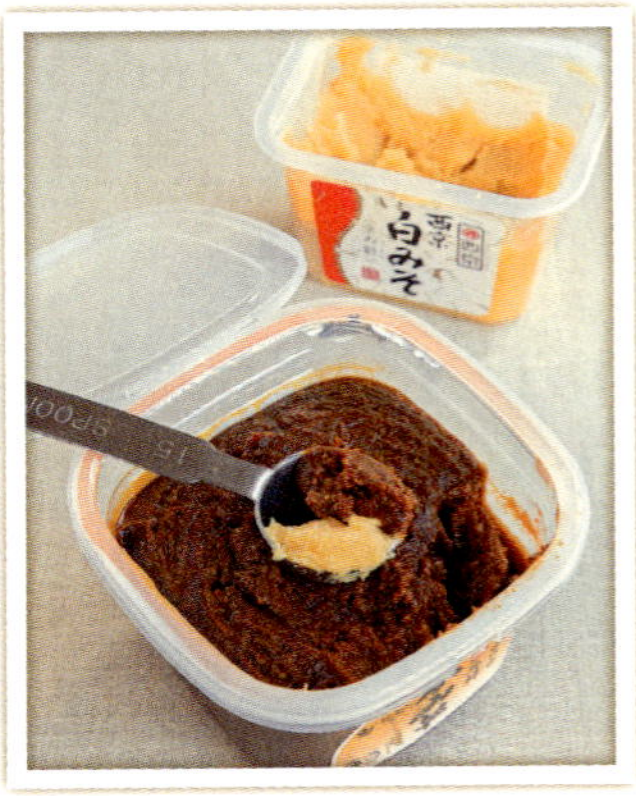

①味噌は2種類違うものを混ぜると美味しい。アイスクリームを2種類すくうように、大さじで2種の味噌を半々にすくう。

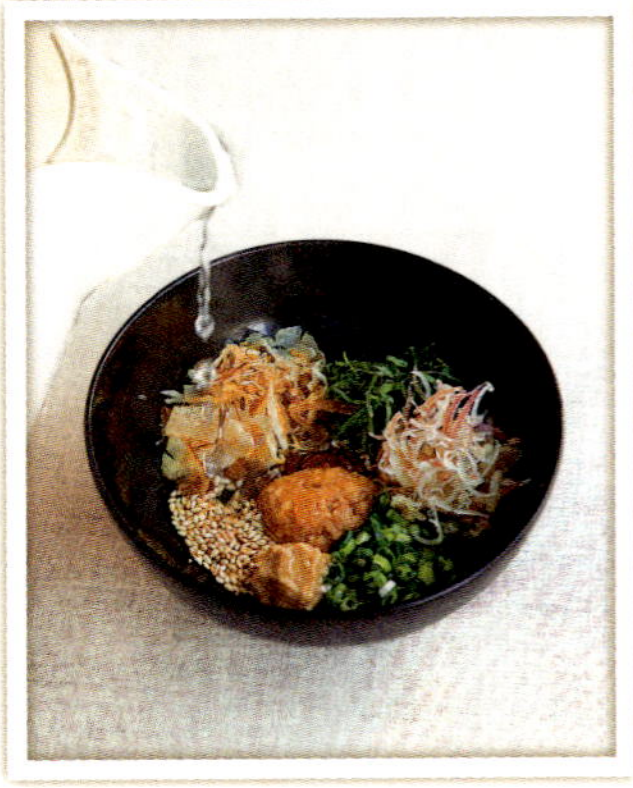

②材料全てを器に入れ（具の組み合わせバリエーションは左ページを参考に）、熱湯150～200㎖を注ぐ。

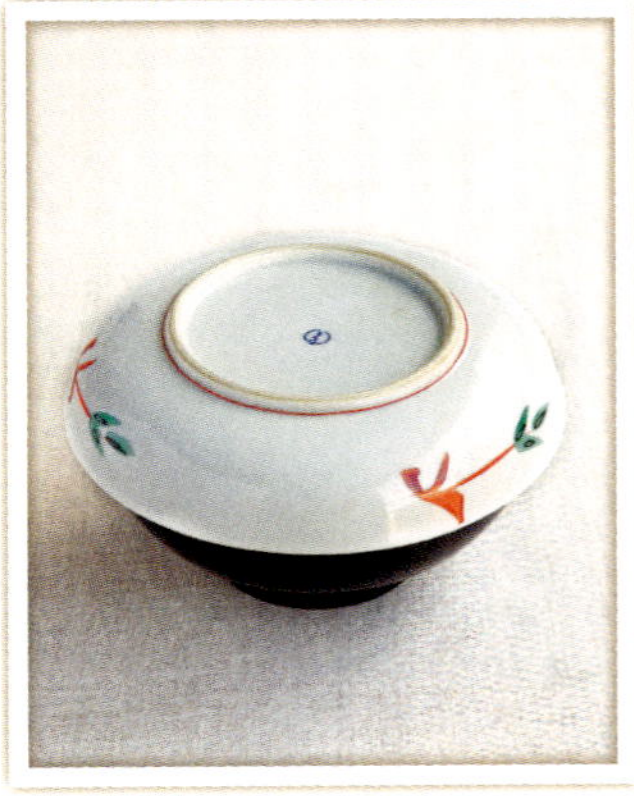

③器にふたをして（ない場合は、お皿をのせておく）2分ほど置いて鰹節のうま味を出す。味噌を溶かしながら食べる。

冷たくしたら宮崎の郷土料理「冷や汁に」
大葉とみょうがのごまかちゅーゆ

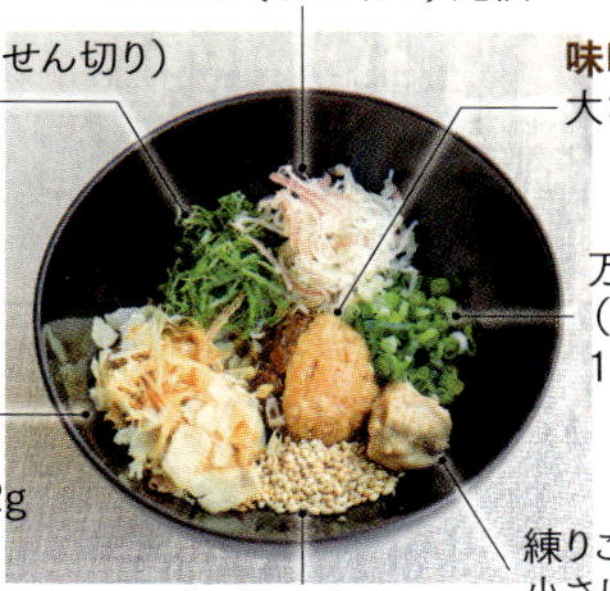
みょうが（小口切り）½個
大葉（せん切り）
1枚
味噌
大さじ1弱
万能ねぎ
（小口切り）
1本
鰹節2g
練りごま（白）
小さじ1
白ごま小さじ1

旨味たっぷりクリーミー
桜海老の豆乳かちゅーゆ

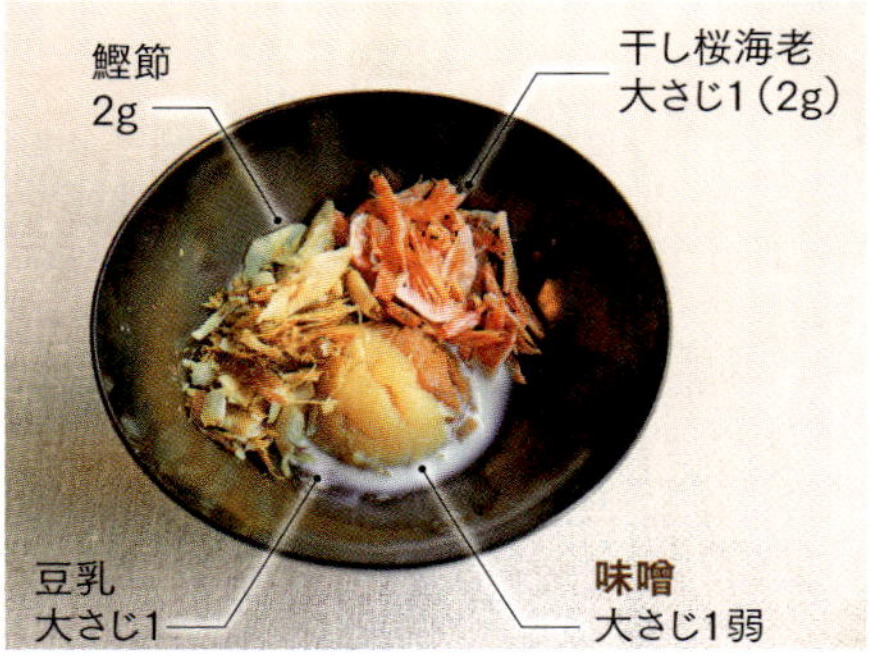
鰹節
2g
干し桜海老
大さじ1（2g）
豆乳
大さじ1
味噌
大さじ1弱

とろーりとろけるチーズが美味しい
モッツァレラチーズかちゅーゆ

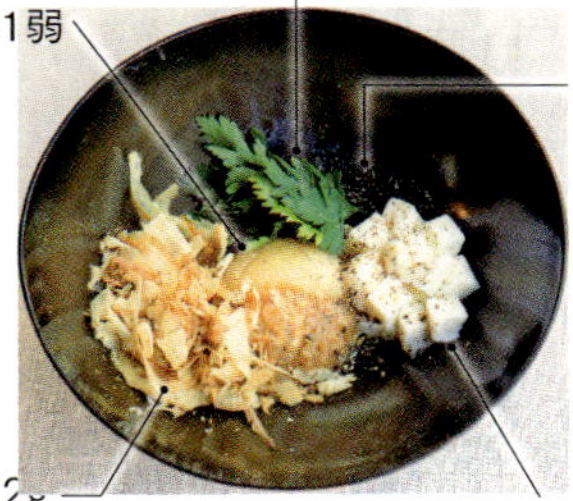
イタリアンパセリの葉1枚
味噌
大さじ1弱
粗びき
黒こしょう
少々
鰹節2g
モッツァレラチーズ（角切り）10g

飲みすぎ、食べ過ぎの翌日の朝は、これ！
とろろ昆布と梅干しかちゅーゆ

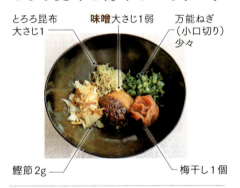

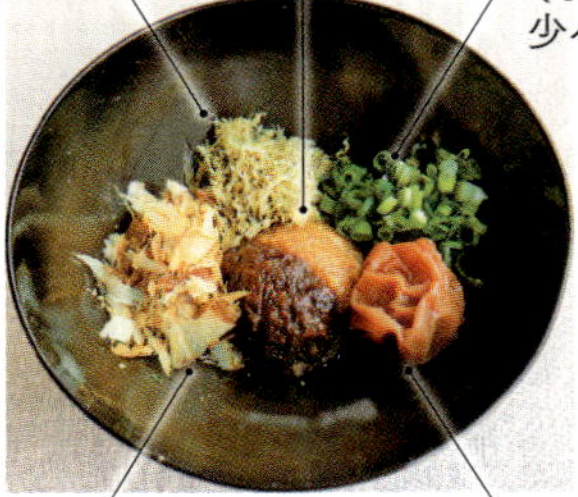
とろろ昆布
大さじ1
味噌大さじ1弱
万能ねぎ
（小口切り）
少々
鰹節2g
梅干し1個

タイ料理に合う味噌汁！？　びっくりなおいしさ
トムヤムクンかちゅーゆ

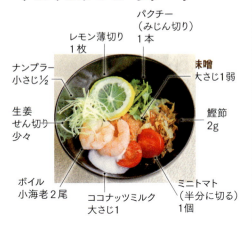

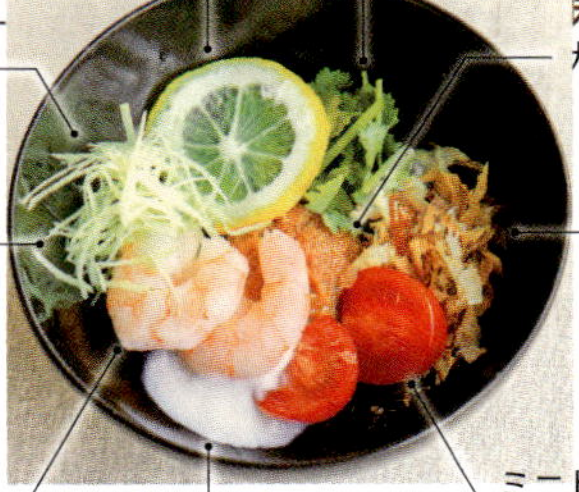
パクチー
（みじん切り）
1本
レモン薄切り
1枚
ナンプラー
小さじ½
味噌
大さじ1弱
生姜
せん切り
少々
鰹節
2g
ボイル
小海老2尾
ココナッツミルク
大さじ1
ミニトマト
（半分に切る）
1個

カレーライスに合わせるならコレ！！
トマトスパイスかちゅーゆ

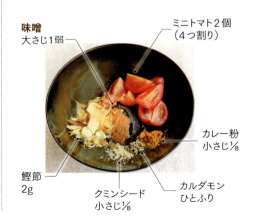

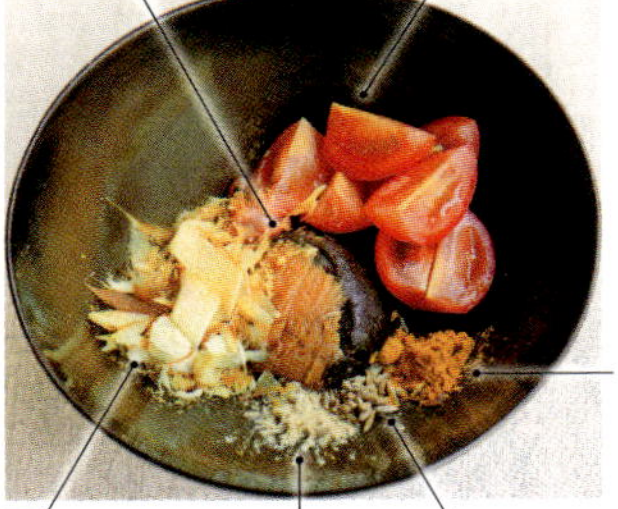
味噌
大さじ1弱
ミニトマト2個
（4つ割り）
カレー粉
小さじ⅛
鰹節
2g
クミンシード
小さじ⅛
カルダモン
ひとふり

COLUMN

本書で使う主な道具

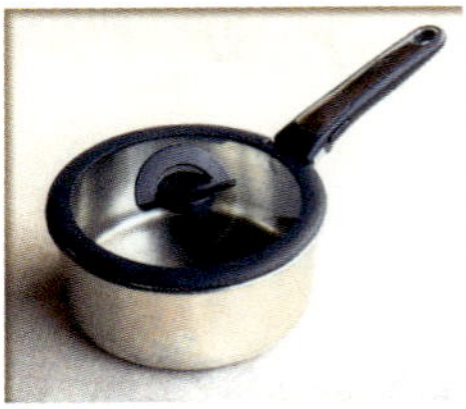

鍋の選び方

- 入れる材料に対して、約5倍量の水が入る鍋
- 保温性がある鍋が良い

※厚手の鍋（ホーロー鍋や、圧力鍋、厚手のステンレス鍋などきちんとはまるふた付きのもの）

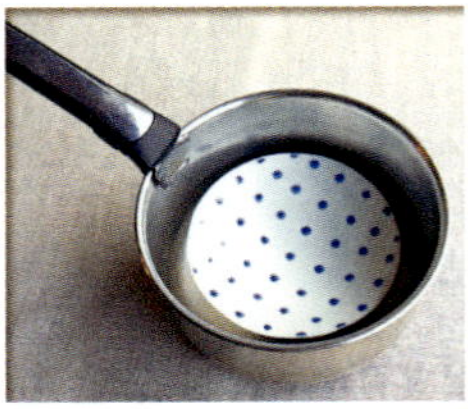

皿

鍋の底に敷く皿。鍋底にポリ袋があたり、袋が熱で破れるのを防ぐため。

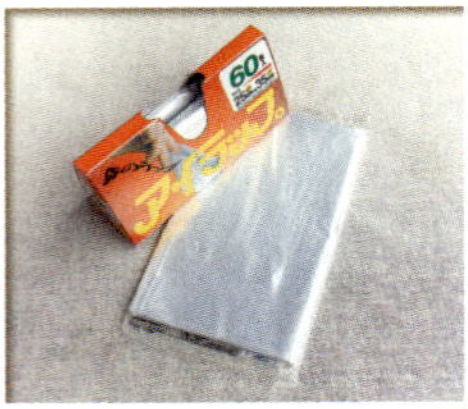

ポリ袋の選び方

ポリエチレンで出来ている熱に耐えられるもの（100均などで購入可）。

※スーパーなどで無料でもらえる半透明のビニール袋は耐熱性じゃないのでNG。

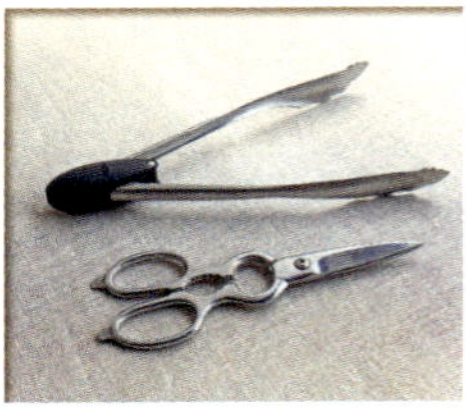

はさみ

湯煎する際は、ポリ袋をしっかり縛るので、盛り付けの際に、はさみで結び目をカットするのに使用。

トング

鍋から取り出す際に必要。

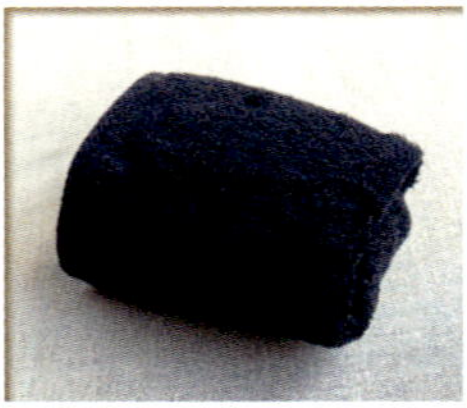

厚手のタオル

取り出したポリ袋は熱くて持てないため、つかんだり、出してから、よく混ぜたり、もんだりするときに使用。

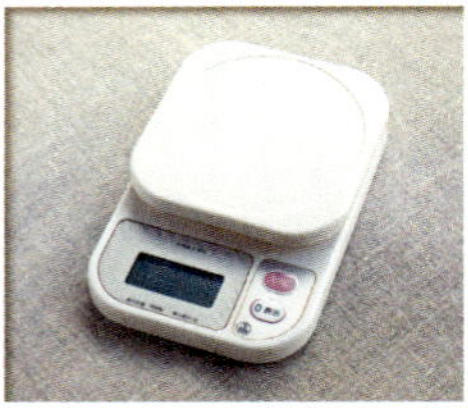

はかり

0セットボタンがあるものを選ぶ。

※使い方はP.10参照。

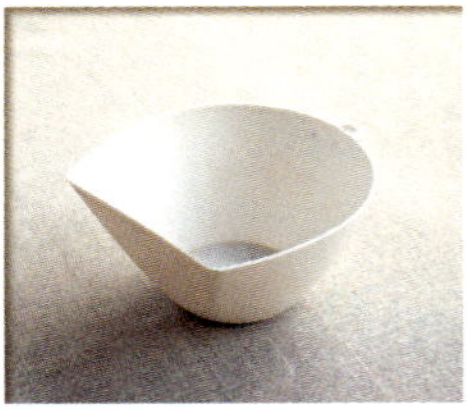

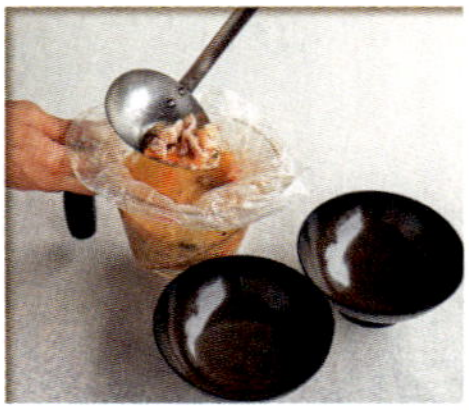

プラスチックのボウル

鍋から取り出したポリ袋を入れる。金属ボウルだと、熱くて持てない。

複数の器に取り分ける際は、ボウルの上にのせて、袋を開け、写真のように作業する。

PART 2

ポリ袋で漬けるだけ腸活

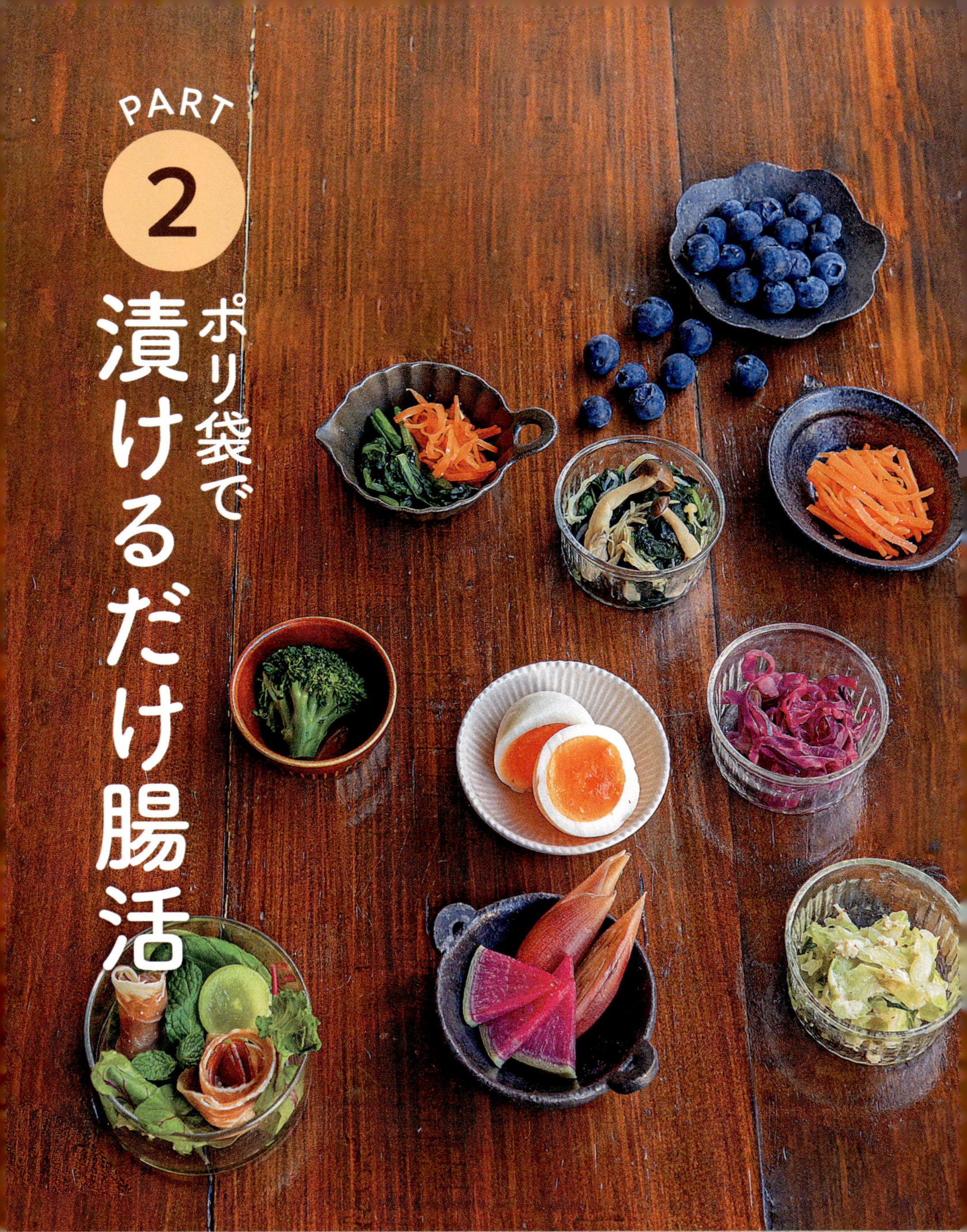

材料・作り方表記について

●1ページのレシピ… 材料・作り方を分けて表示。

●½ページのレシピ… 材料・作り方をまとめ、分量を含めた作り方で表示。

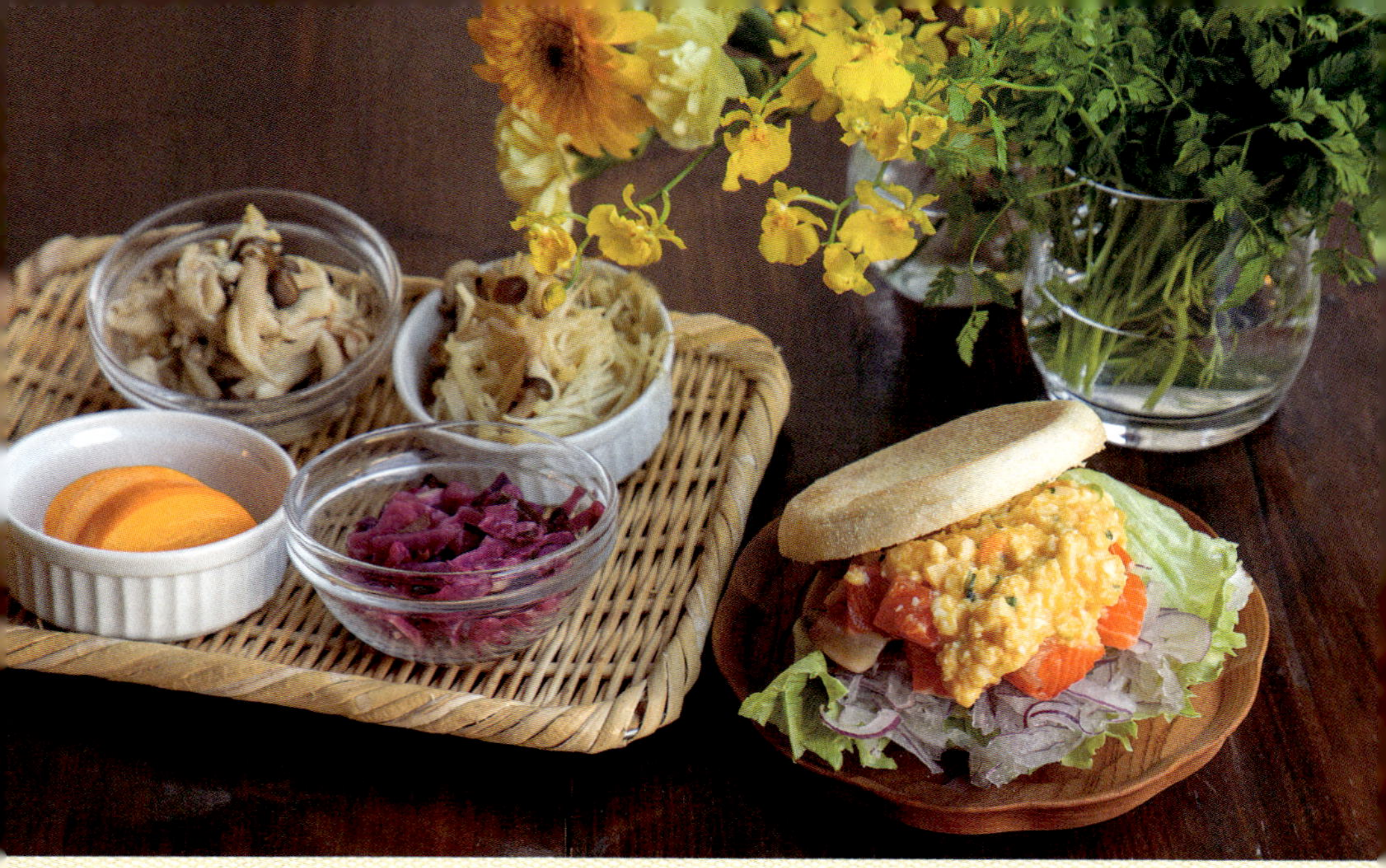

ぱぱっと腸活献立

腸は体に必要な栄養の消化吸収、不要なものを排泄する働きを持っています。消化しきれなかった食べ物が腸内に滞ると、悪玉菌が増殖し腸内環境を悪化させ、肥満・肌荒れ・慢性疲労・アレルギーといった疾患になりやすくなります。

「腸活レシピ」とは、「麹の力（塩麹＋甘酒）」で食物を消化・吸収しやすくし、胃腸の負担を軽減するものです。結果、腸がデトックスに力を注げるようになり、体に溜まった有害物質「毒」を排出し、食べた栄養素をしっかり吸収し、免疫力を高めてくれます。

しかし、食事改善は一時的ではいけません。体が変わるためには3週間継続することが大事。本書のレシピは①簡単！②おいしい！だから続けられる！が特徴です。

食材は、買い物に行ったら麹漬けに「するもの」「しないもの」に分け、麹漬けするものは「塩麹1：甘酒1」（本書のレシピはストレートタイプの甘酒を使用。濃縮タイプを使用する場合は半量にする）に漬けてポリ袋のまんま冷蔵庫へ（P.42〜参照）。これで「発酵常備菜」の準備完了。ポリ袋で調理をするので、調理中の洗い物はほぼゼロ。米を炊いて冷凍しておけば、主菜・副菜・汁物と組み合わせるだけで定食が完成します！

発酵常備菜作り置き

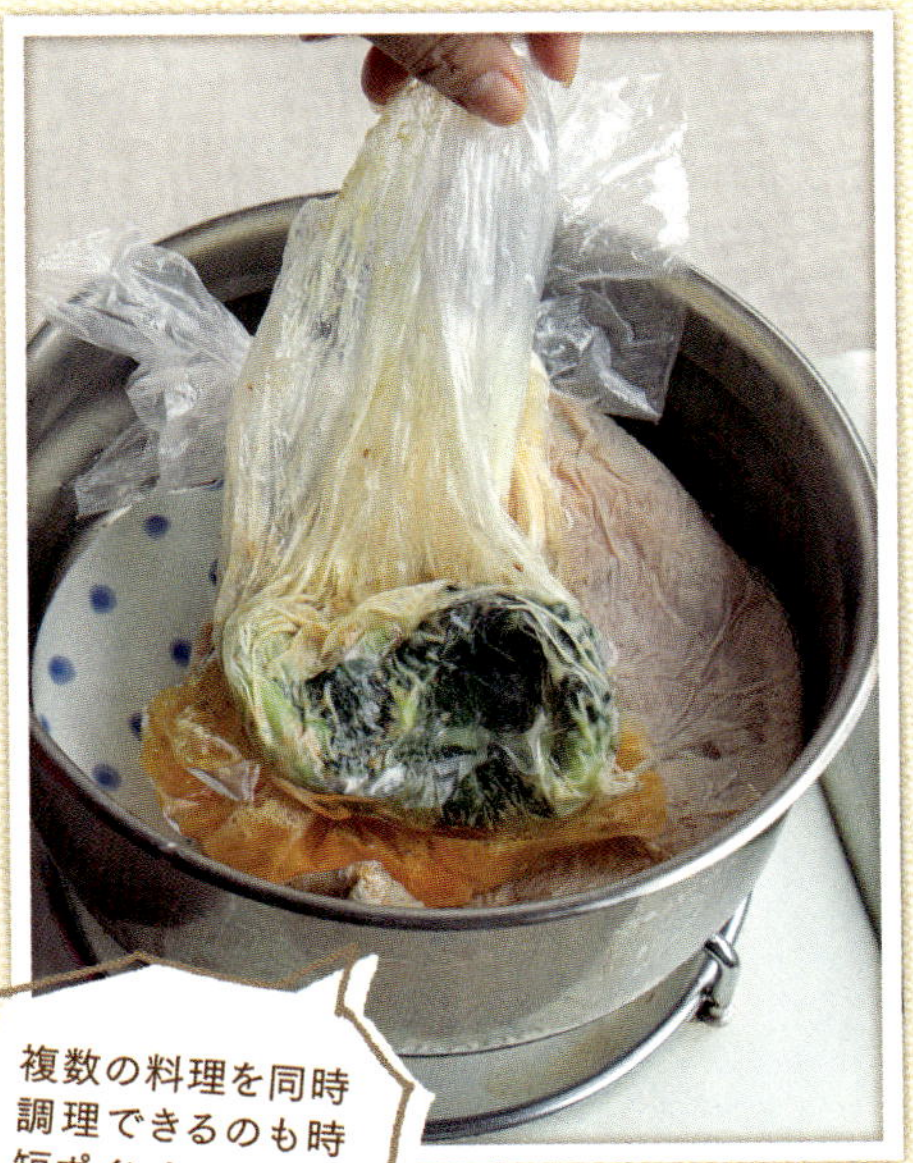

複数の料理を同時調理できるのも時短ポイント。

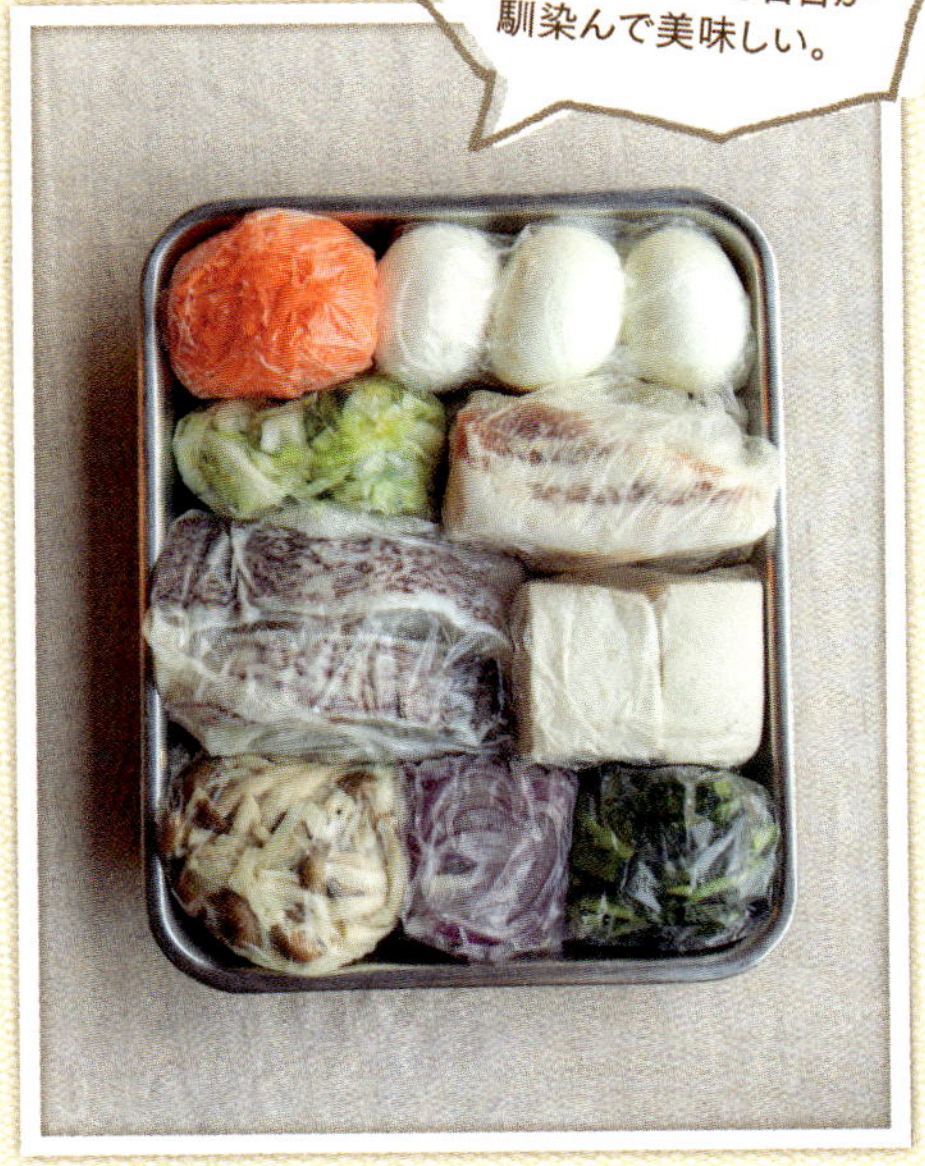

ポリ袋に漬け込んだら、当日から食べられるが、2～3日目が馴染んで美味しい。

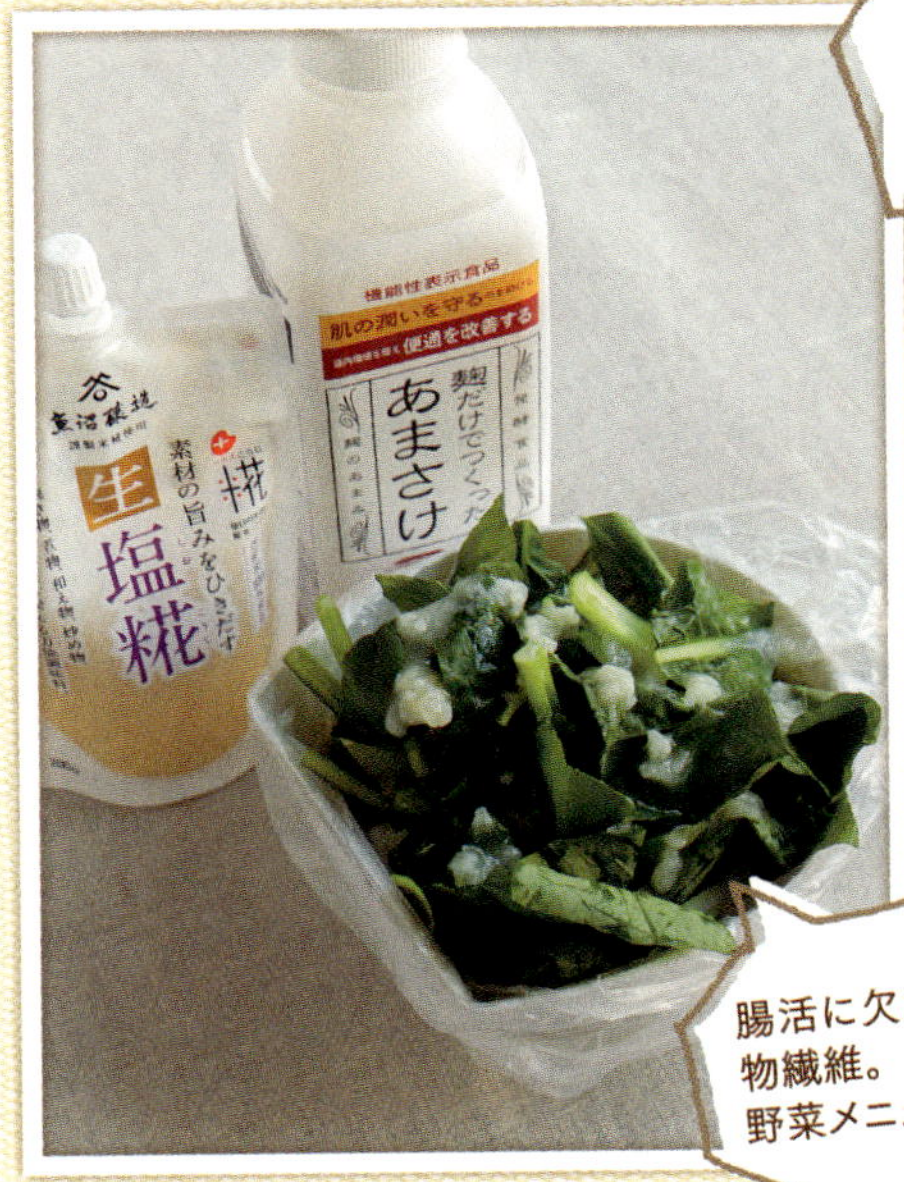

腸活に欠かせない食物繊維。
野菜メニューが豊富！

たんぱく質は漬け込むことで、消化・吸収しやすくなります。

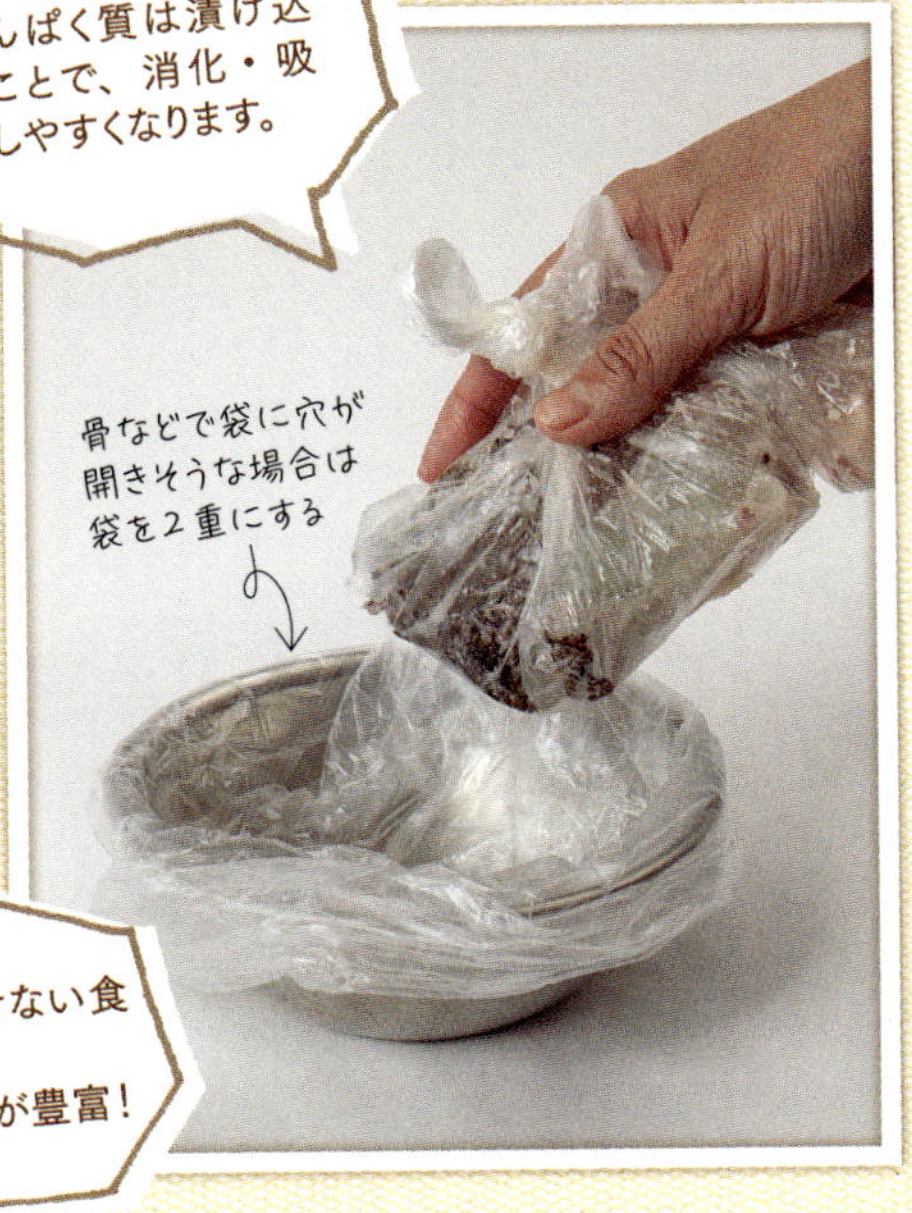
骨などで袋に穴が
開きそうな場合は
袋を2重にする

麹漬けの基本と手順

●すぐ麹漬け

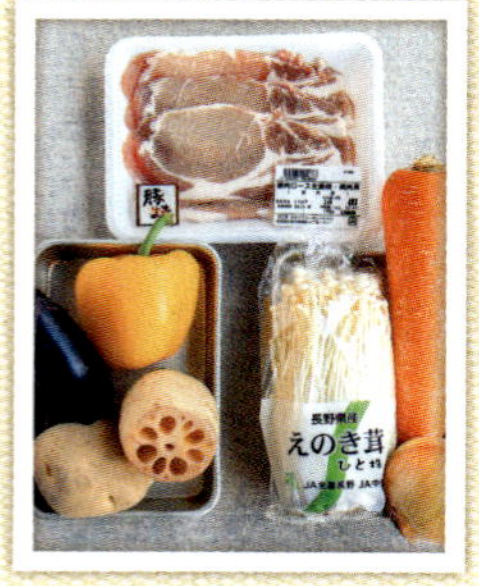

買い物に行ったら、麹漬けにするもの、しないものに分ける。自宅で冷凍した肉・魚などを解凍して麹漬けにするのはNG。

●水けを拭く

野菜

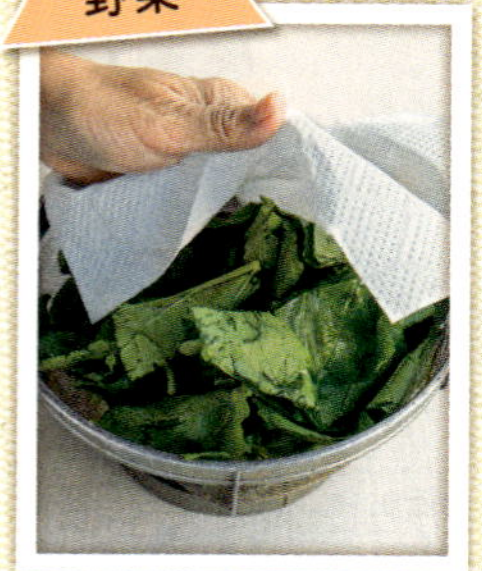

水浸しのまま漬け込むと、水分量が多くなり、腐敗したり、味が薄くなる原因に。野菜を洗ったらキッチンペーパーで水けをふく。

肉・魚

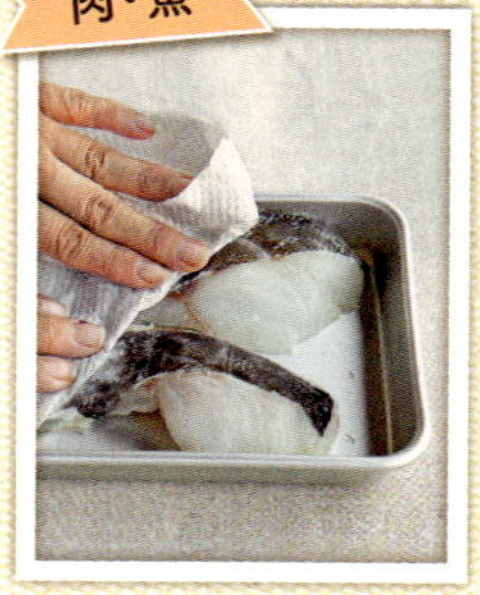

肉・魚のドリップはキッチンペーパーでふく。

① ポリ袋で「塩麹1：甘酒1」に漬ける

※はかり方は10ページ参照

野菜

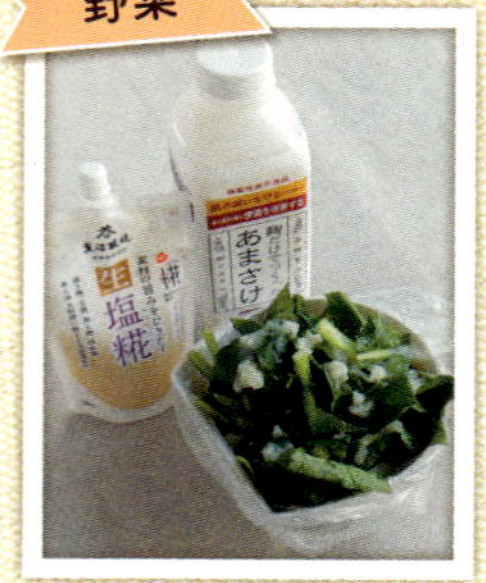

ポリ袋に食材と、食材の10～15％の重量の塩麹1：甘酒1（ストレートタイプ）を入れる。

▼

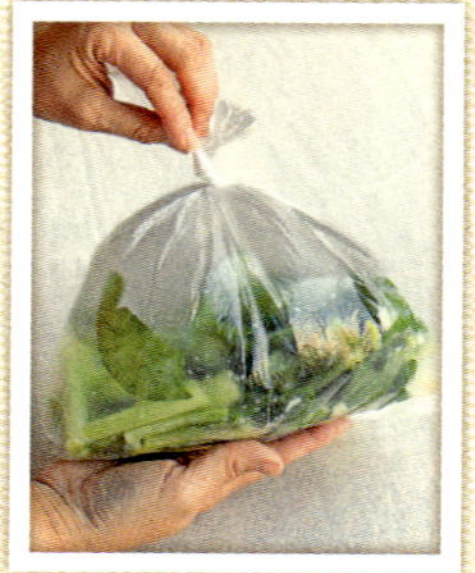

空気を入れてパンパンにし、口をひねっておさえる。

▼

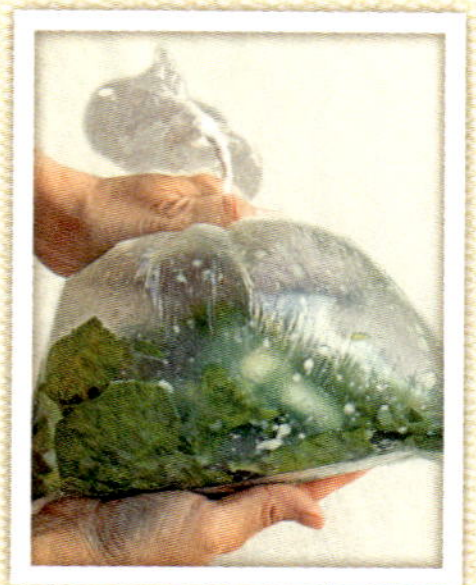

よく振り、全体をよく混ぜる。混ざりにくい場合は、手でもみ込む。

▼

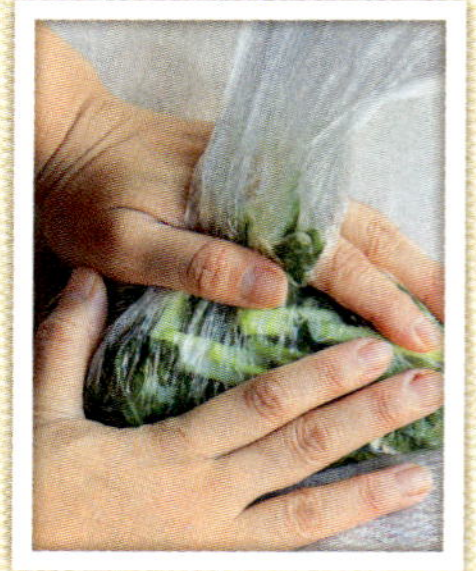

袋の中の空気を抜く。

豆腐

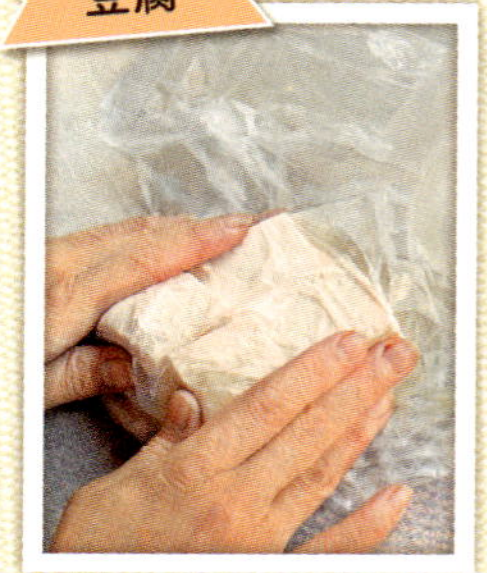

ポリ袋に食材と、食材の10～15％の重量の塩麹1：甘酒1（ストレートタイプ）を入れて全体になじませる。

肉

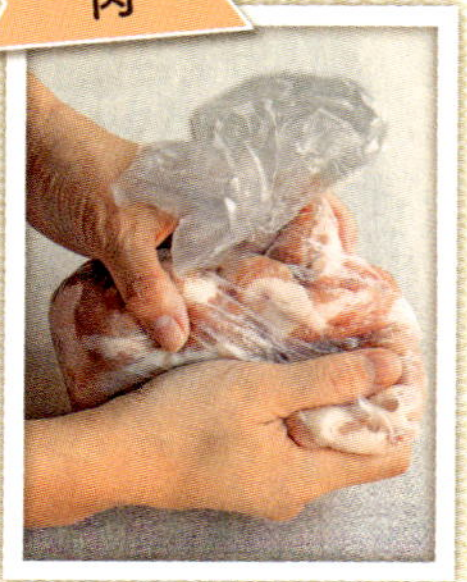

ポリ袋に食材と、食材の10～15％の重量の塩麹1：甘酒1（ストレートタイプ）を入れてよくもみ込む。

魚

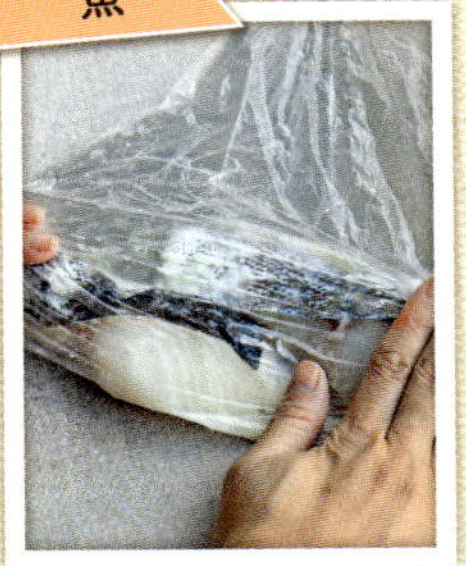

ポリ袋に食材と、食材の10～15％の重量の塩麹1：甘酒1（ストレートタイプ）を入れて全体になじませる。

POINT

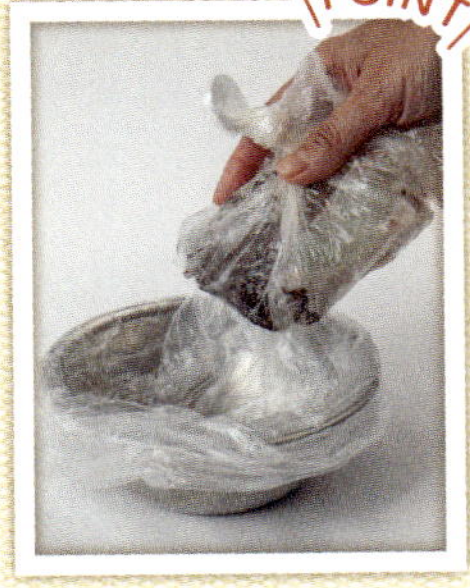

骨などがある場合はポリ袋が破れる可能性があるので、ポリ袋を2重にしておく。

共通

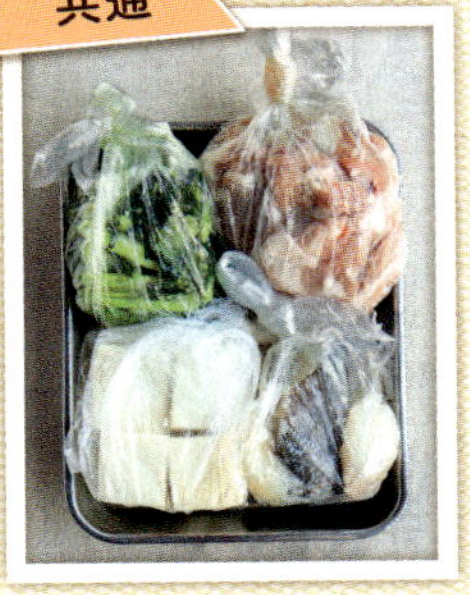

ポリ袋の口を縛って冷蔵庫へ。

② 湯煎の準備

※ポリ袋は湯煎可の表記を確かめる（P.38参照）

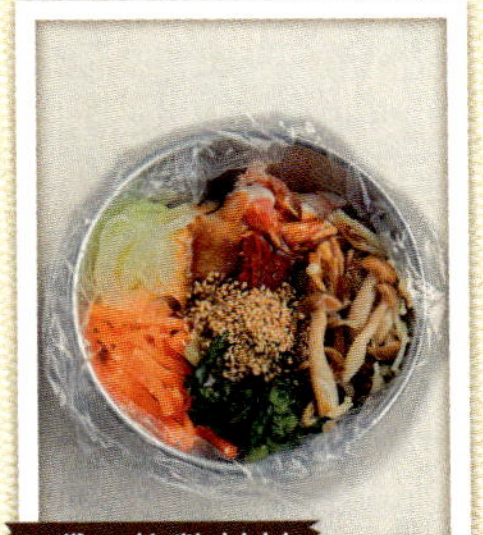

1袋に複数材料

1袋にいろんな材料を少しずつ入れる場合。

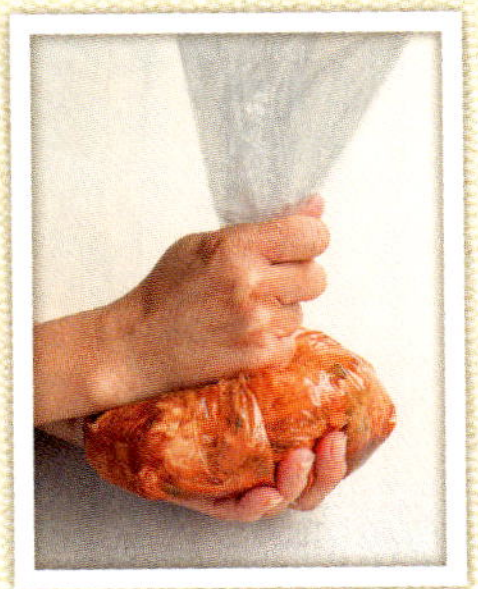

両手ですり混ぜる様に材料をよくもんで混ぜ合わせる。

POINT

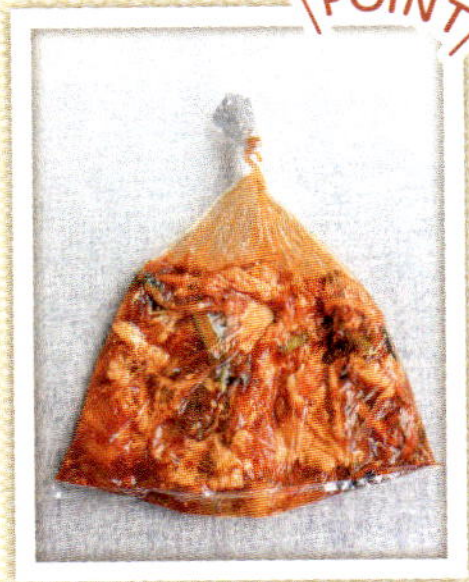

空気を抜いて、まんべんなく火が通るように平らにし、袋の上の方で口を固く縛る。

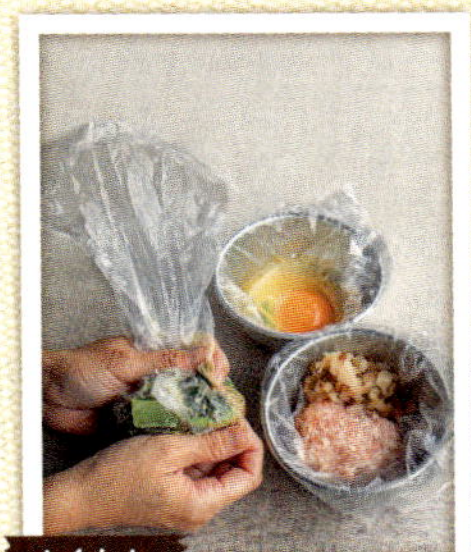

よくもむ

湯煎する食材をポリ袋に入れ、両手ですり混ぜるようによくもみ込む。

POINT

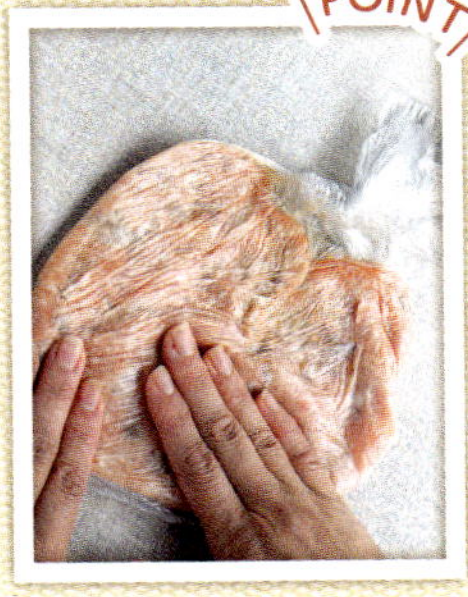

空気を抜いて、火がまんべんなく通るように食材を手でのばして平らにする。

POINT

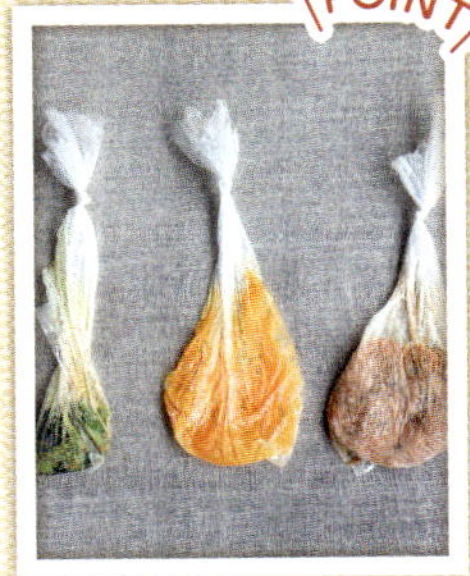

袋が熱で膨張した時に破れないように、ポリ袋の上の方で固く口を縛る。

③ 湯煎をする

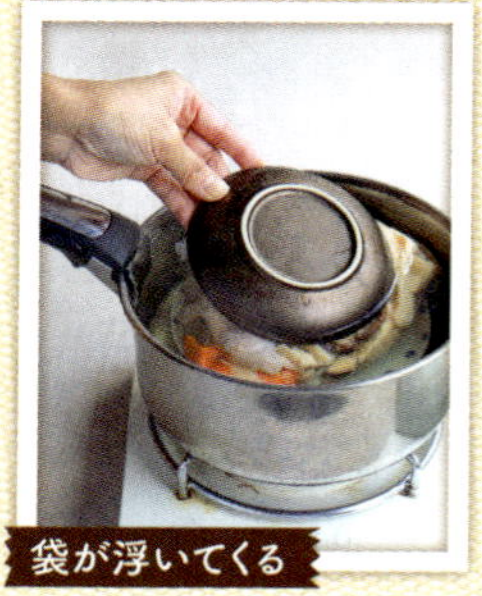

袋が浮いてくる

袋がお湯につからず、浮いてきてしまう場合は、皿などで重石をする。

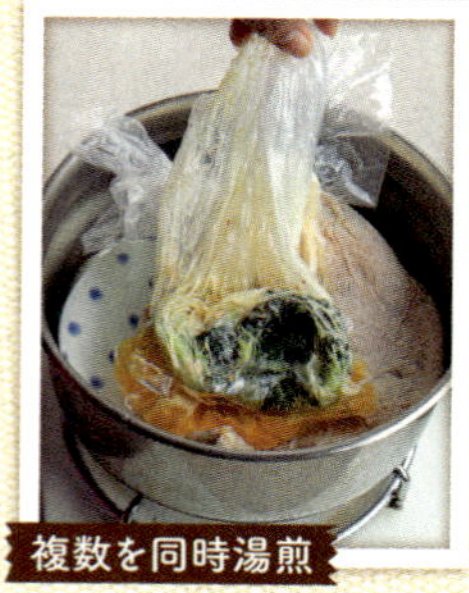

複数を同時湯煎

火が通りづらいものから順に入れる。この場合だと下から、肉→卵→野菜の順に重ねる。

○

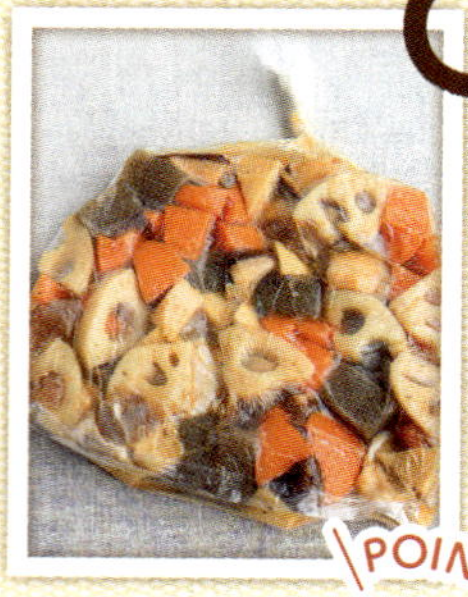

POINT

食材を平らにした状態。縛り方は湯煎で口がほどけない固結び。

×

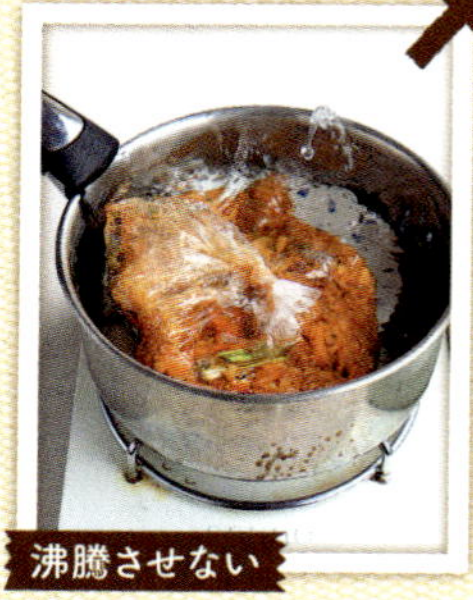

沸騰させない

沸騰させるのはうま味の素である酵素を失活させるのでNG。

袋を開いて中が生煮えだった場合は新しい袋に入れ替え、再度湯煎すればOK。

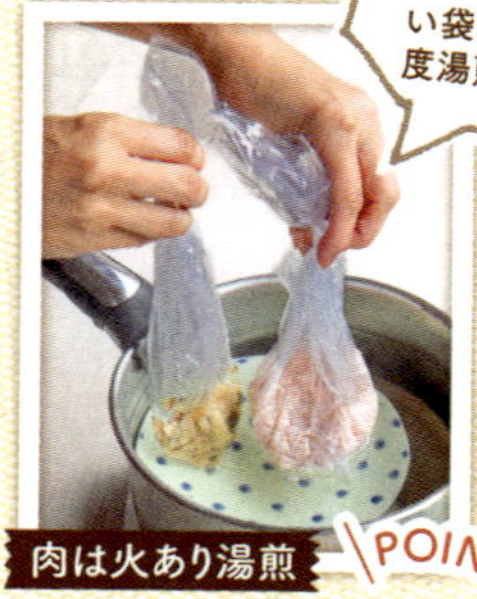

肉は火あり湯煎

POINT

肉が入ったレシピは火をつけたまま湯煎（火あり）。その他はレシピの指示に従う。

×

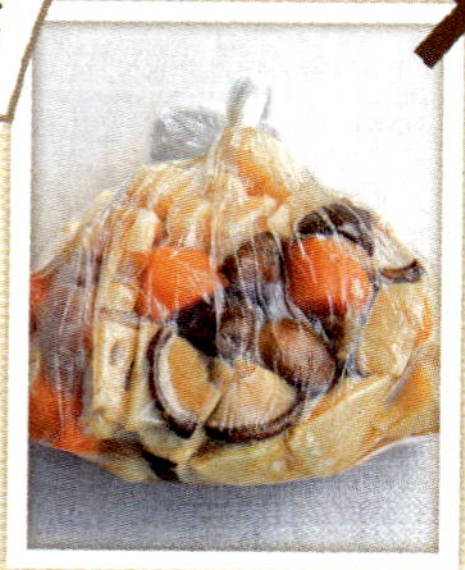

漬けた時のまんま湯煎するのはNG。

○

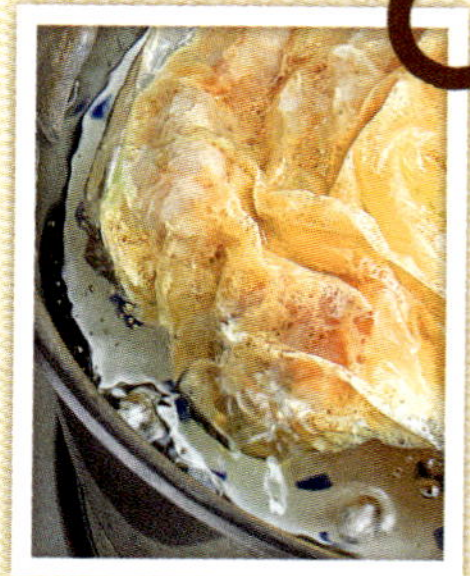

ポコッポコと底から小さな泡が出る程度の温度65度前後（70度には達しない温度）をキープするのが理想。

POINT

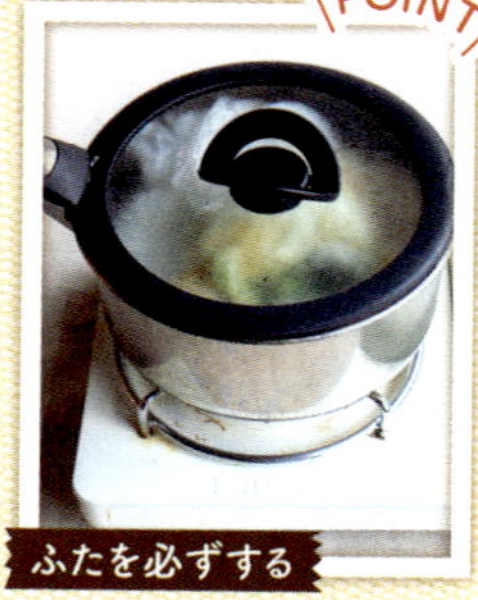

ふたを必ずする

湯を沸騰させ、ポリ袋を入れたら弱火にしてふたをして湯煎する（火あり）。または火を止めてふたをする（火なし）。

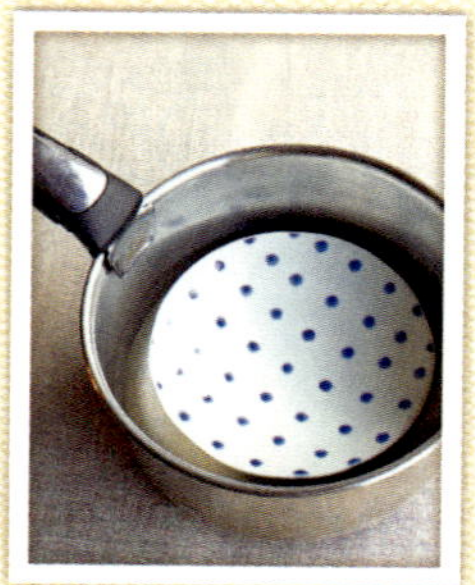

ポリ袋が鍋底にあたって、熱で破けないように、鍋の底に皿を置く。鍋の8分目まで水を入れて湯を沸かす。

●ポリ袋を使わない湯煎

彩り

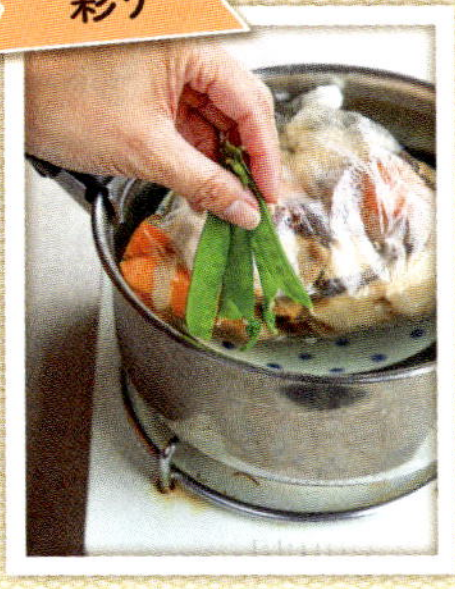

彩り野菜は湯煎が終わる少し前に鍋に直接投入。

春雨

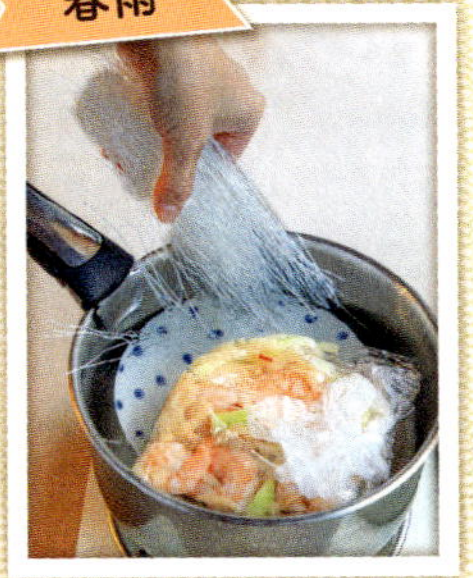

春雨は湯煎が終わる少し前に鍋に直接投入。

鍋・汁

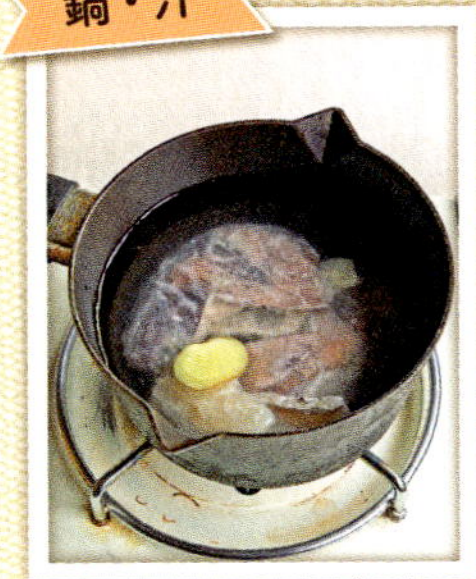

鍋料理、汁物はポリ袋で湯煎するよりも、鍋で直接作る方が簡単な場合が多い。ご自身で選択してOK。

④ 取り出す

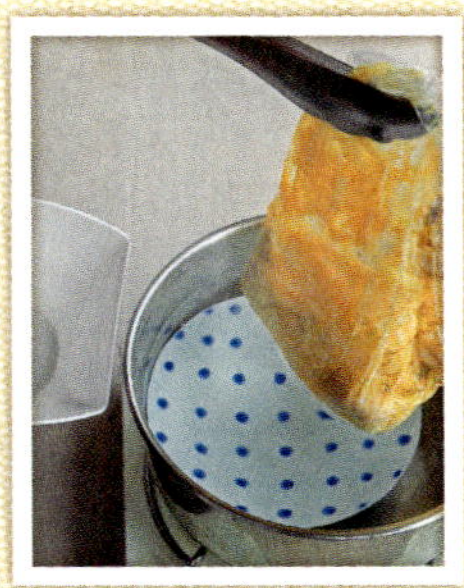

湯煎できたら、トングでプラスチックボウルに取り出す。

▼

POINT

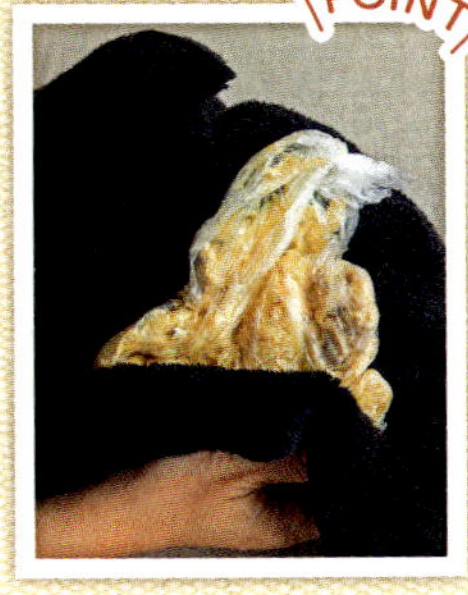

薄切り肉、ひき肉、卵など食材の形を崩して良いものは厚手のタオルでよくもみほぐす。

▼

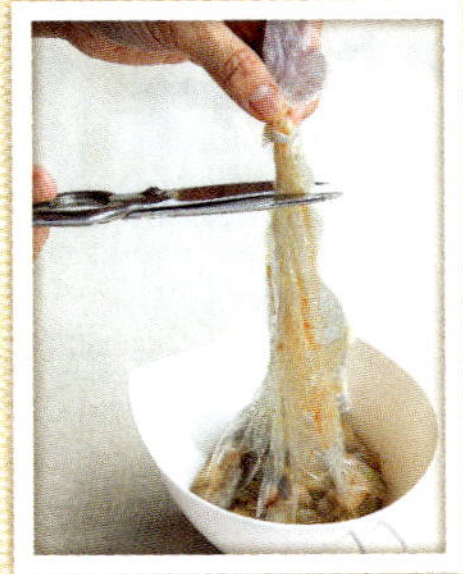

袋の縛り口をハサミでチョキンと切る。

⑤ 袋のスープでもう1品

スープ

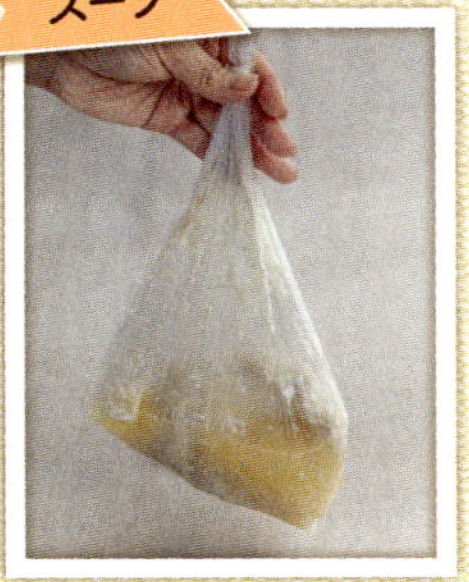

ポリ袋に残ったスープを活用する。

▼

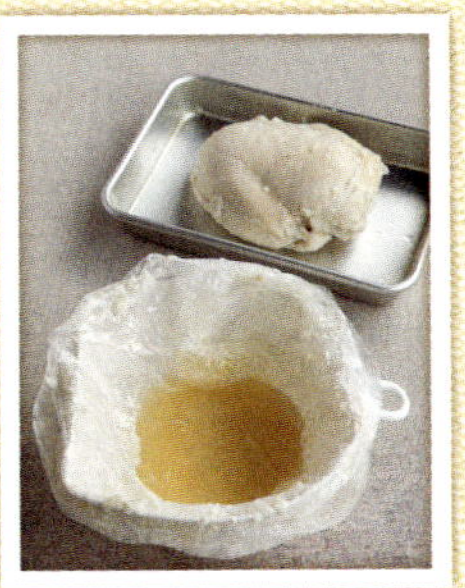

具材とスープを分ける。

▼

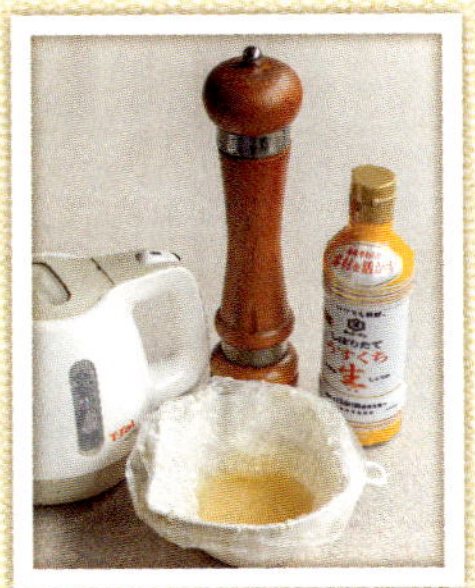

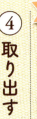

スープに、湯・醤油(うすくち)を足して、こしょうで味を調える。

⑥ 盛り付け

野菜

POINT

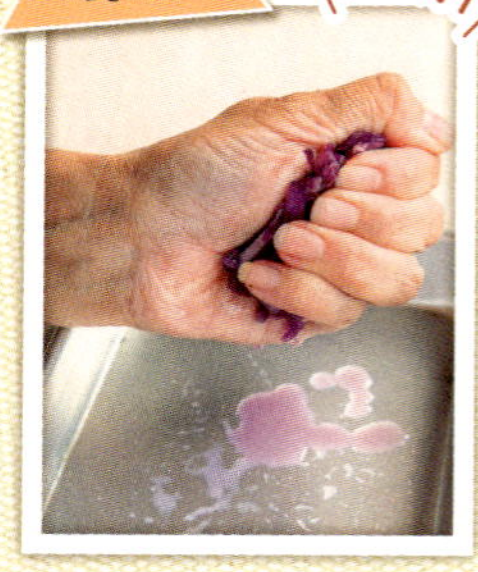

麹漬け野菜は軽く水けを絞ってから使用する。

そぼろ

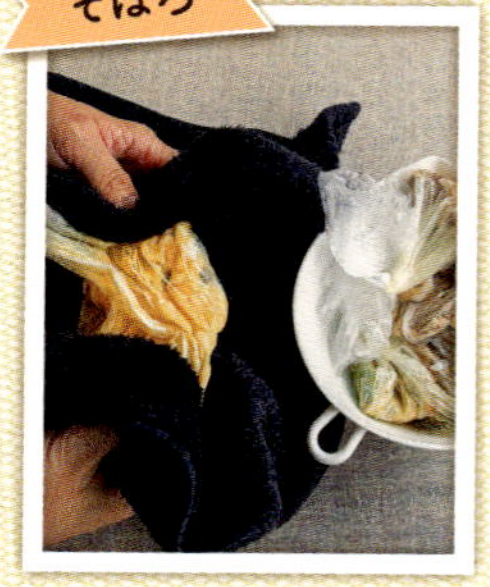

鍋から引き出して熱いうちに厚手のタオルでくるんでよくもむ。

▼

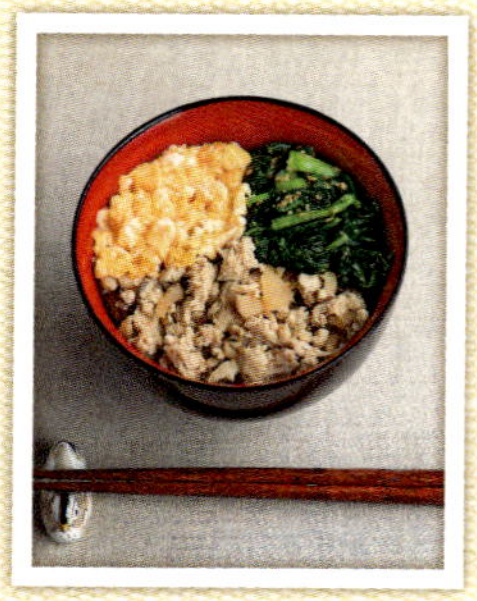

器に盛る。

絞る

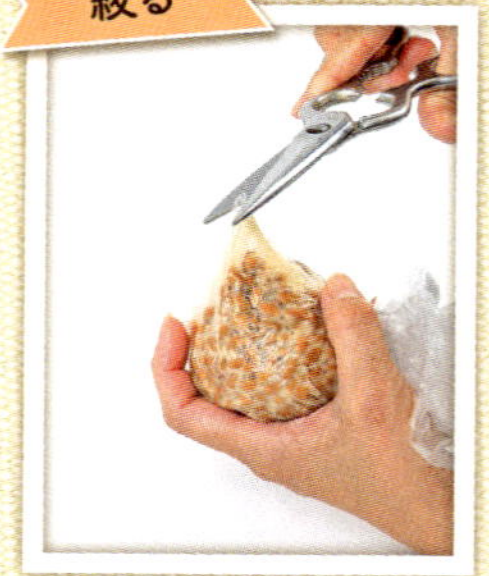

ポリ袋を絞り袋として活用する場合は、袋の角ではなく1重構造の部分を少し切る。

▼

POINT

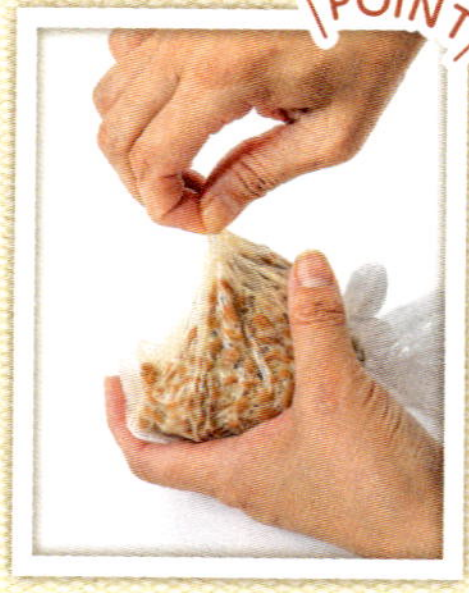

マチ付きのポリ袋の場合、角は2重構造になっているので大きく口が開いてしまう。

▼

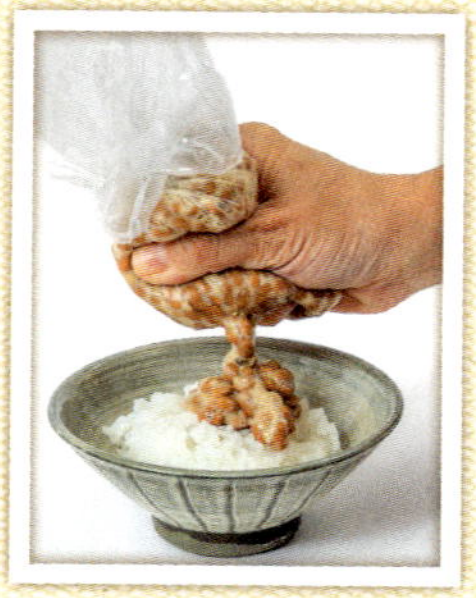

納豆などは直接ご飯に絞ってかけると手や食器が汚れずに便利。

共通

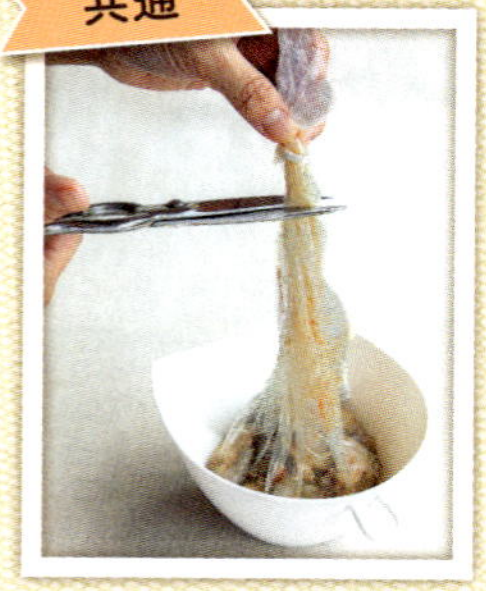

湯煎したポリ袋の縛り口を、ハサミでチョキンと切る。

直盛り

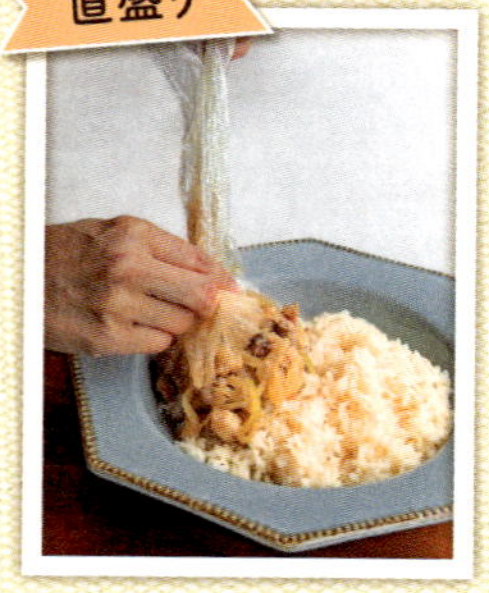

袋をひっくり返して盛りつける。

小分け

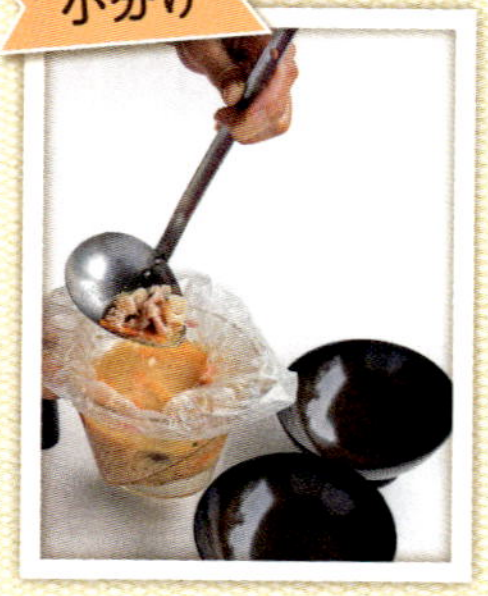

もしくは、写真のように小さめのボウルに開いて、小分けに盛りつけてもOK。

薬味の冷凍保存と食べ方

にんにく

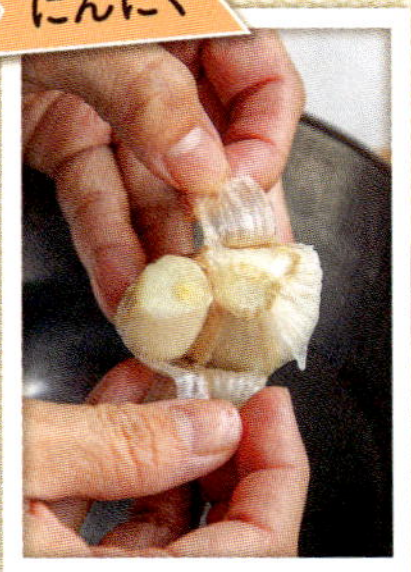

根元を切ったにんにくを15分程度水にさらすと皮がスルッとむける。

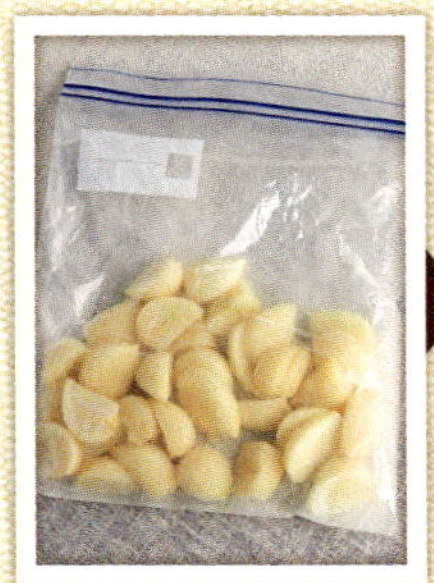

ジッパー付きの保存袋に入れて冷凍する。

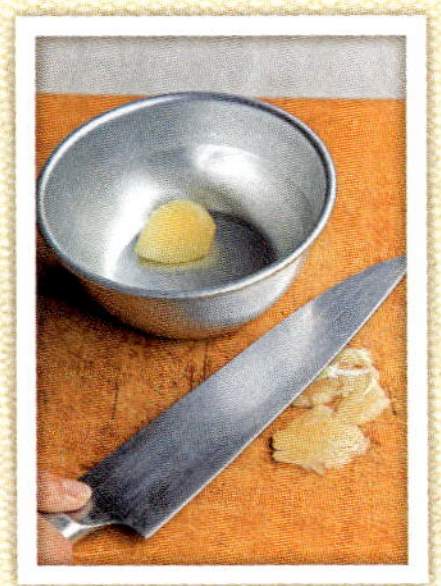

常温で5分ほど置いて半透明になったら、上からつぶし、包丁で叩く。

生姜

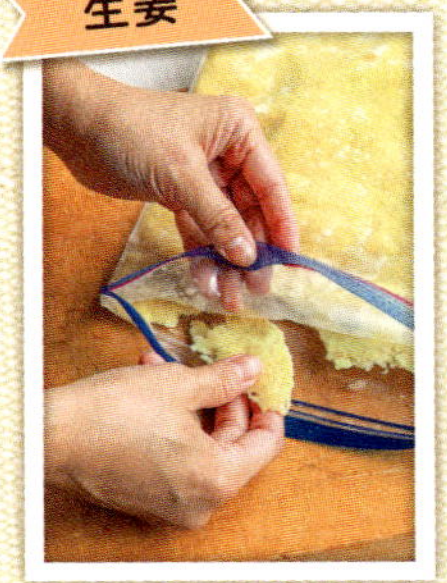

すりおろした生姜を保存袋に平らに入れて冷凍する。パキパキ折って使用。

麹漬けに不向きな食材 NG

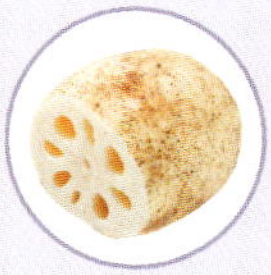

アクのある野菜

れんこん、なす、ごぼうなどアクが強い野菜は不向き。

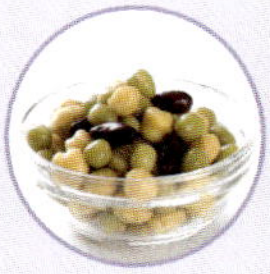

豆類

豆類は薄皮があるため、麹の酵素で分解されにくい。

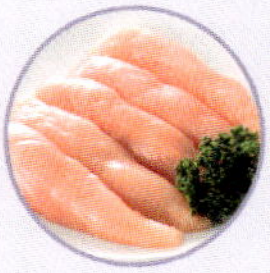

鶏ささみ

傷みやすいので不向き。

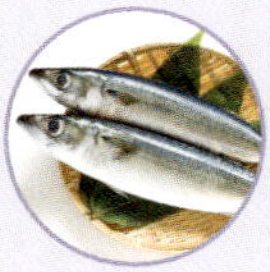

青魚

さば、さんま、いわし、あじ、ぶりなどの青魚、まぐろなどの赤身魚は臭みがでやすい。

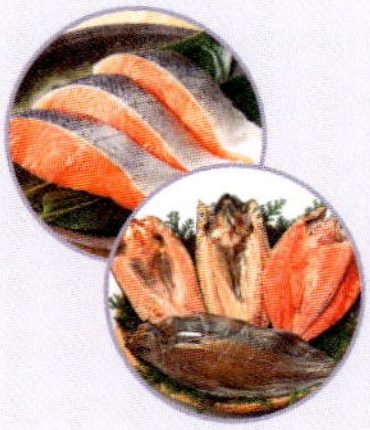

塩鮭・干物

すでに塩漬けにされることで塩味がついており、水分も抜けて身も締っています。これをさらに麹漬けにすると味が濃くなり、また食感もよくなりません。

食材・塩麹・甘酒分量早見表 塩麹大さじ1：約20g

鶏もも肉1枚（約250g）	塩麹大さじ1強（25g）	甘酒大さじ1強（25g）
キャベツ¼個（約400g）	塩麹大さじ2（40g）	甘酒大さじ2（40g）
玉ねぎ1個（約200g）	塩麹大さじ1（20g）	甘酒大さじ1（20g）
にんじん1本（約200g）	塩麹大さじ1（20g）	甘酒大さじ1（20g）
豆腐1丁（約300g）	塩麹大さじ1.5（30g）	甘酒大さじ1.5（30g）

作り置き・発酵常備菜

漬け込み手順の詳細は42〜43ページを参照

葉もの（キャベツ、小松菜、水菜など）

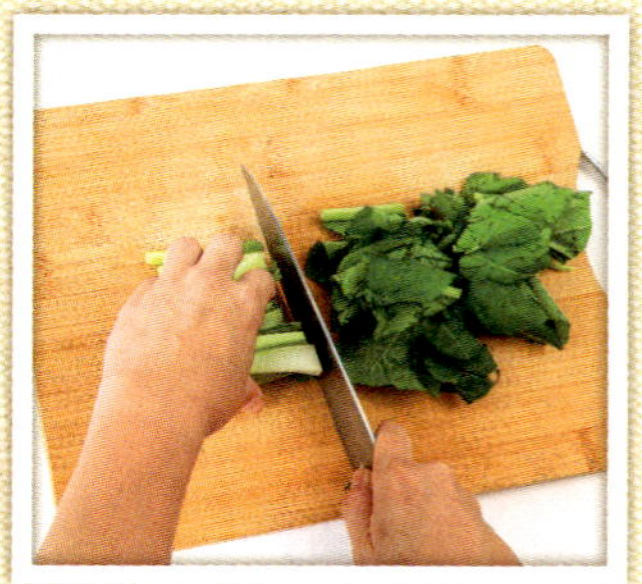

1 目立つ泥がある場合は、水で泥をよく落とし、食べやすい大きさに切る。

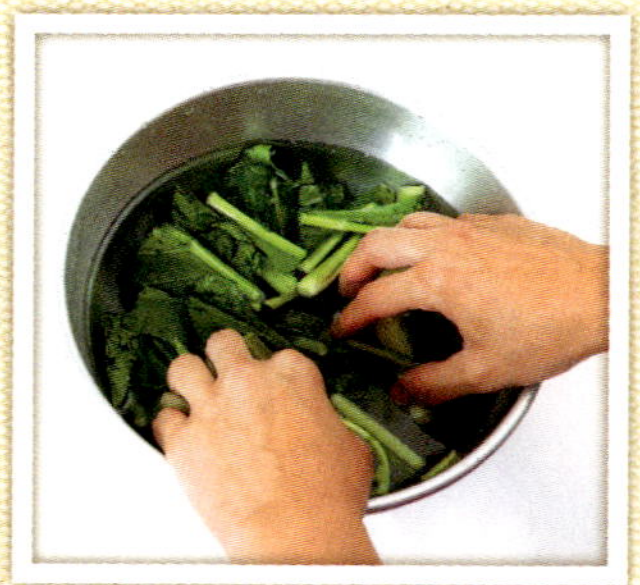

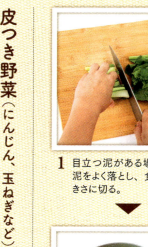

2 ボウルに1を入れて水をはり、じゃばじゃばよく洗う。

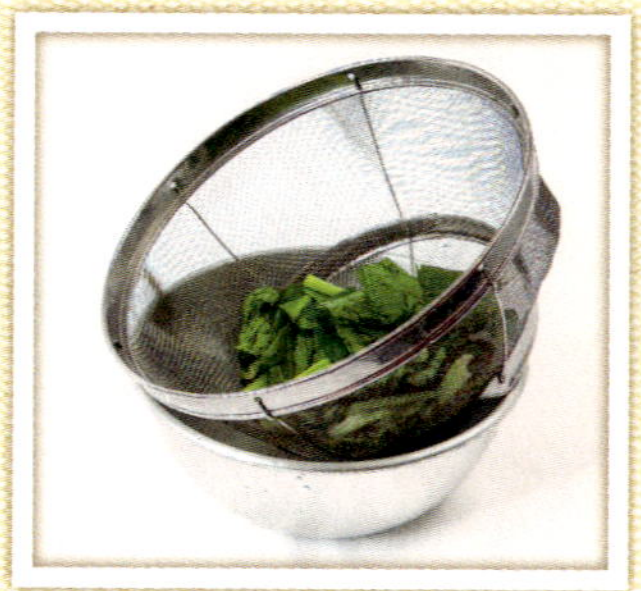

3 ざるで水けを切って20分くらい放置。途中で、いろいろな方向にざるを傾けると、水けがよく切れる。漬ける前にキッチンペーパーで水けを軽く拭く。

皮つき野菜（にんじん、玉ねぎなど）

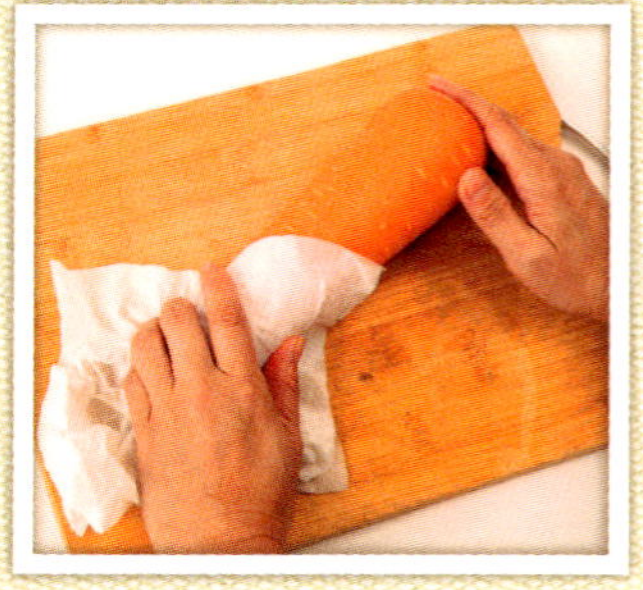

1 水で洗う。水けを軽く切る。またはキッチンペーパーで拭く。

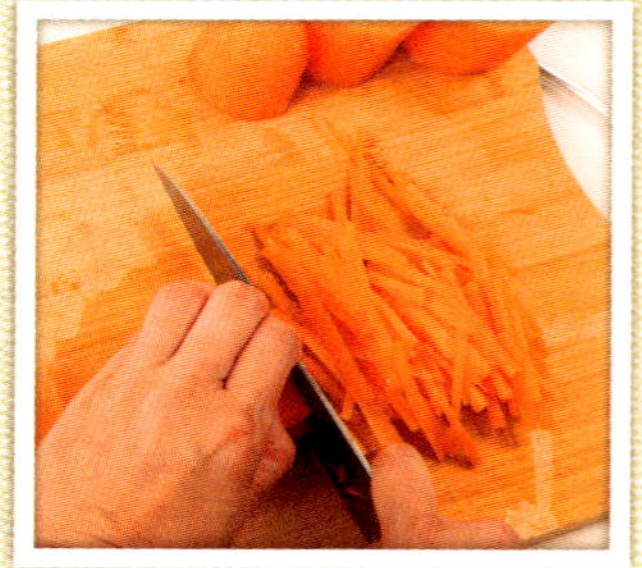

2 皮をむき、食べやすい大きさに切る。

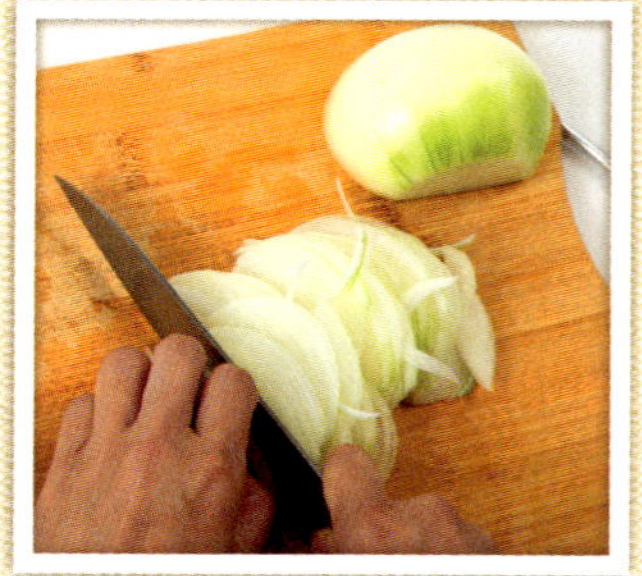

細切り、せん切り、薄切りなどの切り方が一般的。

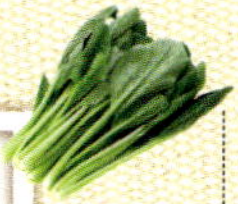

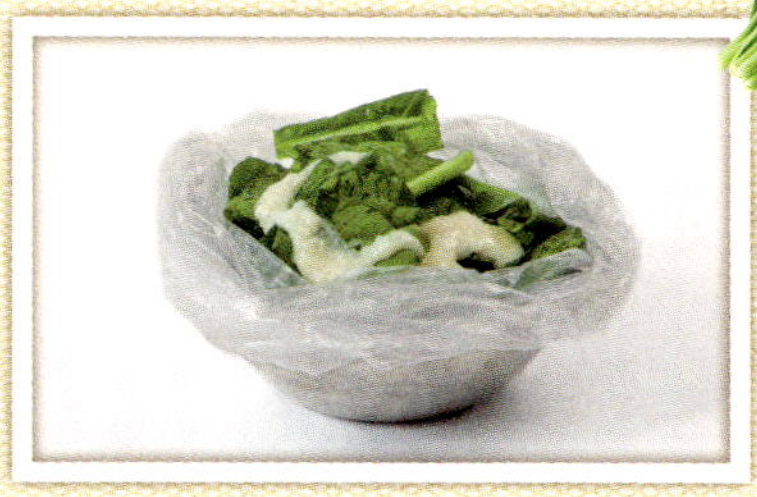

麹青菜

1 ポリ袋に、青菜3株（3cm程度のざく切り）、塩麹・甘酒各大さじ1を入れてよく混ぜ、空気を抜いて冷蔵庫で半日寝かせ、1週間以内に使う。

【青菜】 小松菜・チンゲンサイ・水菜・からし菜・スイスャードなど

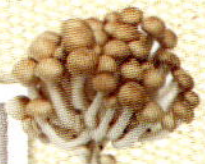

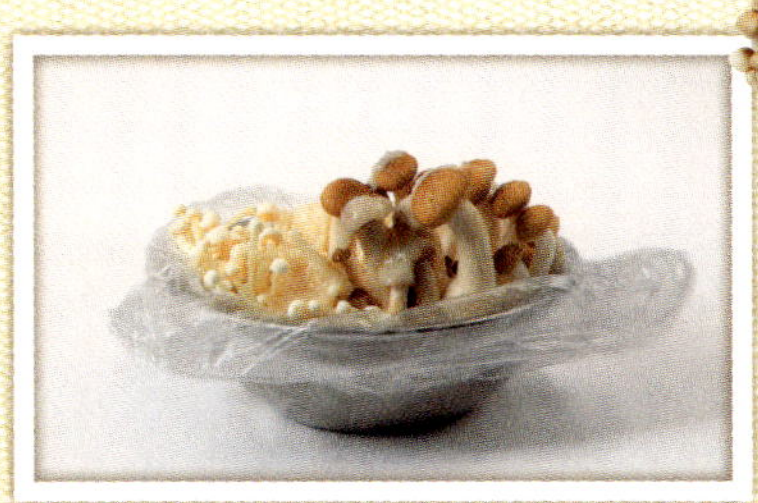

麹きのこ（きのこの種類は1種～数種類）

1 しめじ・えのき各1パック（100g）は泥が付いている場合は拭き、石づきを切る。しめじはほぐし、えのきは半分の長さに切る。

2 ポリ袋に入れて、塩麹・甘酒各大さじ1を入れてよく混ぜ、空気を抜いて冷蔵庫で半日寝かせ、1週間以内に使う。

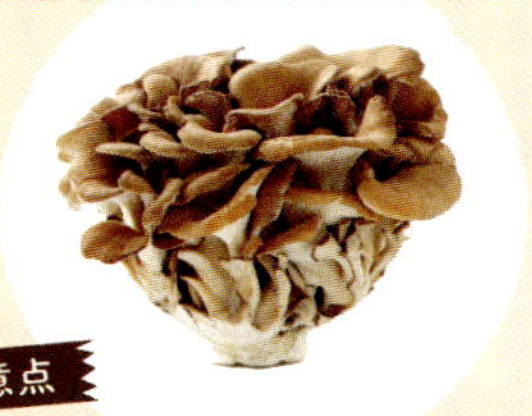

注意点

※舞茸は、たんぱく質を分解する酵素が非常に強いため、卵などのたんぱく質と一緒に調理する場合、湯煎したときに卵が固まらないことがある。

※麹きのこは、原則的に加熱して使う。

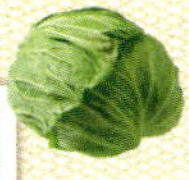

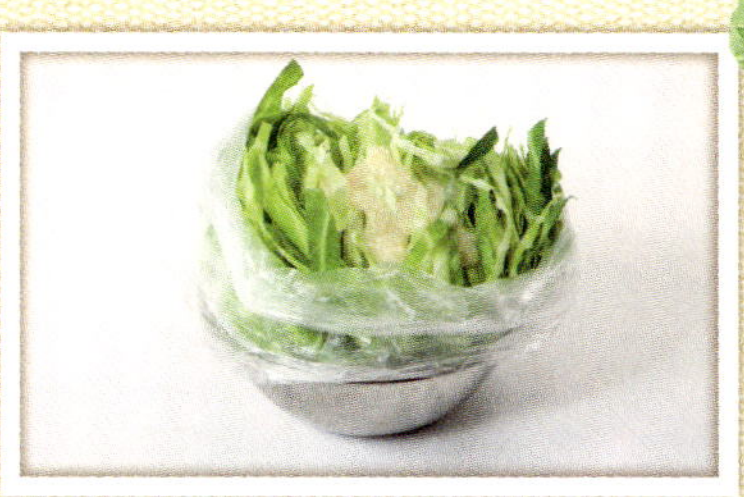

麹キャベツ

1 キャベツ¼個はせん切りし、洗って水けをよく切る。

2 ポリ袋に1、塩麹・甘酒各大さじ2を入れてよく混ぜ、空気を抜いて冷蔵庫で半日寝かせ、1週間以内に使う。

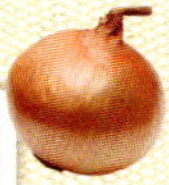

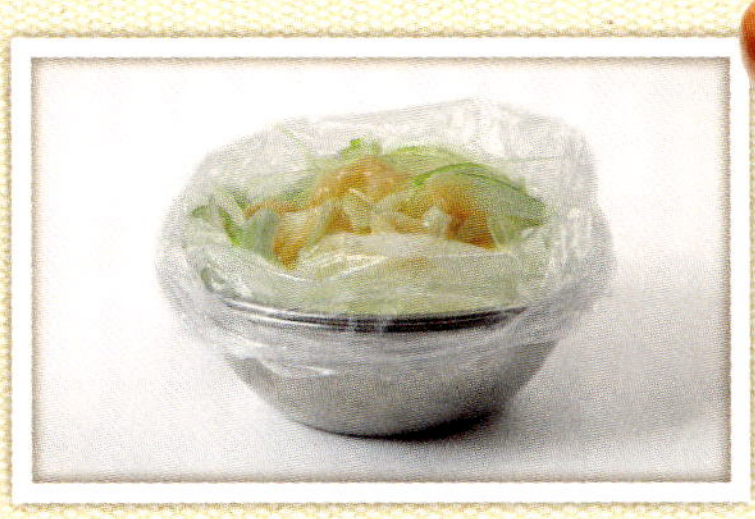

麹玉ねぎ

1 玉ねぎ1個は、皮をむいて、薄切りする。

2 ポリ袋に1、塩麹・甘酒各大さじ1を入れてよく混ぜ、空気を抜いて冷蔵庫で半日寝かせ、1週間以内に使う。

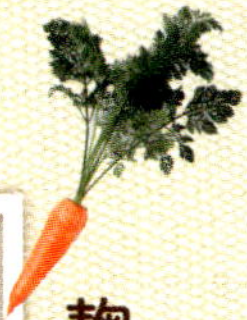

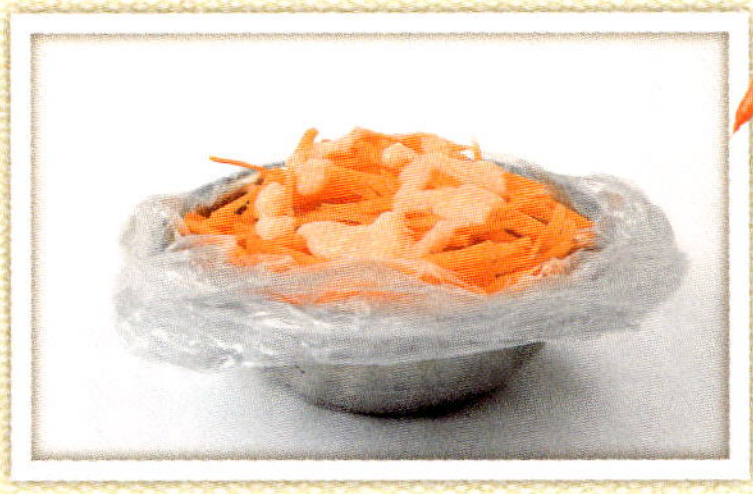

麹にんじん

1 にんじん1本は、洗ってから、皮をむいて、せん切りする。

2 ポリ袋に1、塩麹・甘酒各大さじ1を入れてよく混ぜ、空気を抜いて冷蔵庫で半日寝かせ、1週間以内に使う。

麹豚肉（かたまり）

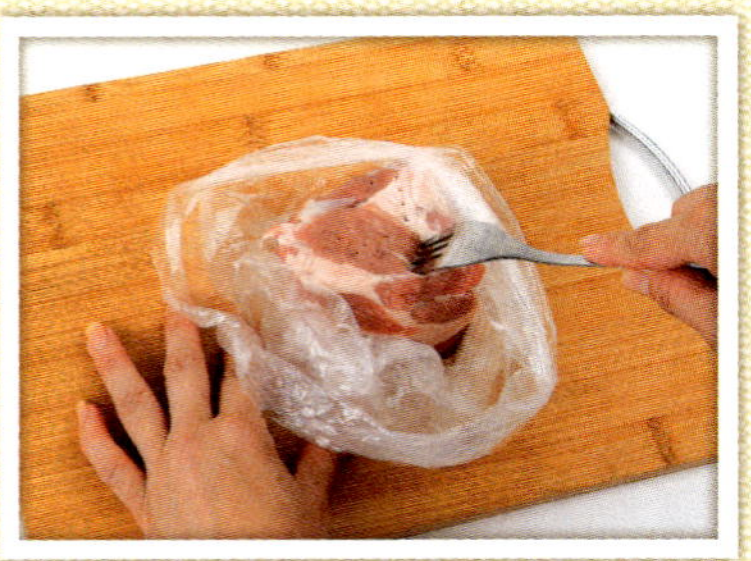

1 豚かたまり肉（肩ロース、ももなど）250gをフォークやナイフで10ヵ所ほど刺し、穴を開ける。

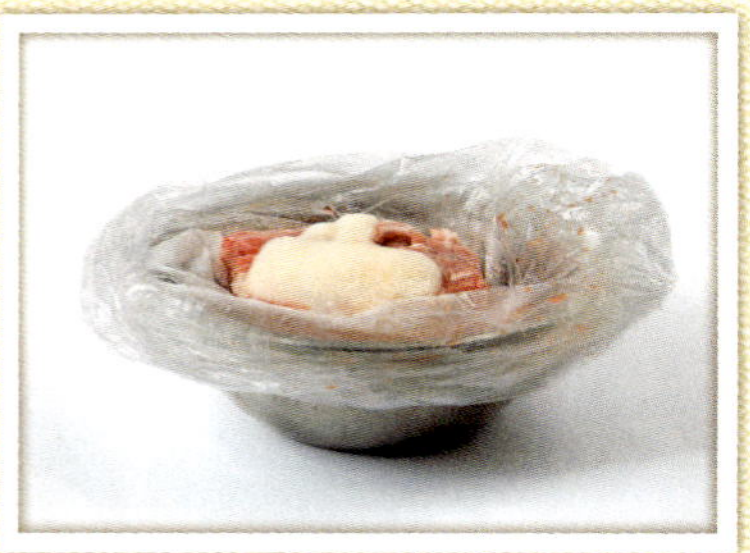

2 1をポリ袋に入れて、塩麹・甘酒各大さじ2を入れてよくもみ込む。
冷蔵庫で1日寝かせ、5日以内に使う。

※うま味を最大限引き出すには3～4日寝かせるほうがおいしい。

豚薄切り肉

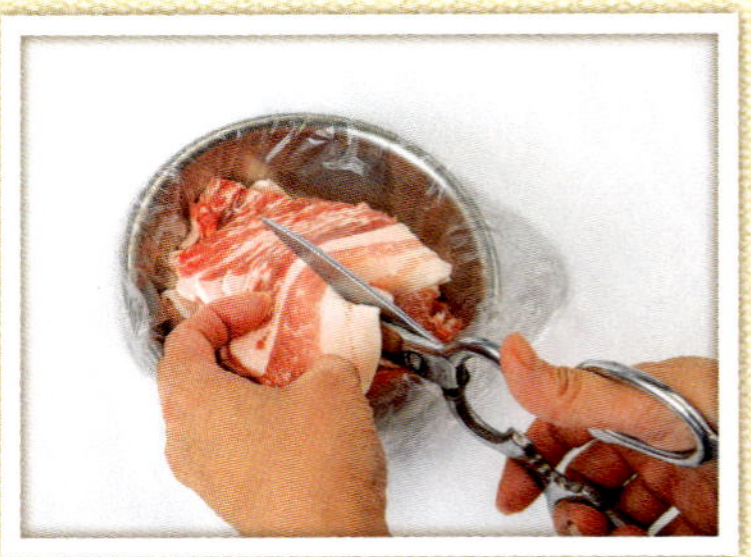

1 薄切り肉（ばら、肩ロース、ももなど）250gを5㎝長さに切る。ひき肉や細切れであればそのままポリ袋に入れる。

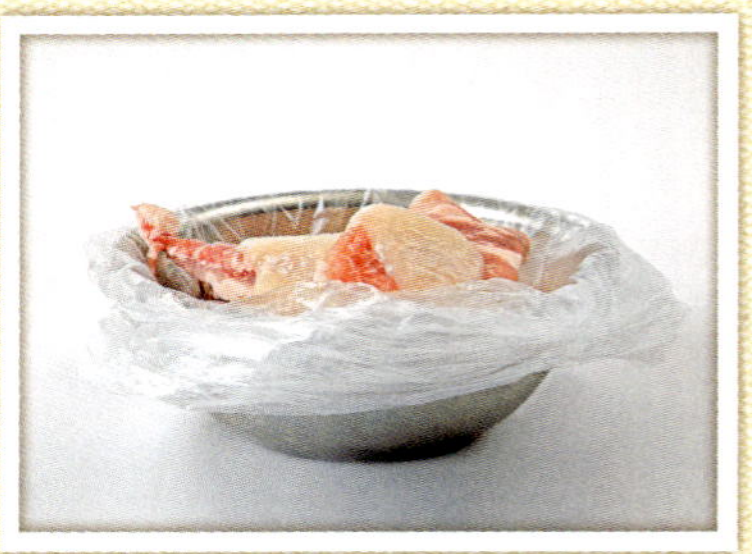

2 1をポリ袋に入れて、塩麹・甘酒各大さじ2を入れてよくもみ込む。
冷蔵庫で1日寝かせ、5日以内に使う。

※うま味を最大限引き出すには3～4日寝かせるほうがおいしい。

鶏もも肉・むね肉

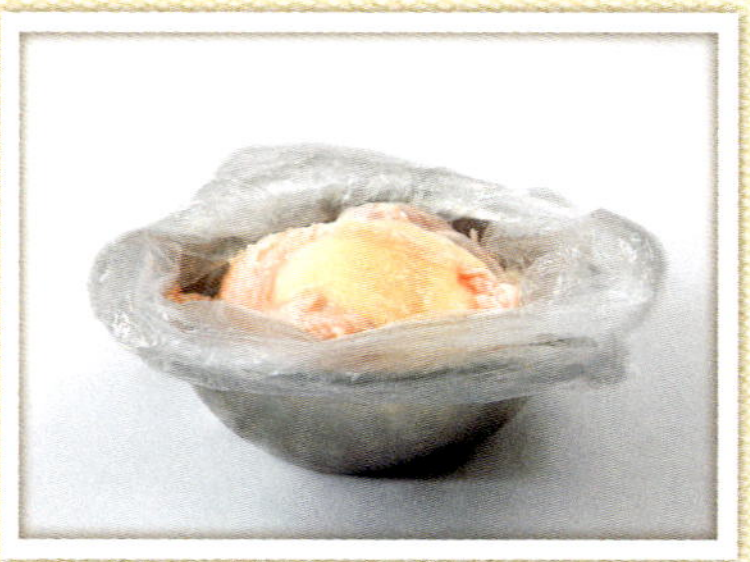

ポリ袋に肉250g（切らずに丸ごと）、塩麹・甘酒各大さじ2を入れてよくもみ込む。
冷蔵庫で1日寝かせ、5日以内に使う。

※うま味を最大限引き出すには、3～4日寝かせるほうがおいしい。

ひき肉

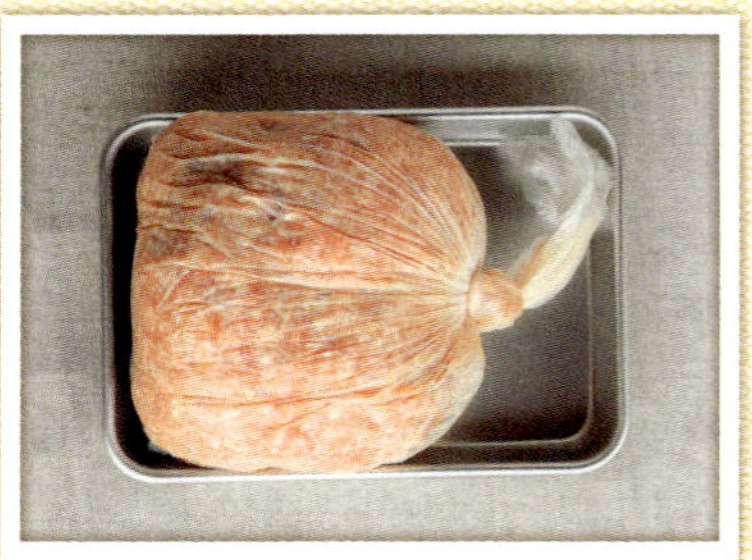

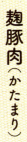

ポリ袋に肉250g、塩麹・甘酒各大さじ2を入れてよくもみ込む。
冷蔵庫で1日寝かせ、ひき肉は悪くなりやすいので4日以内に使う。

郵便はがき

料金受取人払郵便

小石川局承認

1158

差出有効期間
2026年6月27
日まで
切手をはらずに
お出しください

112-8731

東京都文京区音羽二丁目
十二番二十一号

講談社エディトリアル 行

ご住所	□□□-□□□□		
(フリガナ) お名前		男・女	歳
ご職業	1. 会社員　2. 会社役員　3. 公務員　4. 商工自営　5. 飲食業　6. 農林漁業　7. 教職員　8. 学生　9. 自由業　10. 主婦　11. その他（　　）		

お買い上げの書店名　　市 区 町　　書店

このアンケートのお答えを、小社の広告などに使用させていただく場合がありますが、よろしいでしょうか？　いずれかに○をおつけください。

【 可　　不可　　匿名なら可 】

＊ご記入いただいた個人情報は、上記の目的以外には使用いたしません。

TY 000015-2405

愛読者カード

今後の出版企画の参考にいたしたく、ご記入のうえご投函くださいますようお願いいたします。

本のタイトルをお書きください。

a 本書をどこでお知りになりましたか。

1．新聞広告（朝、読、毎、日経、産経、他）　2．書店で実物を見て
3．雑誌（雑誌名　）　4．人にすすめられて
5．書評（媒体名　）　6．Web
7．その他（　）

b 本書をご購入いただいた動機をお聞かせください。

c 本書についてのご意見・ご感想をお聞かせください。

d 今後の書籍の出版で、どのような企画をお望みでしょうか。興味のあるテーマや著者についてお聞かせください。

ご協力ありがとうございました。

麹魚
生食・加熱用

麹魚共通POINT

【好相性】 白身魚（真鯛、生鮭、生サーモン、めかじき、たら、はた）、いか、帆立て・たこなど。

注意

- 皮、骨はついていてもよいが、とがった骨がある場合はポリ袋がやぶれてしまうので取り除く。
- 丸ごとの魚はなかなか分解されにくいので、うろこ、内臓を取り除き、魚の皮目に、×の切れ目を入れてから、漬け込む。

避ける

- 臭みが出やすいので、赤身（まぐろ、鰹）や青魚（さば、ぶり他）は避ける。
- 塩鮭や干物はすでに塩味がついているので、塩味が濃くなり、また食感もよくならない。
- 傷みやすいので、かきなどの貝類は避ける。
- 海老は、加熱する場合は、プリプリ食感が失われるので、漬け込まないほうがよい。

麹魚（加熱用）

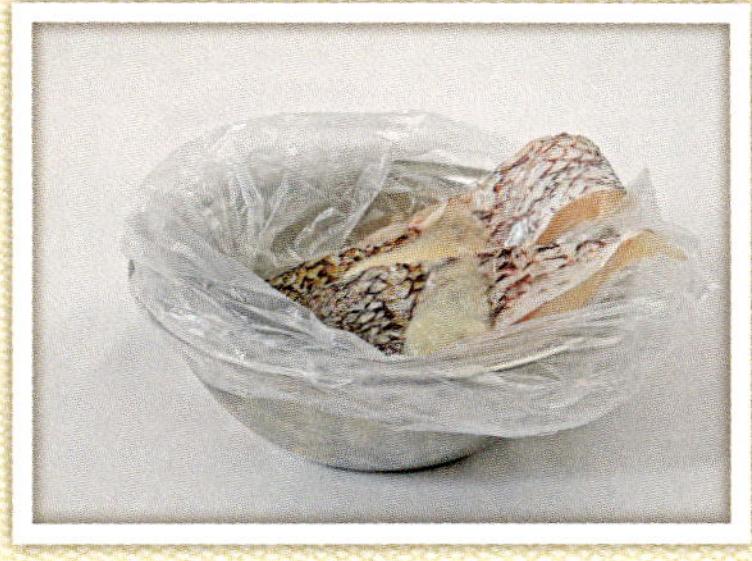

1 ポリ袋に、加熱用切り身2切れ（300g程度）に塩麹・甘酒各大さじ1.5を全体に塗るようになじませ、空気を抜いて口を縛る。

▼

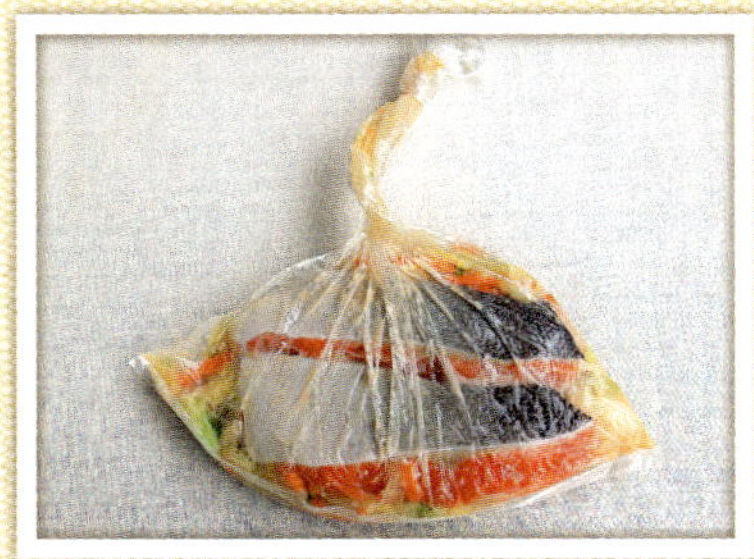

2 冷蔵庫で1日寝かせ、5日以内に使う。

※うま味を最大限引き出すには2～3日寝かせるほうがおいしい。

麹刺身（切り身）

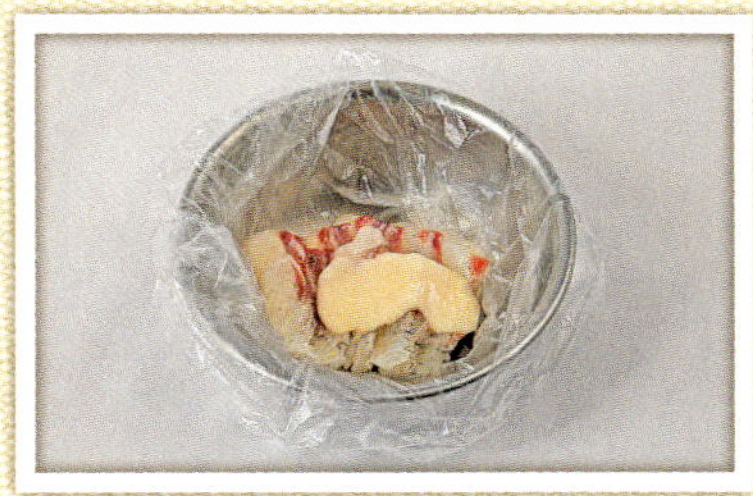

1 ポリ袋に、刺身10切れ（200g）、塩麹・甘酒各大さじ1を入れ、全体に塗るようになじませ、空気を抜いて口を縛る。

2 冷蔵庫で30分以上寝かせ、2日以内に食べる。

※切り身の刺身は悪くなりやすいので、2日以内に使う。

麹刺身（柵）

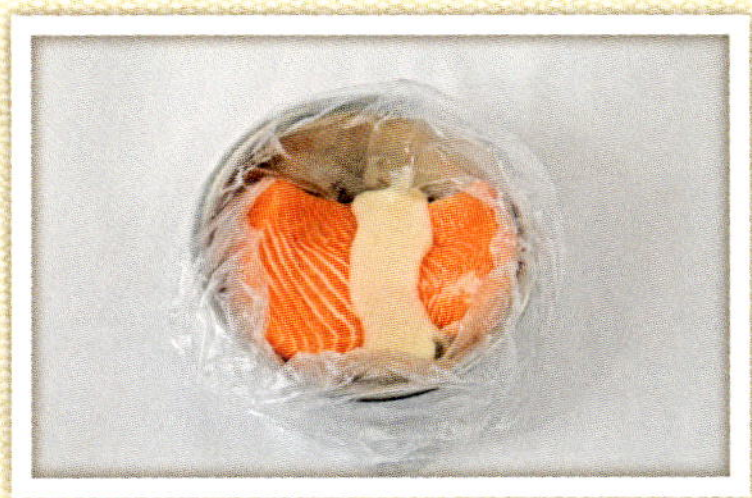

1 ポリ袋に、白身の刺身柵300gに、塩麹・甘酒各大さじ1.5を全体に塗るようになじませ、空気を抜いて口を縛る。

2 冷蔵庫で1日寝かせ、5日以内に食べる。

麹ゆで卵

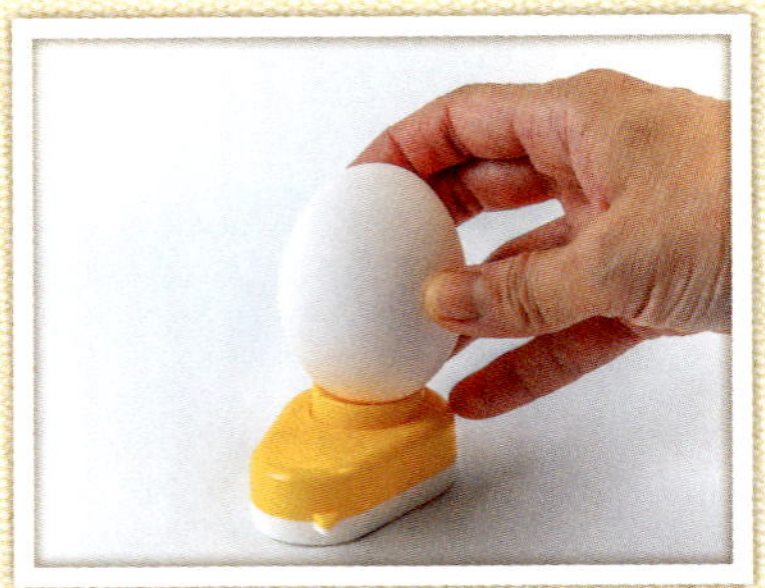

1 生卵を用意し、殻をむきやすくするため、ゆで卵パンチで穴を開ける。

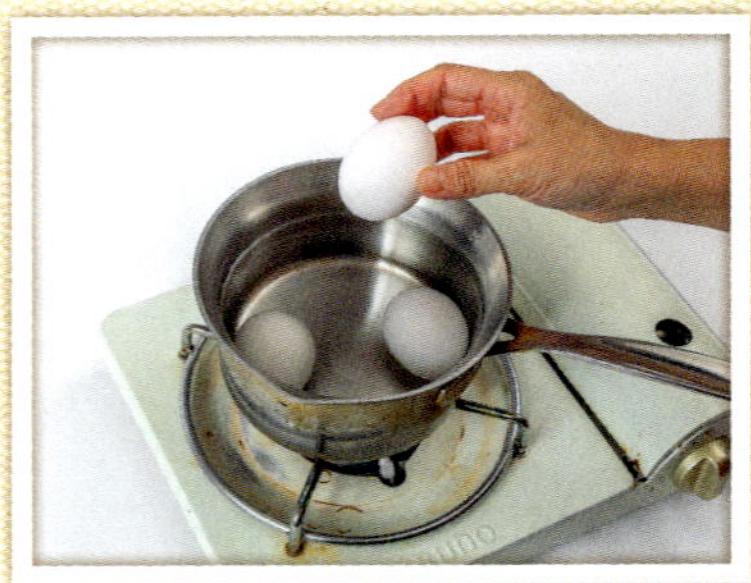

2 鍋に湯を沸騰させたら、卵を入れて、固ゆでは12分、半熟は7分ほどゆで、冷水にとり、殻をむく。

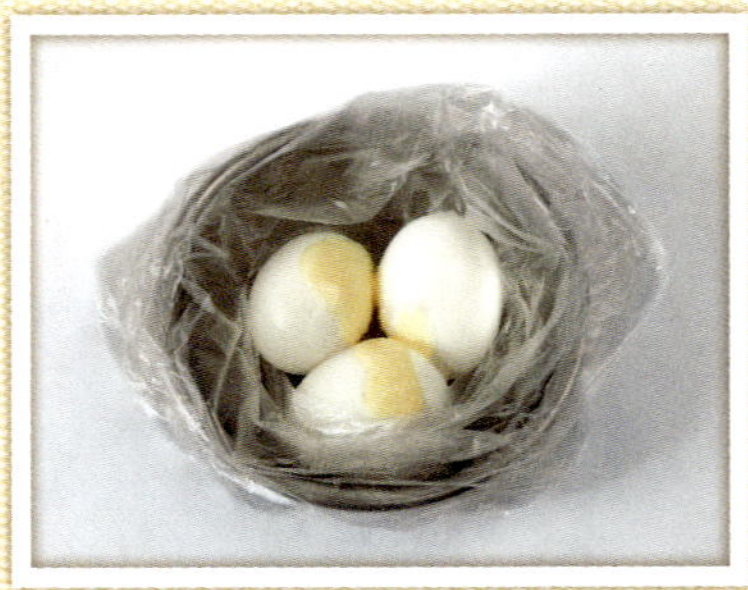

3 ポリ袋にゆで卵3個、塩麹・甘酒各大さじ1を入れて全体をなじませる。冷蔵庫で1日寝かせ、1週間以内に使い切る。

※ねっとりした食感を引き出すには、3～4日寝かせたほうがおいしい。

麹豆腐

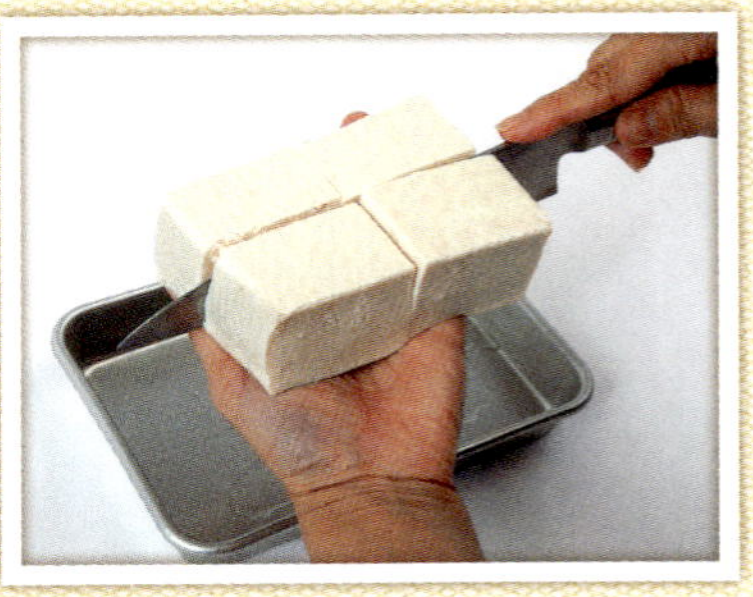

1 豆腐（絹豆腐または木綿豆腐）1丁の水けを切り、4等分に切る。

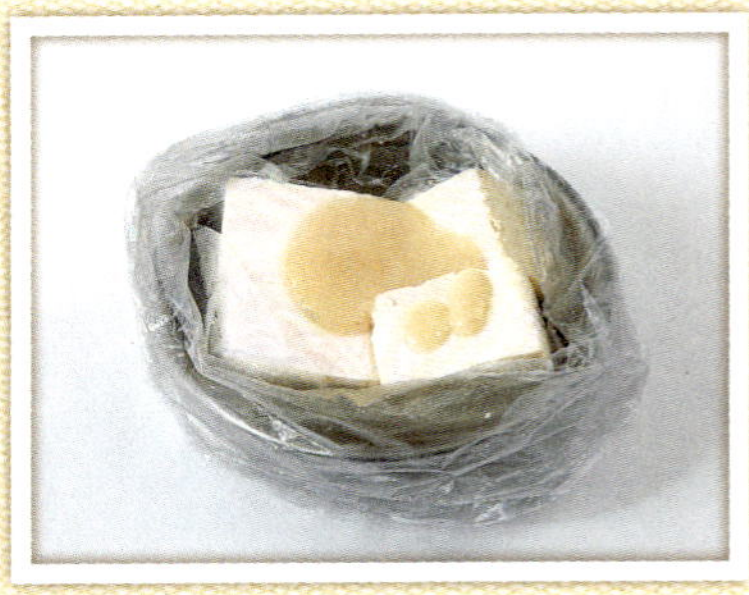

2 ポリ袋に**1**、塩麹・甘酒各大さじ1.5を入れて、豆腐がつぶれないように撫でるように塗る。

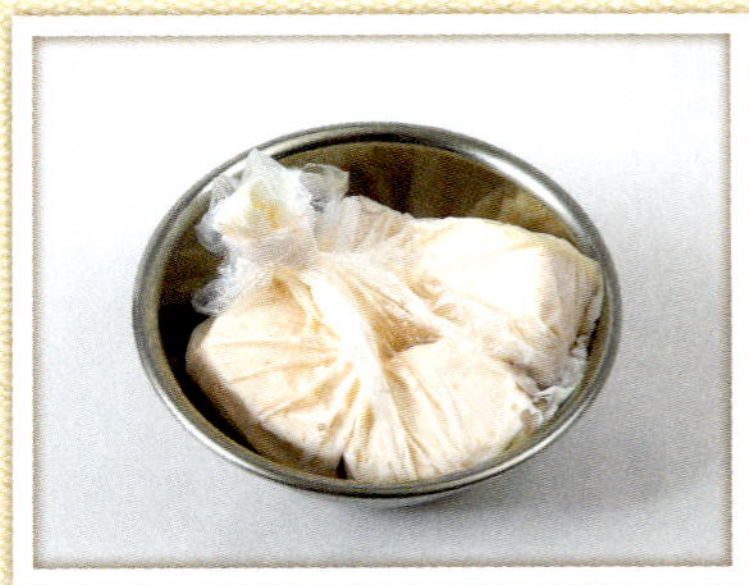

3 冷蔵庫で1日寝かせ、1週間以内に使い切る。

※冷凍にはむかない。

麹納豆・麹キムチ

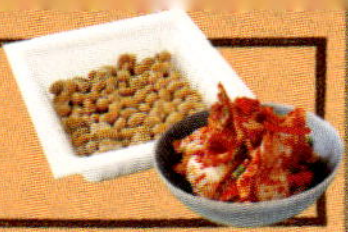

麹納豆

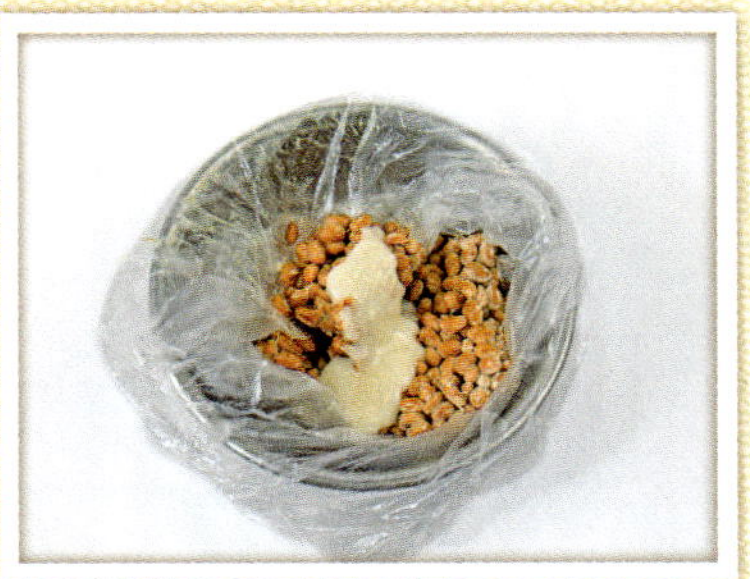

1 ポリ袋に市販の納豆2パックを入れ、よくもんで粘りけを出す。塩麹・甘酒各大さじ1を加えてさらによく混ぜる。

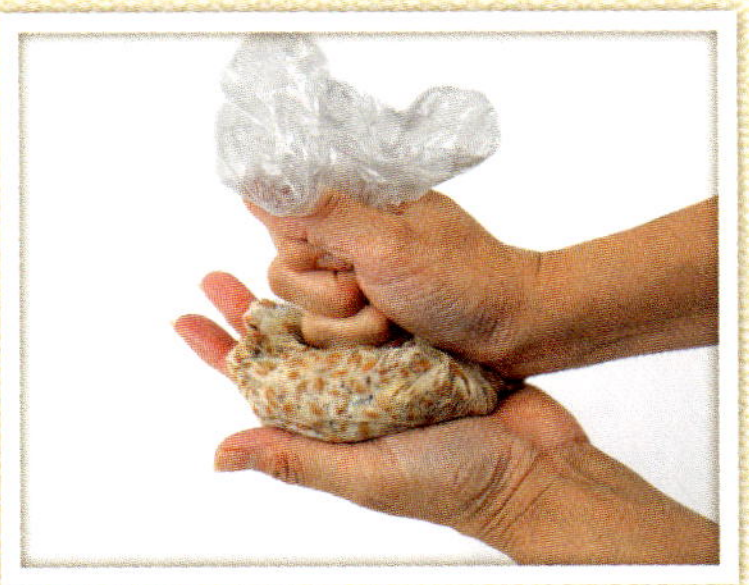

2 空気を抜いて口を縛り、冷蔵庫で半日寝かせ、1週間以内に使い切る。

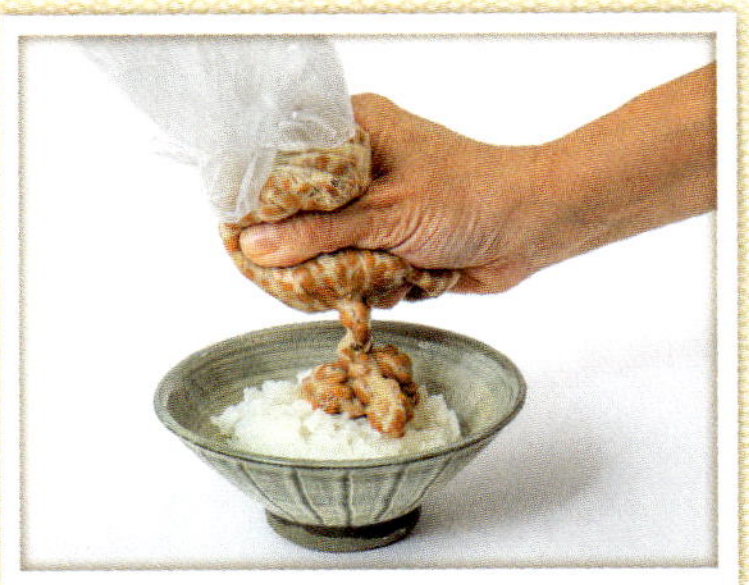

3 ポリ袋をはさみで少し切り、絞り袋の要領でごはんに絞る。マチ付きのポリ袋の場合、角は2重構造になっているので大きく開いてしまうので注意。

麹キムチ

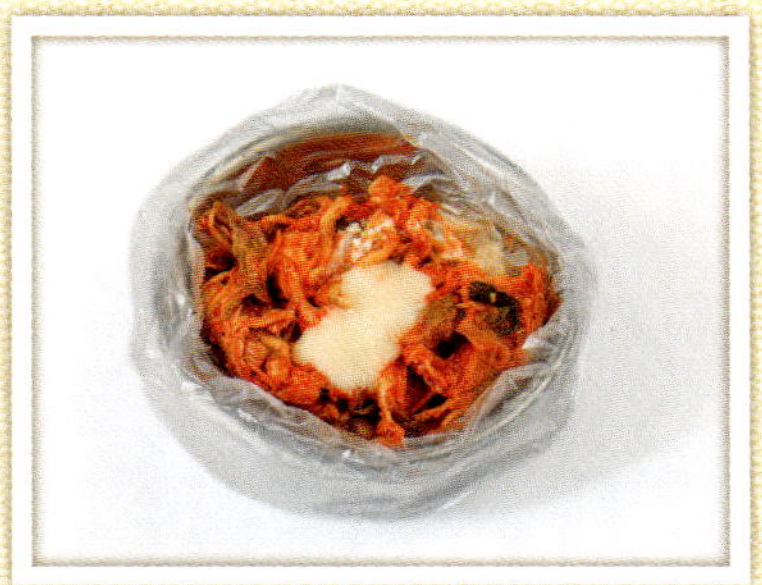

1 ポリ袋に市販のキムチ200g（2cm幅ざく切り）、塩麹・甘酒各大さじ1を入れてよくもむ。

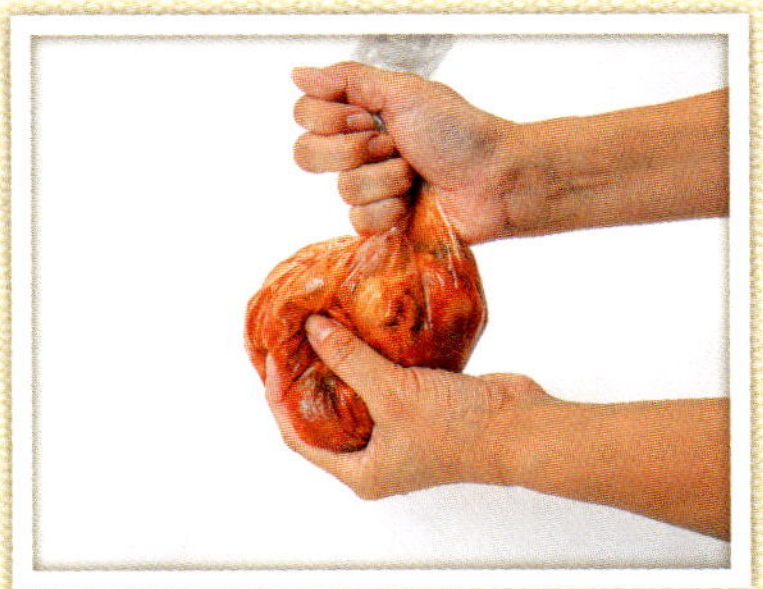

2 空気を抜いて口を縛り、冷蔵庫で半日寝かせて1週間以内に使いきる。

おすすめ

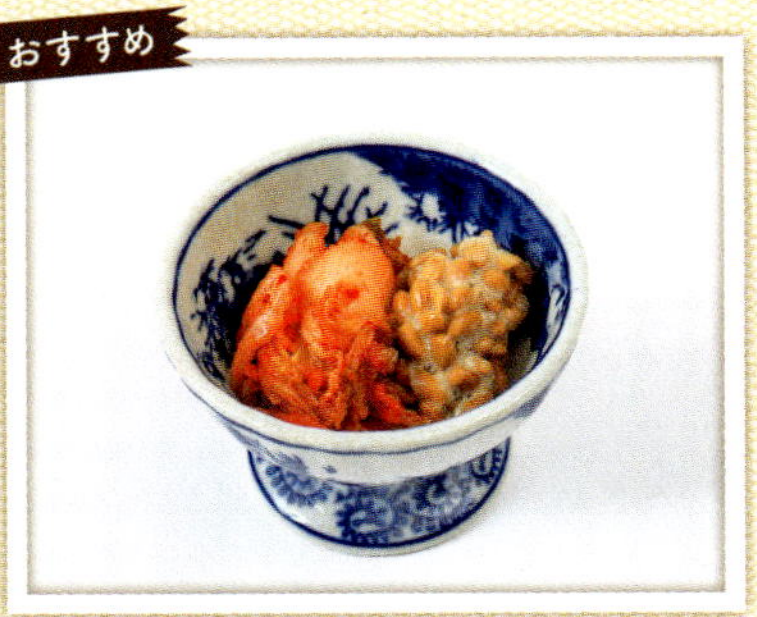

麹キムチと麹納豆を朝食べると最強です！

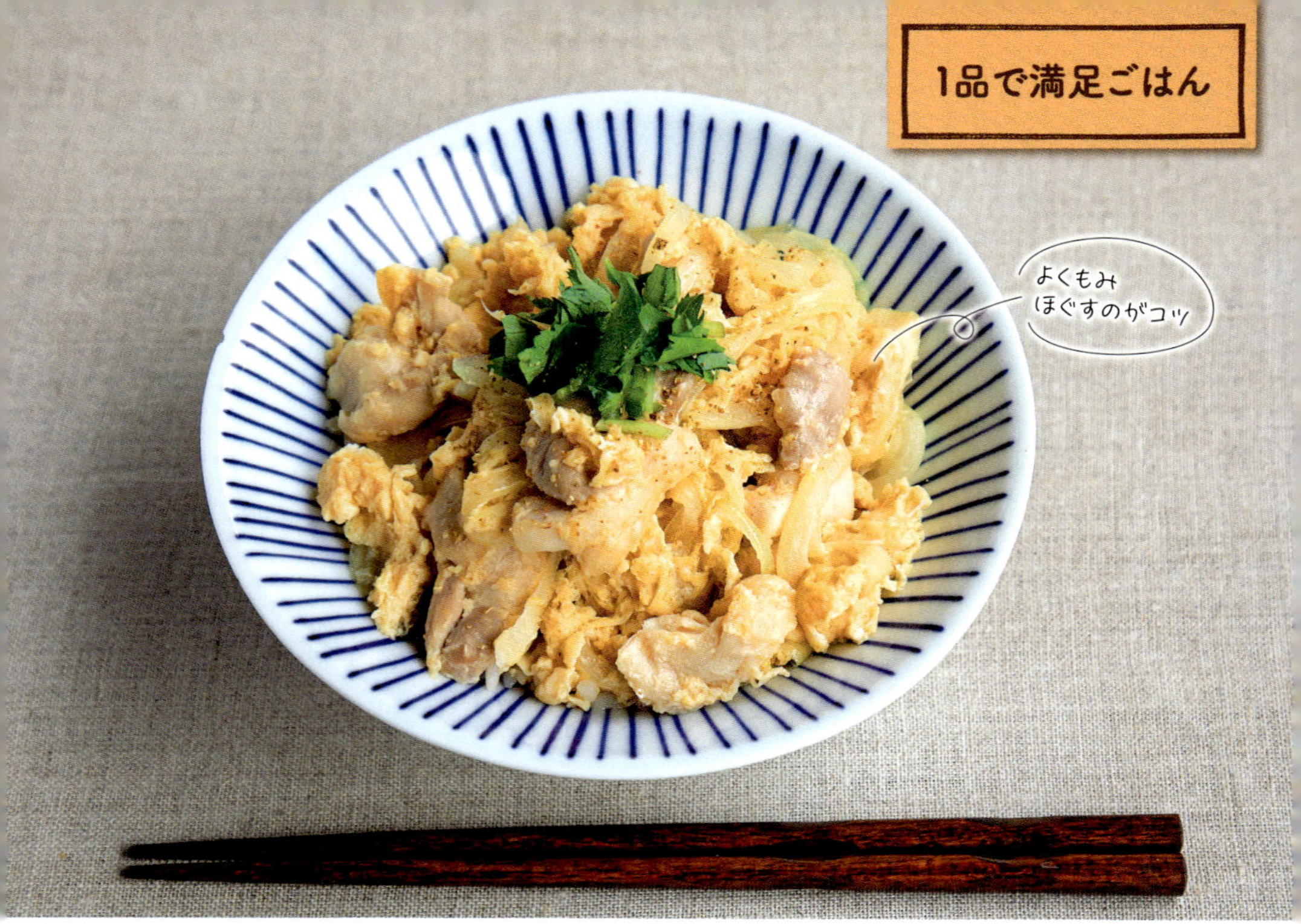

火が入りやすいようにポリ袋を平らにすることが大切

発酵親子丼

加熱時間 8 min

材料（1人分）

麹鶏もも肉（P.50参照）…1/4枚（60g程度）
麹玉ねぎ（P.47参照）…50g
A 生卵…1個
　めんつゆ（4倍希釈タイプ）…小さじ2
三つ葉（みじん切り）…1本分
ご飯…茶碗1杯分

作り方

1 麹もも肉は、薄めにそぎ切りする（卵が固まる時間に合わせるため）。

2 ポリ袋に、1とAを入れ a、ざっくりもみ、平らにして口を縛る。

3 鍋に湯を沸騰させ、2を入れて弱火で8分湯煎する（火あり）。b
※詳細はP.43～45参照

4 湯から取り出したら、厚手のタオルで包み、よくもみほぐす。c

5 器にご飯をよそい、4を盛り、上に三つ葉を散らす。

※お好みで、柚子こしょう、山椒の粉をかけてもおいしい。

POINT
2人分を作る場合は、ポリ袋1枚につき1人分を入れ、2袋作ったほうが、盛り付けるときに楽ちん。

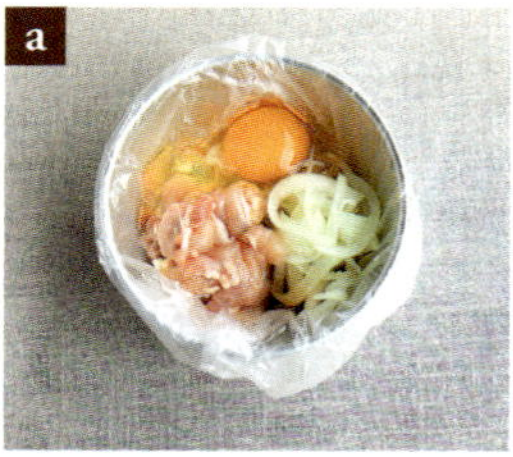
a

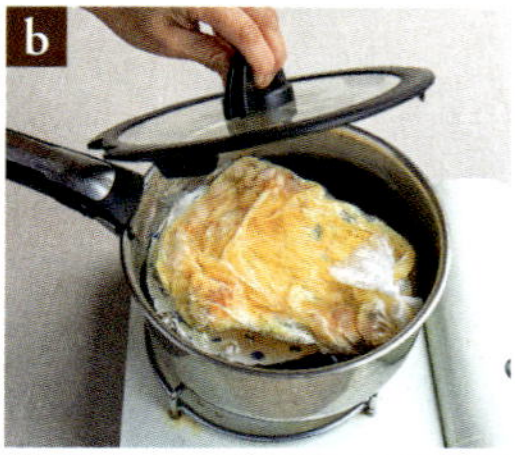
b

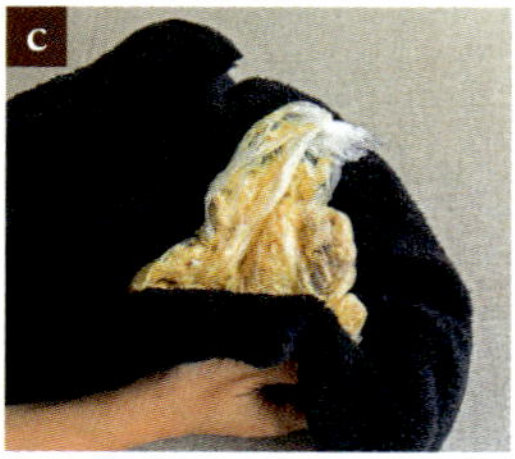
c

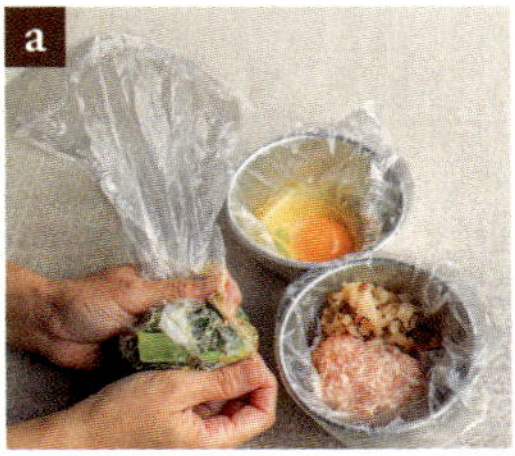

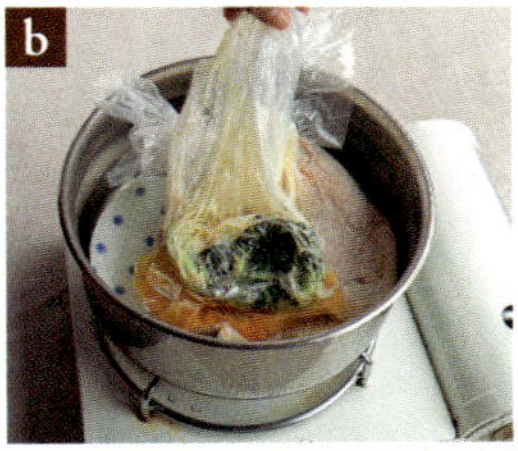

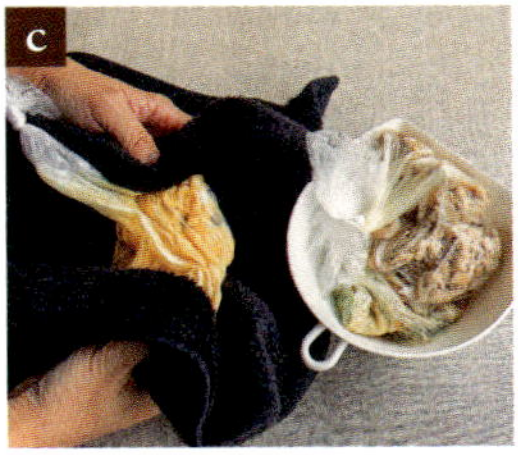

とろとろ半熟卵と、いぶりがっこの燻製香が大人味

大人の麹三色そぼろ丼

加熱時間 5 min

材料（1人分）

A
- **麹鶏ひき肉**（P.50参照）…80g
- 醤油…小さじ1
- 甘酒…小さじ1
- 花山椒…小さじ1
- いぶりがっこ（ざく切り）…20g

B
- 生卵…1個
- **塩麹**…小さじ2
- 甘酒…小さじ2

C
- **麹小松菜**（P.49参照）…50g
- 醤油…小さじ1
- 和がらし…小さじ1
- すりごま…小さじ1

ご飯…茶碗1杯分

作り方

1 A、B、Cをそれぞれ、ポリ袋に入れてよくもむ。a

2 空気を抜いて口を縛る。

3 鍋に湯を沸騰させ、A→B→Cの順に重ねて3袋同時に5分湯煎する（火あり）。b

※詳細はP.43〜45参照

4 湯から取り出したら、厚手のタオルで包み、A・Bをよくもみほぐして、そぼろ状にする。c

5 器にご飯をよそい、A、B、Cをそれぞれ上にのせる。お好みで粉山椒を振る。

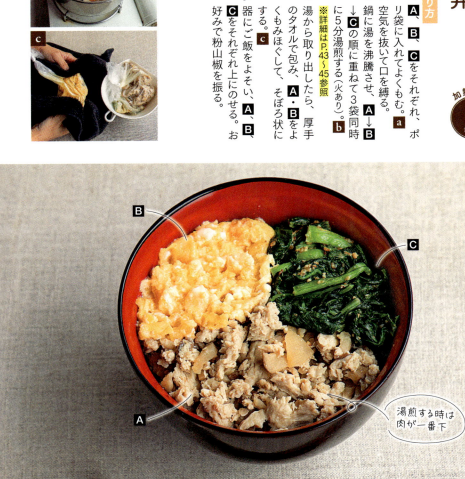

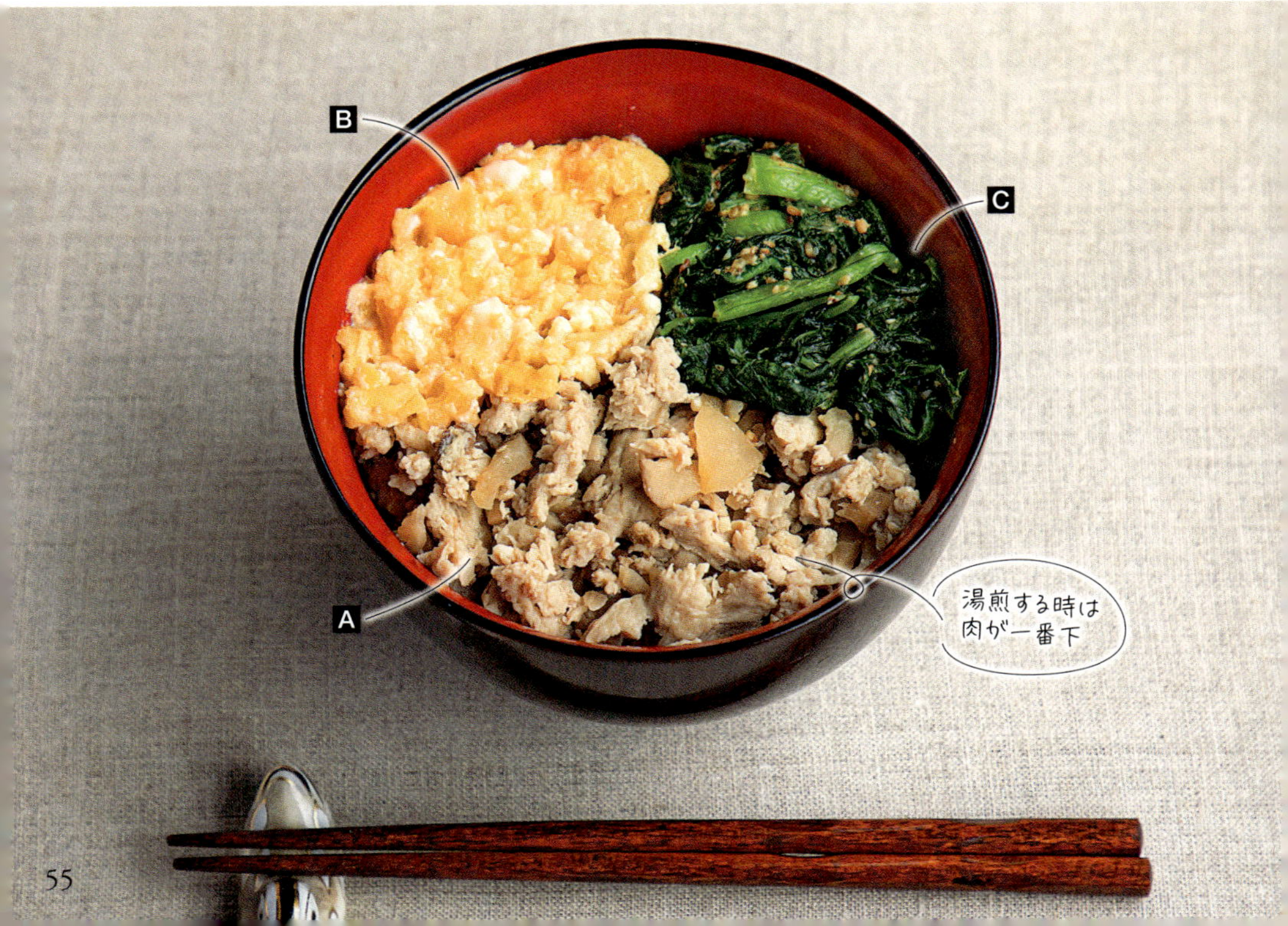

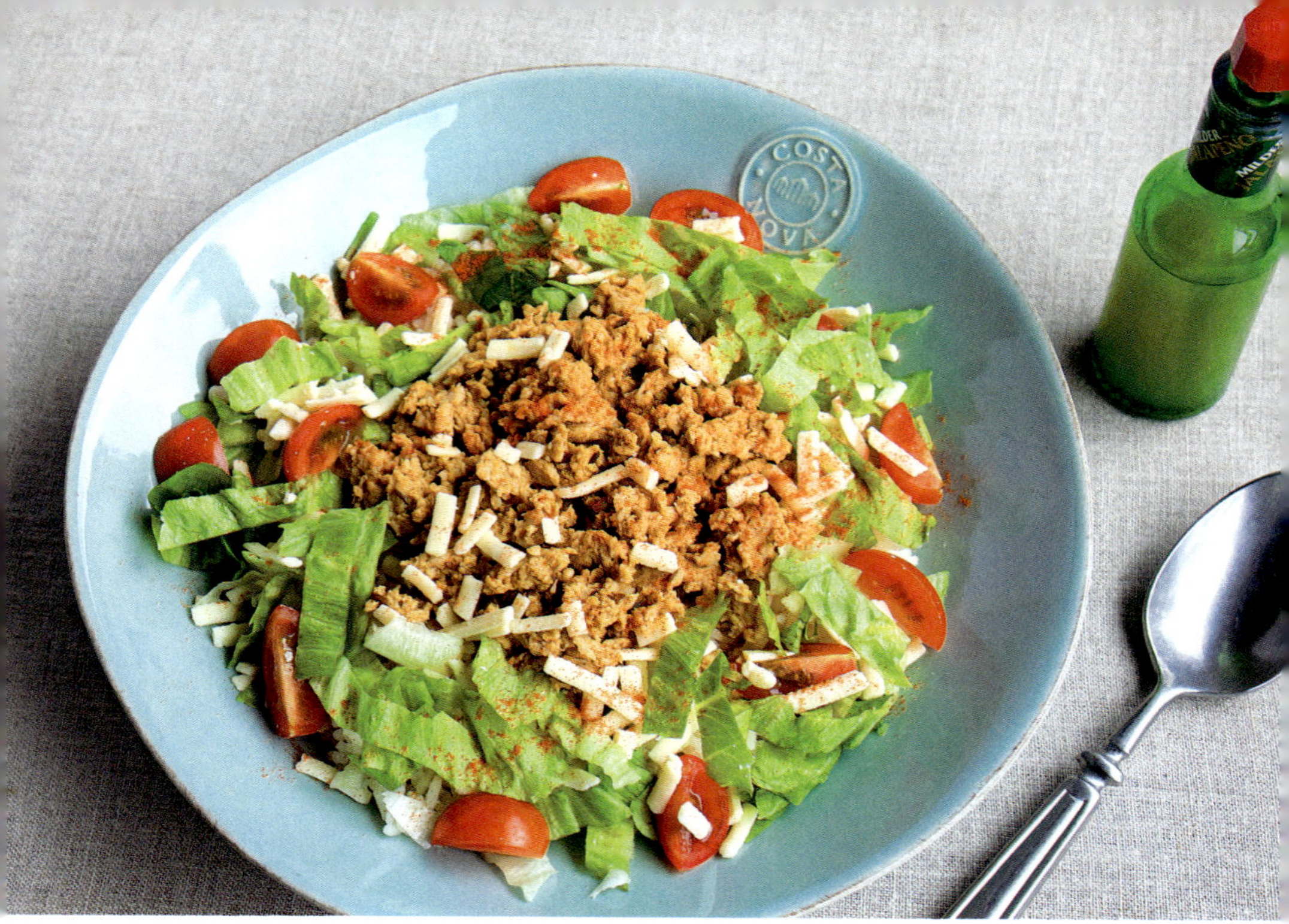

仕上げにトルティーヤチップスをかけてもいい

麹タコライス

加熱時間 10 min

材料（1人分）

- **麹豚ひき肉**（P.50参照）…100g
- レタス（せん切り）…2枚
- ミニトマト（4等分に切る）…3個
- チリパウダー…少々
- ピザ用チーズ…30g
- タバスコ…少々
- ご飯…茶碗1杯分

A

- にんにく（すりおろし）…小さじ1
- クミンシード…小さじ1
- カレー粉…小さじ1
- トマトケチャップ…小さじ1
- 中濃ソース…小さじ1

作り方

1 ポリ袋に、麹豚ひき肉とAを入れa、よくもみ込む。b

2 ポリ袋を出来るだけ平らにして、空気を抜き、口を縛る。c

3 鍋に湯を沸騰させ、弱火で10分湯煎する（火あり）。

※詳細はP.43〜45参照

4 引き上げたら、タオルの中でよくもむ。

5 器にご飯をよそい、上にレタス、トマト、4を混ぜ、チリパウダーとピザチーズ、お好みでタバスコをかける。

a

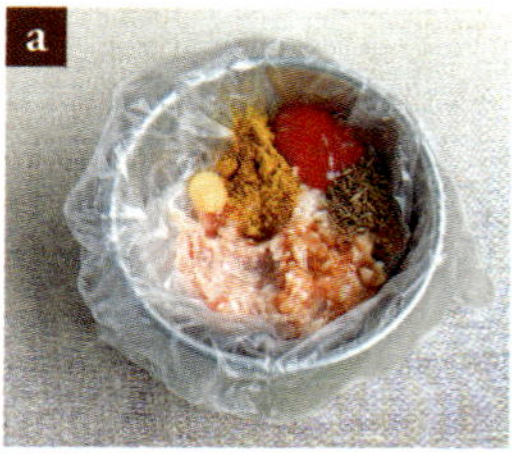

b

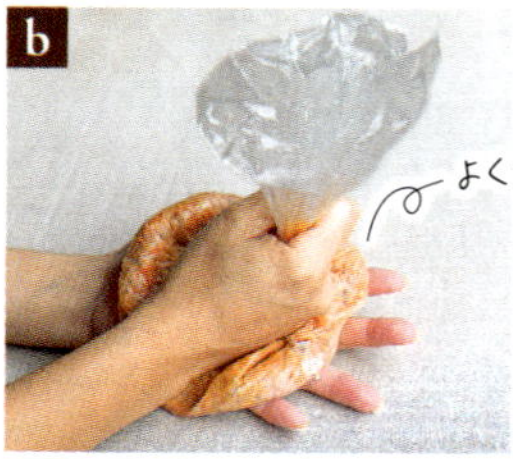

よくもむ

c

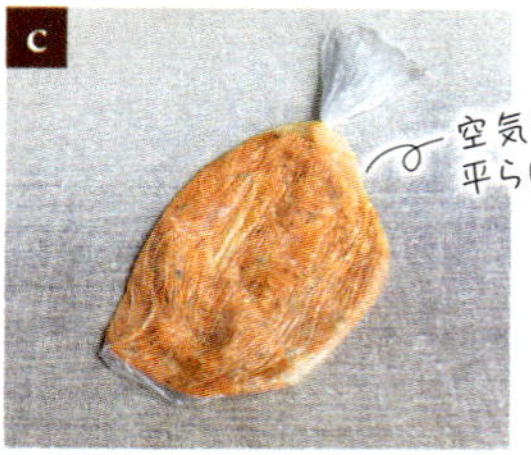

空気を抜いて平らにする

程よい辛さの本格派マイルドカレー

鶏ときのこのココナッツカレー

加熱時間 15 min

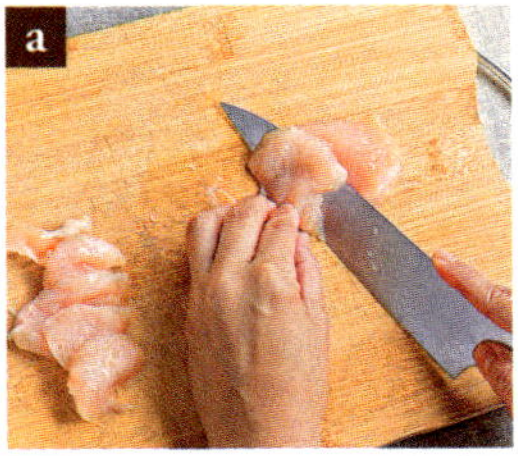

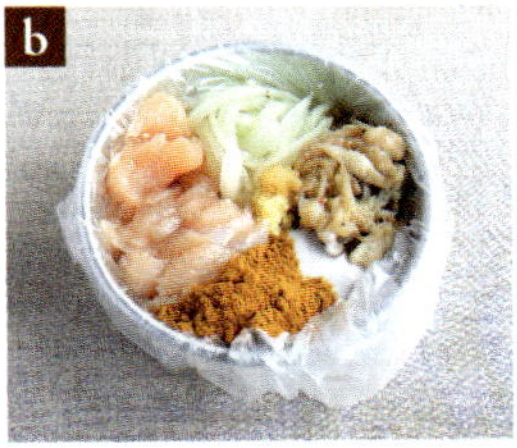

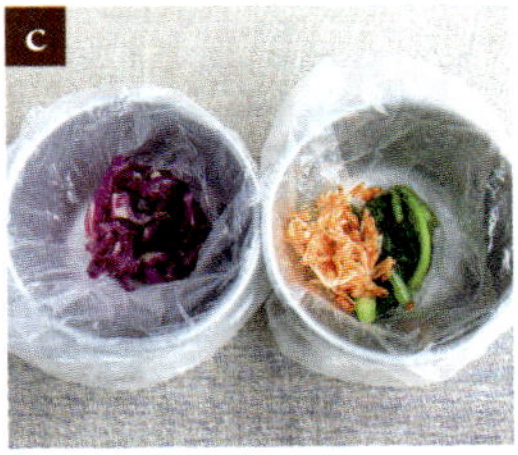

材料（1人分）

- **麹鶏むね肉**（P.50参照）…100g
- A
  - **麹玉ねぎ**（P.49参照）…50g
  - **麹きのこ**（P.49参照）…50g
  - ココナッツミルク…50㎖
  - カレー粉…大さじ1
  - ナンプラー…大さじ1
  - にんにく…小さじ½
  - 生姜（すりおろし）…小さじ½
- B
  - **麹紫キャベツ**（P.49参照）…30g
  - 酢…小さじ1
  - クミンシード…小さじ½
- C
  - **麹青菜**（P.49参照）…30g
  - ナンプラー…小さじ1
  - 乾燥桜海老…大さじ1
- パクチー（ざく切り）…5本分
- ご飯…茶碗1杯分

作り方

1. 麹鶏むね肉は一口大（小さめ）にそぎ切る。a
2. ポリ袋に1とAを入れ b、よくもみ込む。
3. 2を15分湯煎する（火あり）。
   ※詳細はP.43〜45参照
4. 引き上げたら、タオルの中でよくもむ。
5. ご飯を器に盛り、上に4とパクチーをのせる。
6. 付け合わせを作る。ポリ袋を2枚用意し、B、Cをそれぞれを入れる。c
7. 6をよくもみ、5に添える。

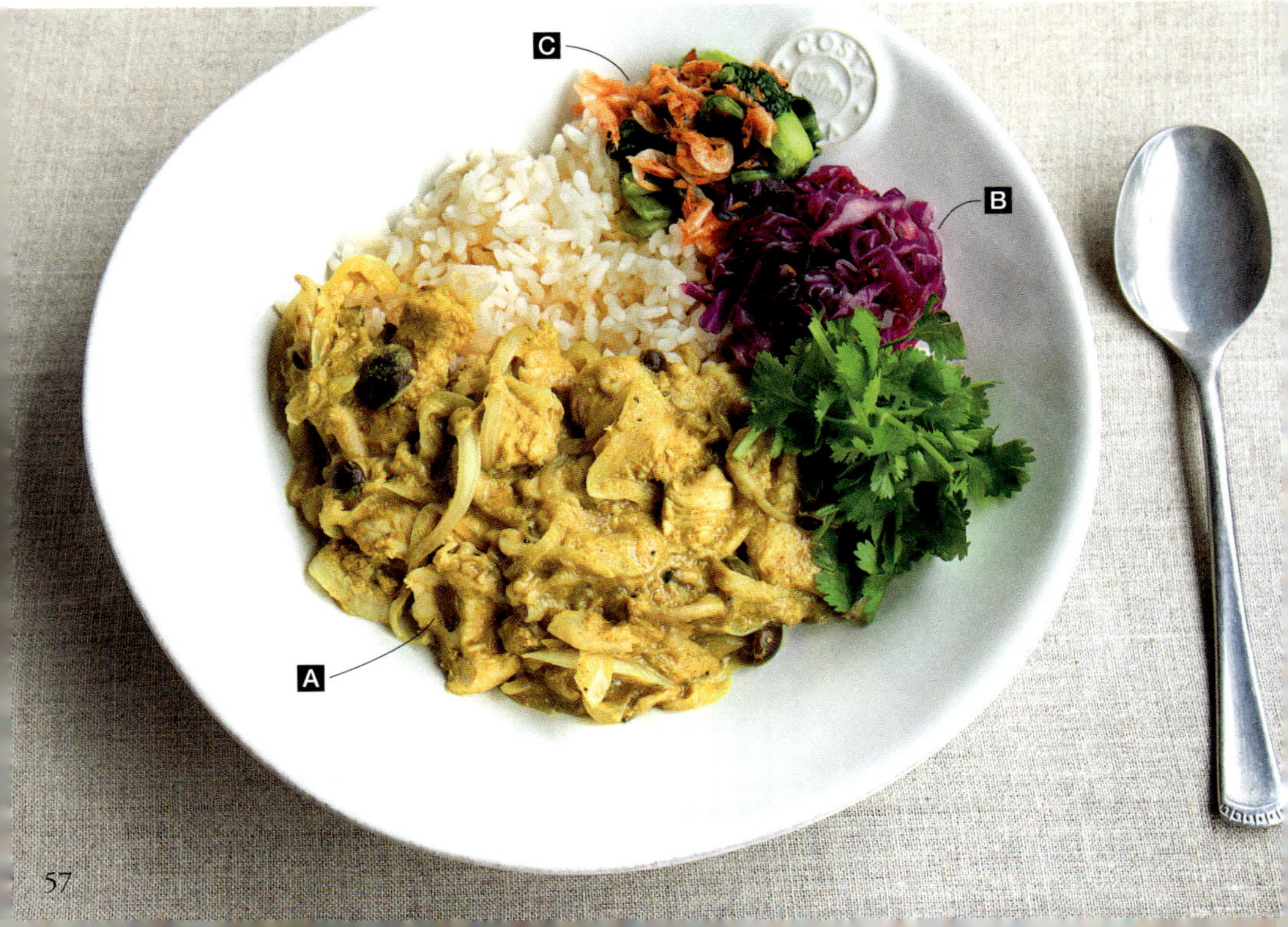

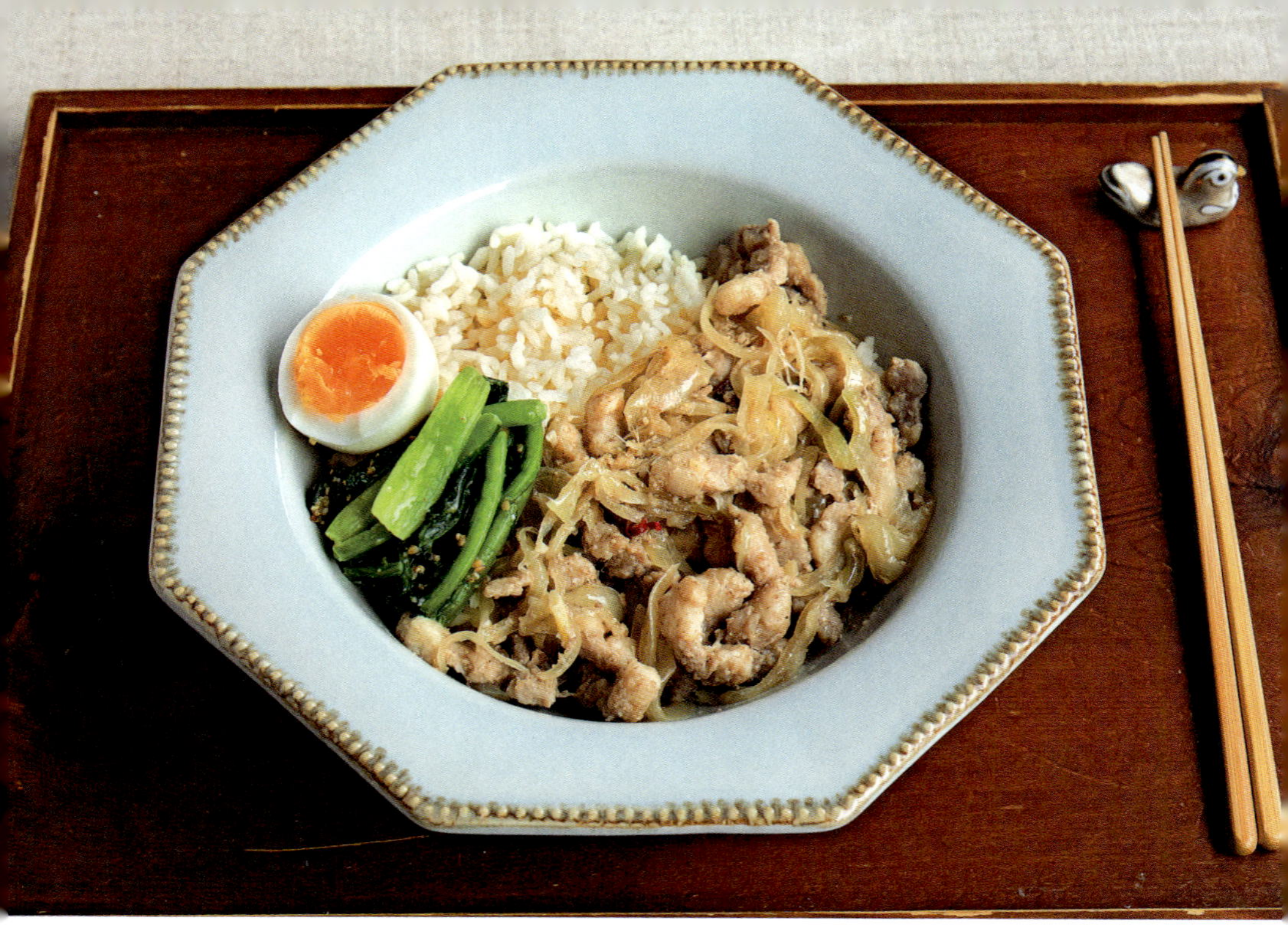

麹の力で短時間でもしっとりジューシーに

発酵ルーローハン

加熱時間 15 min

材料（1人分）

豚ばら塊肉（塊がない場合は、豚ばら薄切り肉でよい）…100g
麹玉ねぎ（P.49参照）…50g
麹小松菜（P.49参照）…30g

A
塩麹・甘酒・醤油・オイスターソース・酢…各小さじ1
八角…1かけら
五香粉・花山椒…各小さじ½
鷹の爪（輪切り）…少々
にんにく・生姜（すりおろし）…各小さじ½

B
酢・すりごま…各小さじ1
和がらし…小さじ½

〈トッピング〉
麹卵（P.52参照）…½個
ご飯…茶碗1杯分

作り方

1 豚ばら塊肉は1cm幅に切る。a

2 ポリ袋に1、軽く水けを絞った麹玉ねぎ、Aをすべて入れb、よくもみ込み、平らにして口を縛る。

3 鍋に湯を沸騰させ、2を入れて弱火にし、15分湯煎する（火あり）。

4 麹小松菜とBは和えておく。
※詳細はP.43〜45参照

5 器にご飯をよそい、3、4、半分に切った麹卵をのせる。

POINT
2人分を作る場合は、ポリ袋1枚につき1人分を入れ、2袋作ったほうが、盛り付けるときに楽ちん。c

a
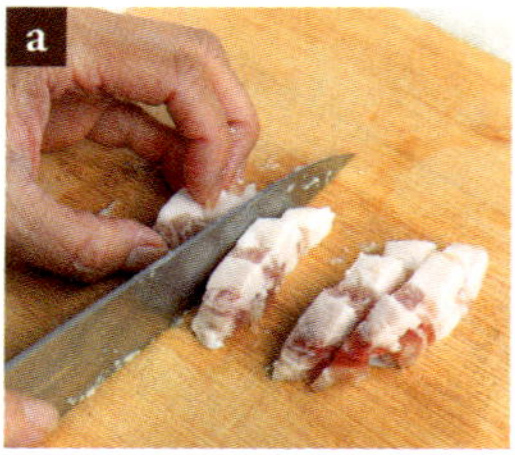

b
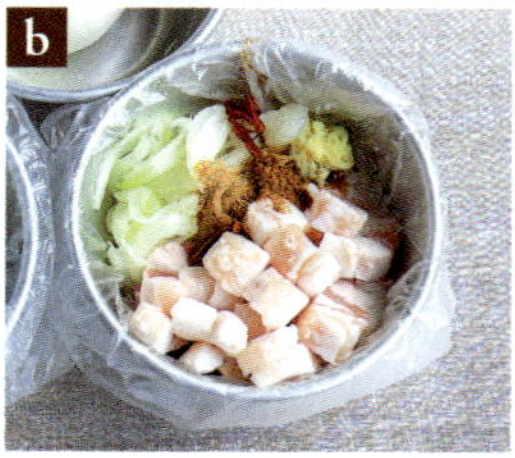

c
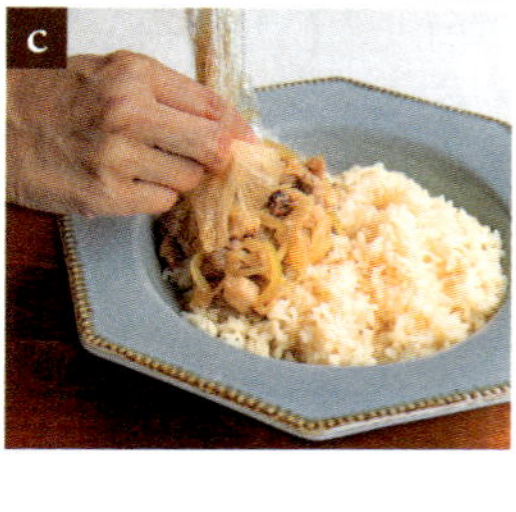

エスニックの刺激がクセになる

ガパオライス

材料（1人分）

麹玉ねぎ（P.49参照）…50g
パプリカ（赤・黄）…各1/8個
ピーマン…1/8個
麹豚ひき肉（P.50参照）…100g
A ナンプラー…大さじ1
生姜（すりおろし）…小さじ1
にんにく（すりおろし）…小さじ1
豆板醤…小さじ1
ご飯…茶碗1杯分
目玉焼き…1個
バジルの葉…2枚

作り方

加熱時間 10 min

1 **麹玉ねぎ**をみじん切りし、軽く水けを絞る。パプリカ、ピーマンを2㎝角に切る。
2 ポリ袋に1、麹豚ひき肉、Aを入れる。a
3 よくもみ込み、平らにして口を縛る。b
4 鍋に湯を沸騰させ、3を入れたら弱火にし10分湯煎する（火あり）。c
※詳細はP.43～45参照
5 湯から引き上げ、タオルの中でよくもんで肉をほぐす。
6 ご飯（茶碗1杯分）の上に5をのせ、目玉焼きを作ってのせる。仕上げにバジルの葉を2枚飾る。

a
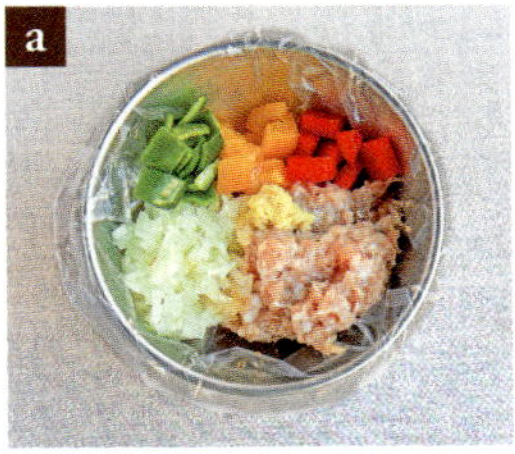
b
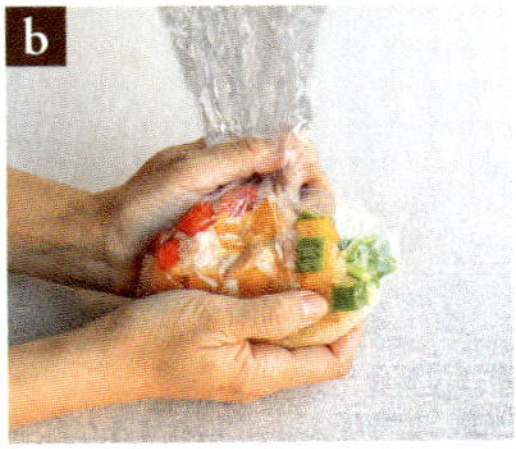
c
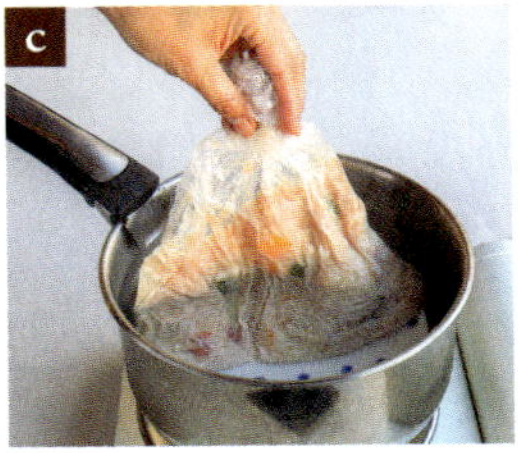

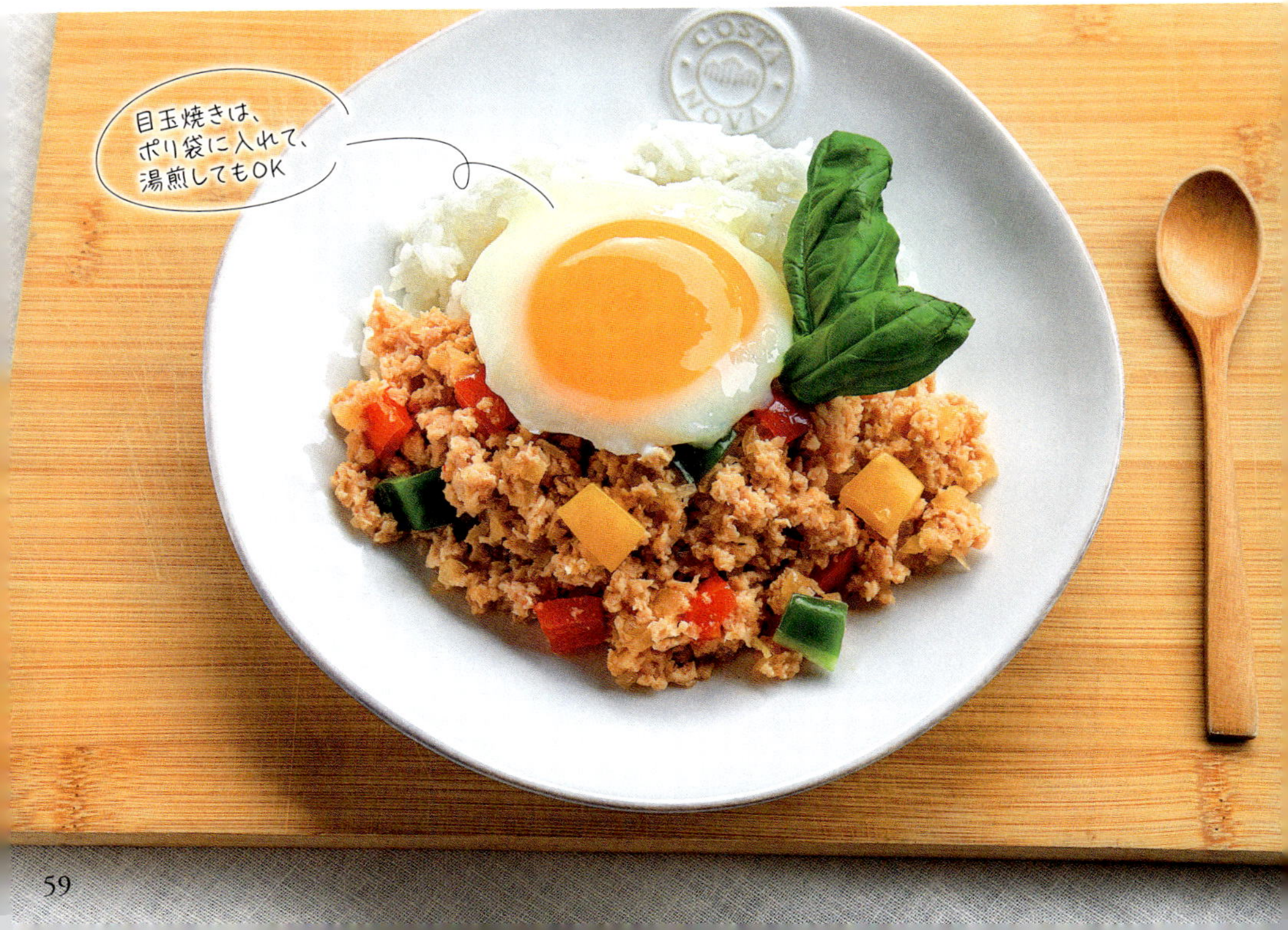
目玉焼きは、
ポリ袋に入れて、
湯煎してもOK
COSTA NOVA

生姜の辛味があとひく美味しさ

ジンジャードライカレー

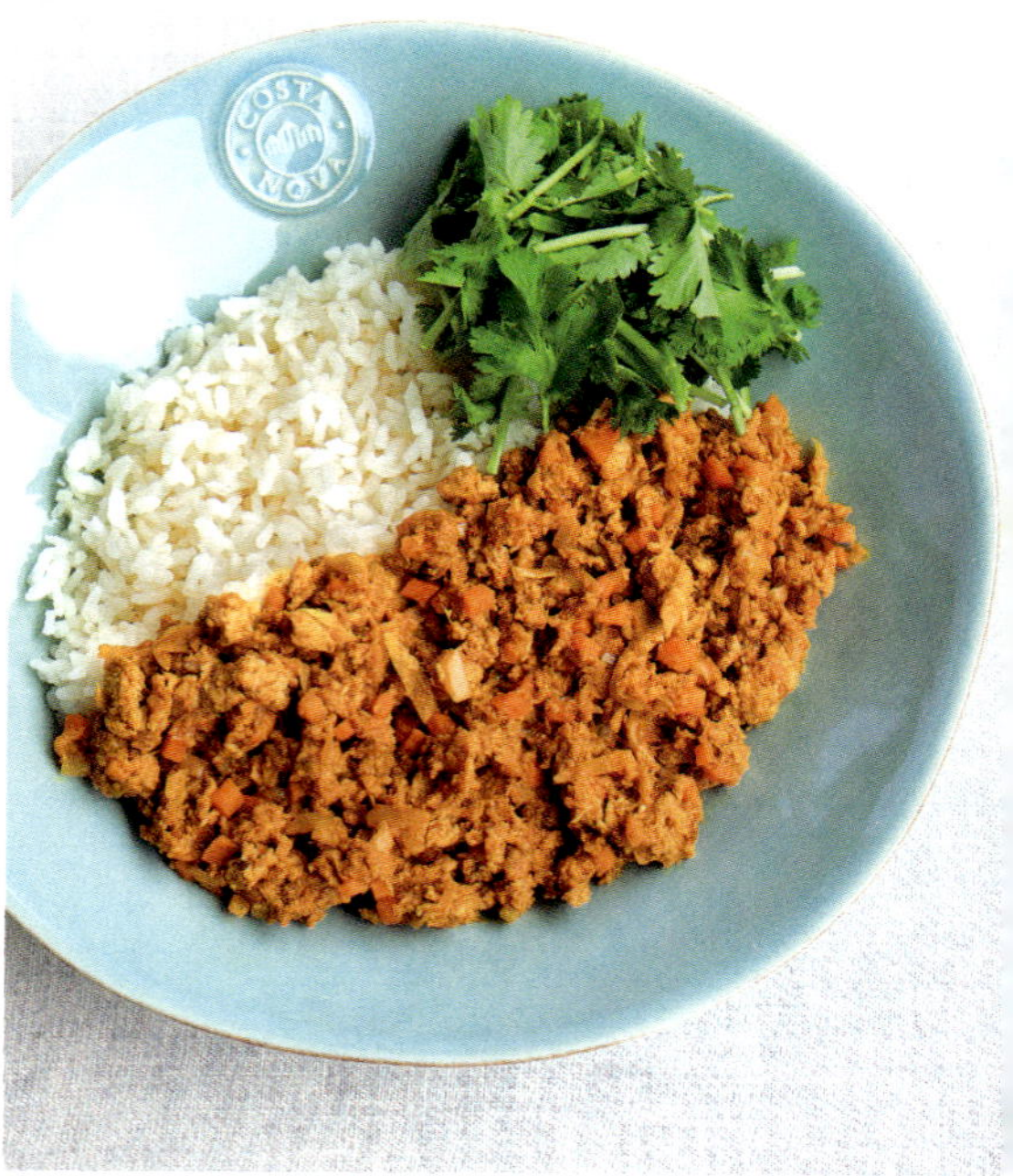

材料（1人分）・作り方

カレー粉…大さじ1

A
生姜（すりおろし）…大さじ1
醤油…小さじ2
クミンシード…小さじ2

1 **麹玉ねぎ・麹にんじん**（P.49参照）各30gはみじん切りし、軽く水けを絞る。

2 ポリ袋に**麹豚ひき肉**（P.50参照）100gと**1**、**A**を入れ、よくもみ込む。

3 鍋に湯を沸騰させ、**2**を入れたら弱火にし10分湯煎する（火あり）。

※詳細はP.43～45参照

4 引き上げたら、タオルの中でよくもむ。

5 器にご飯をよそい、**3**と刻んだパクチー5本分をのせる。

加熱時間 10 min

POINT 2人分を作る場合は、ポリ袋1枚につき1人分を入れ、2袋作ったほうが、盛り付けるときに楽ちん。

ごま油を加えても美味しい

麹サーモンポキ丼

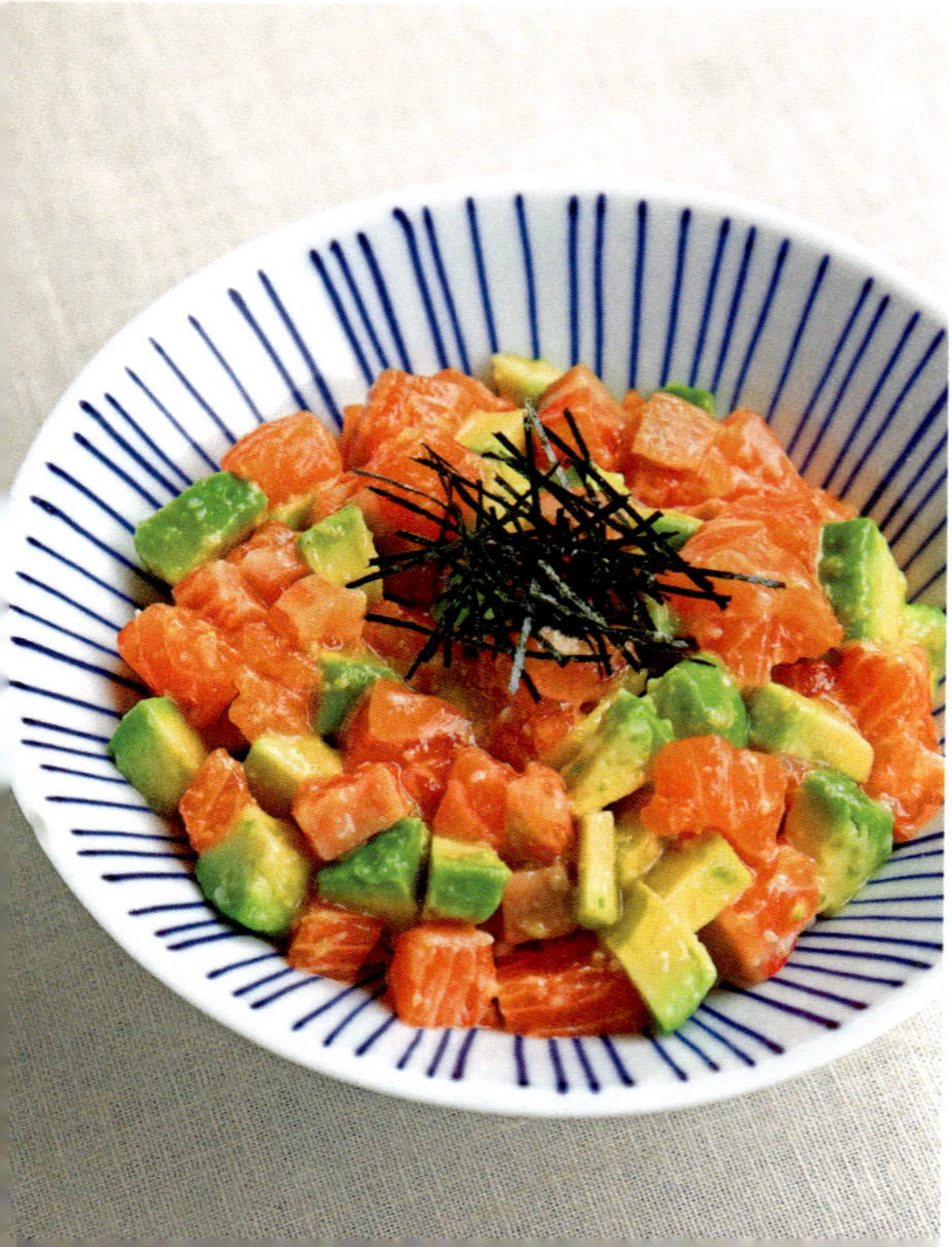

材料（1人分）・作り方

A
醤油…大さじ1
塩麹…小さじ1
甘酒…小さじ1
白ごま…小さじ1
にんにく（すろおろし）…小さじ½
わさび…少々

1 **生サーモン麹漬け**（P.51参照）100gとアボカド½個は2㎝角に切る。

2 ポリ袋に**1**と**A**を入れて、よく混ぜる。

3 器にご飯をよそい、**2**をのせ、仕上げに細切り海苔少々をのせる。

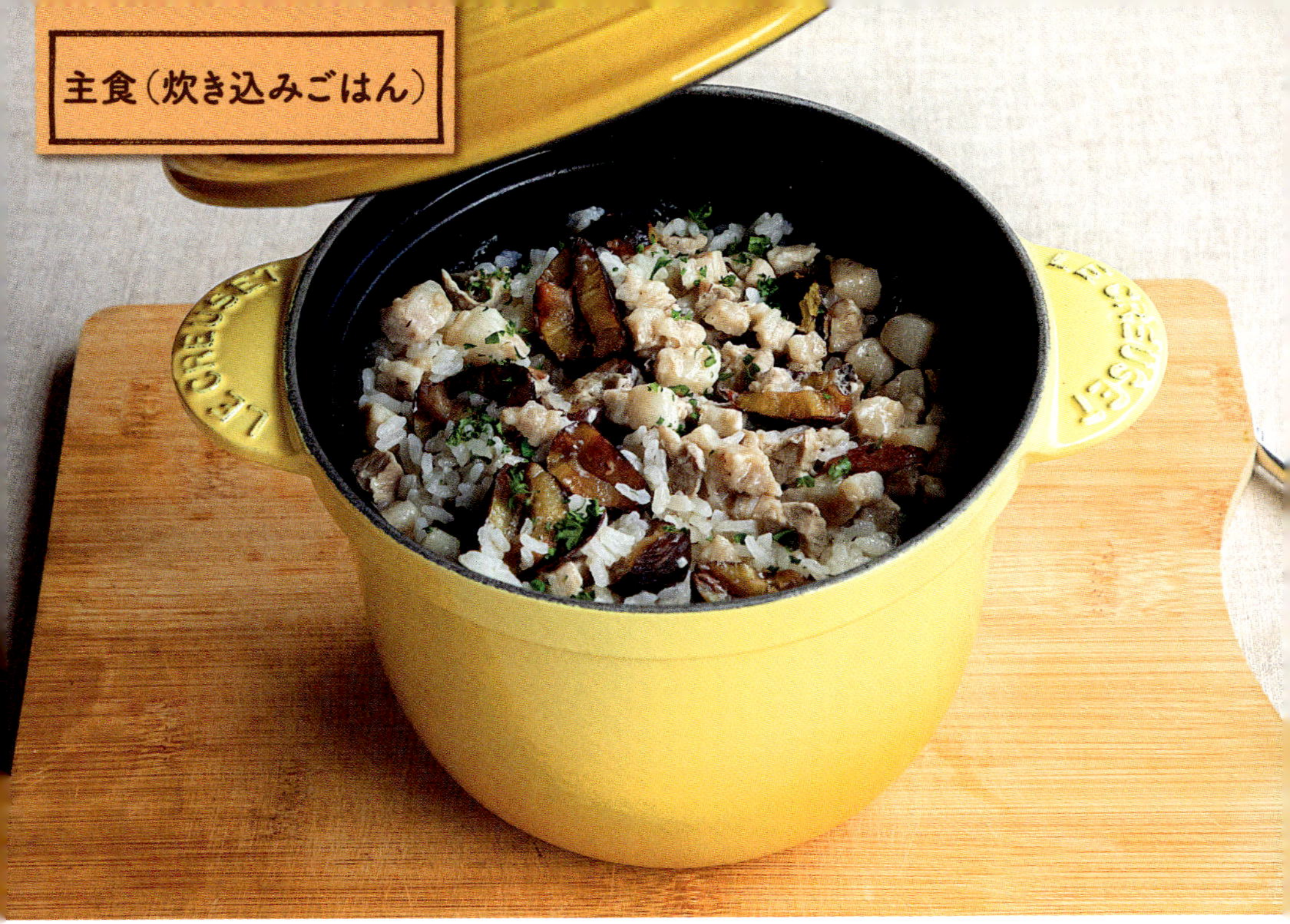

むき栗は、『熊本県産の和栗を薄皮ごとどうぞ』がおすすめ

甘栗と麹豚の炊き込みごはん

材料（3～4人分）

米…2合

A
- 水…350mℓ
- 醤油（うすくち）…大さじ1
- **塩麹**…大さじ2
- 甘酒…大さじ1
- オイスターソース…小さじ1

麹豚かたまり肉（肩ロース）（P.50参照）…100g
むき栗（市販品）…15粒程度
山椒の粉…少々
パセリ（みじん切り）…少々

※豚かたまり肉がない場合は、スライスでもよい。その場合は、2cm幅程度にざく切りし、固まらないよう、ばらしてのせる。

作り方

1 米2合をとぎ、30分ほど水に浸水させ、10分ほどざるにあげて水けを切る。

2 鍋に**1**と**A**を入れよく混ぜ、上に1cm角に切った豚肉、手で半分に割った甘栗をのせて炊く。a

3 炊きあがったらよく混ぜ、山椒の粉とパセリを散らす。

a
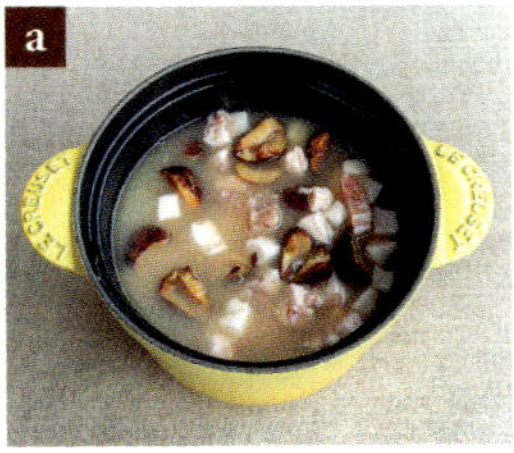

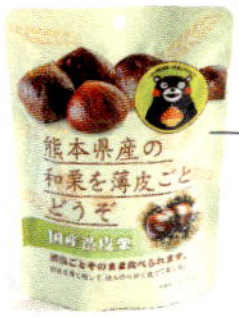

私のおすすめ！
栗ごはんがいっそう美味しくなる

炊き込みご飯共通POINT

- 米と水、調味料を入れたら、具材をのせる前によーーーーく混ぜること。塩麹や甘酒が溶け切らないと、ご飯が固まってしまい上手く炊けない。
- ご飯はすぐに炊くこと。準備しておいて翌朝タイマーで炊くなどにすると、ダメ。

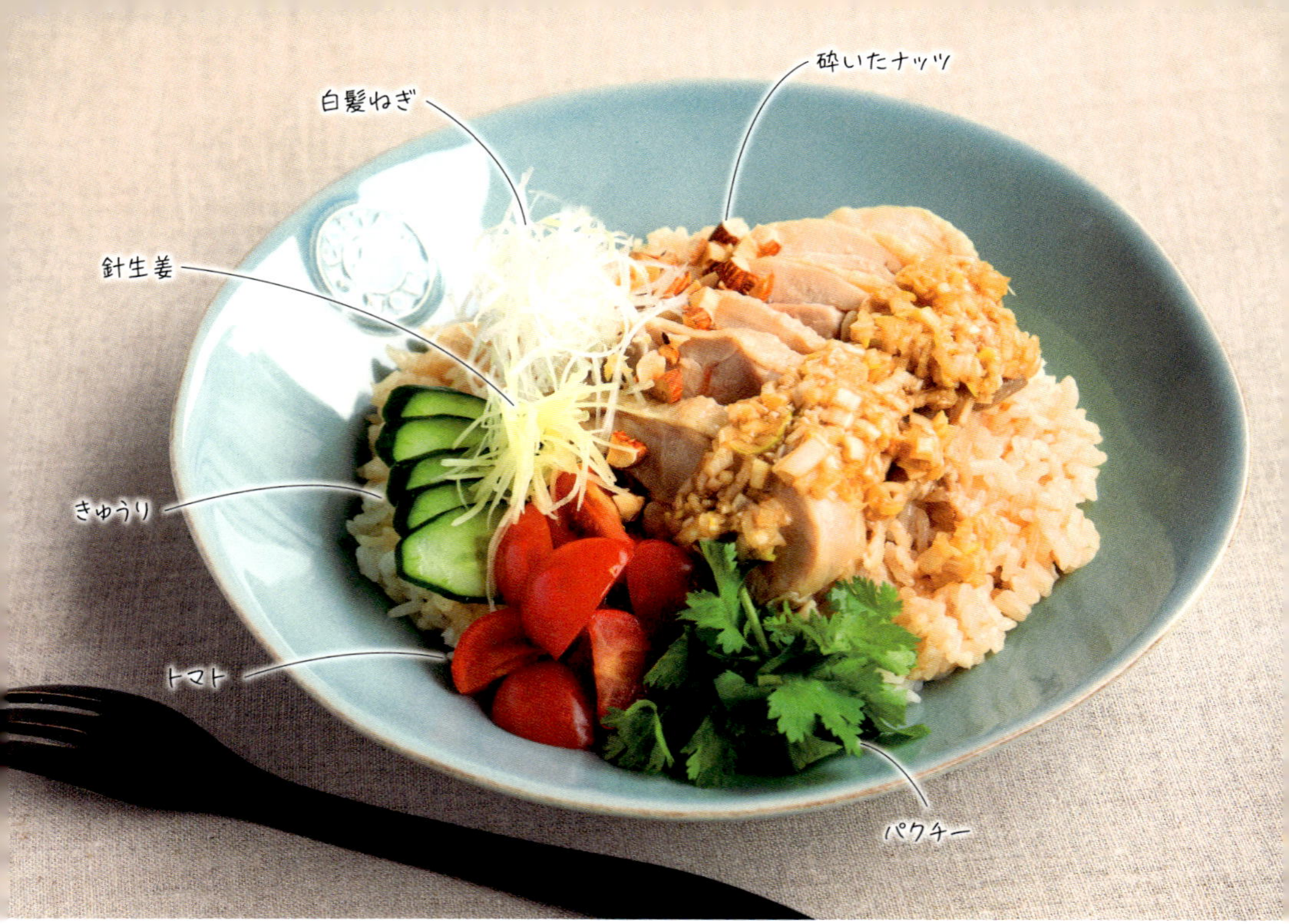

砕いたナッツ
白髪ねぎ
針生姜
きゅうり
トマト
パクチー

お鍋1つで蒸し鶏とごはんが一度に出来ちゃう

海南チキンライス

材料（3〜4人分）

米…2合
麹鶏もも肉（P.50参照）…250g
A
- ウーロン茶…300㎖
- **塩麹**…大さじ2
- 甘酒…大さじ1

●**たれ**
- 醤油…大さじ1
- **塩麹**…大さじ1
- オイスターソース…大さじ1
- ナンプラー…大さじ1
- 甘酒…大さじ2
- レモン汁…小さじ1
- にんにく…小さじ1
- 生姜（すりおろし）…小さじ1
- 長ねぎ（みじん切り）…½本分

好みの野菜やナッツ…適量

作り方

1 米をとぎ、30分ほど水に浸水させる。ざるに10分ほど上げて、水けを切る。

2 鍋に**1**と**A**を入れよく混ぜ、上に麹鶏もも肉をのせて炊く。**a** **b**

3 炊きあがったら鶏肉を2㎝幅に切る。**c**

4 器に、ごはん、**3**、よく混ぜた**たれ**、好みの野菜やナッツと共に器に盛る。

※たれは、**アジアン麹だれ**（P.13参照）や**麹ねぎだれ**（P.13参照）をかけてもおいしい。
※たれにごま油大さじ1を加えてもおいしい。

a
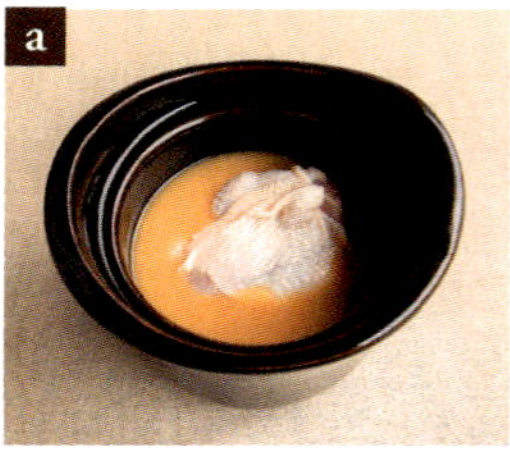

b
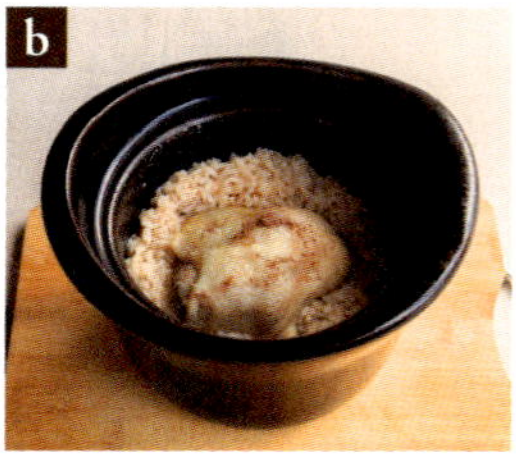

c
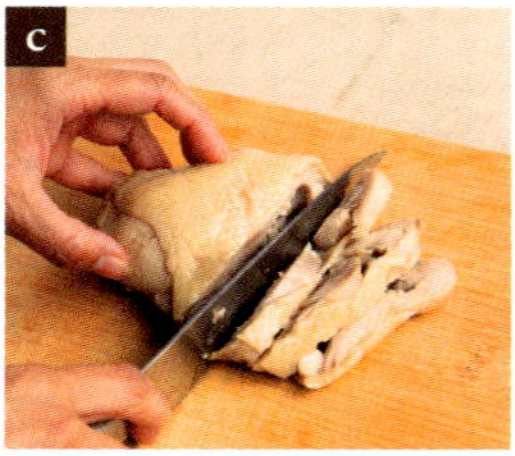

麹の効果で野菜の甘さが引き立つ

とうもろこしと帆立ての麹玉ねぎごはん

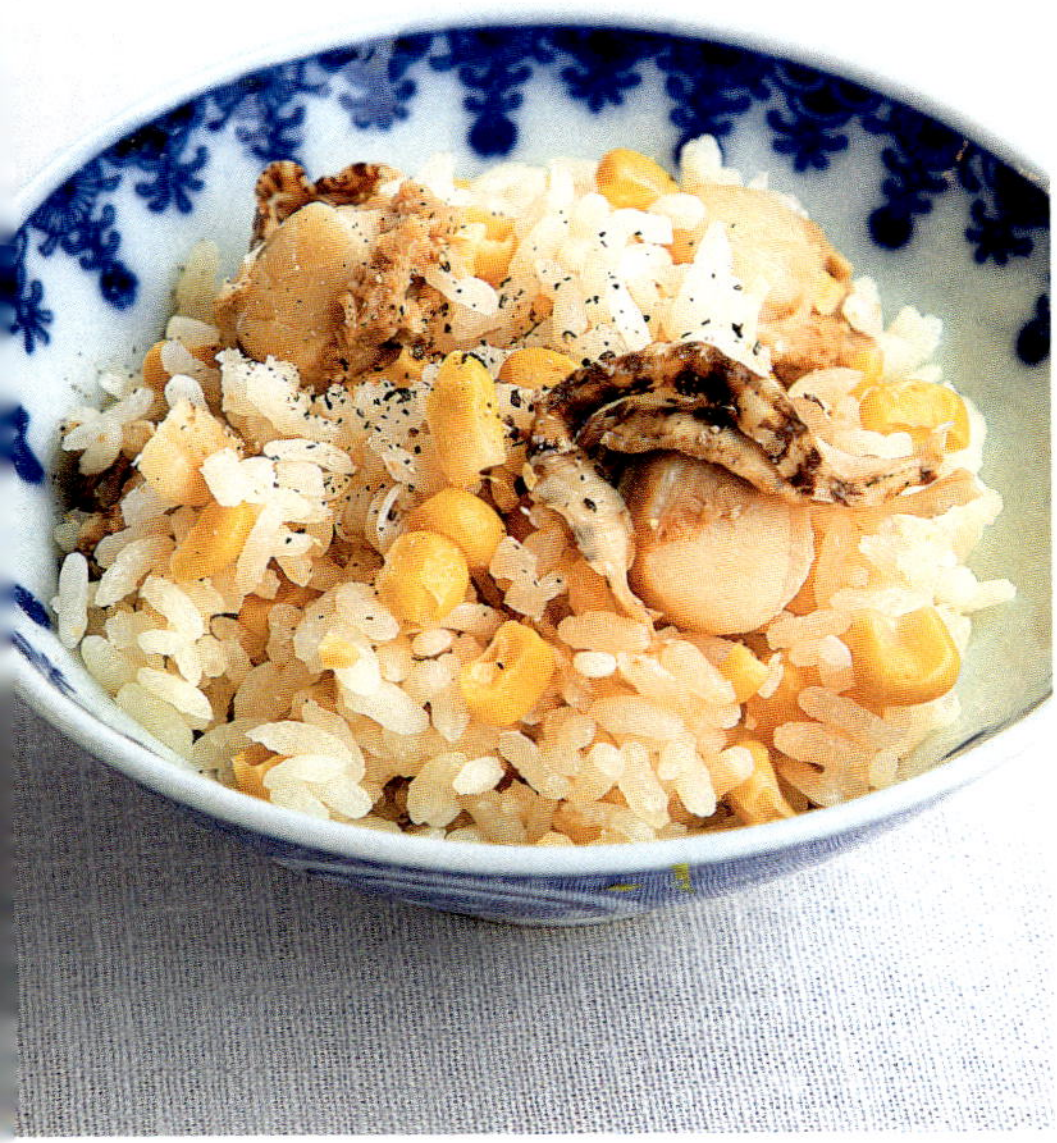

材料(3〜4人分)・作り方

醤油(うすくち)・甘酒…各大さじ1
A
塩麹…大さじ2
水…300㎖
帆立て缶汁…50㎖

1 米2合をとぎ、30分浸水させ、10分ほどざるにあげて水けを切る。
2 とうもろこし缶(粒タイプ・200g)の水けを切る。
3 帆立て水煮缶70gの水けを切り、汁はとっておく。
4 鍋に1とAを入れてよく混ぜる。
5 軽く水けを絞った**麹玉ねぎ**(P.49参照)100g、2、3の帆立てを上にのせて炊く。
6 炊きあがったらよく混ぜ、粗びき黒こしょう少々をかける。

※バター大さじ1を混ぜてもおいしい。

キャベツの甘みと桜海老の香ばしさが広がる

麹キャベツと桜海老の炊き込みごはん

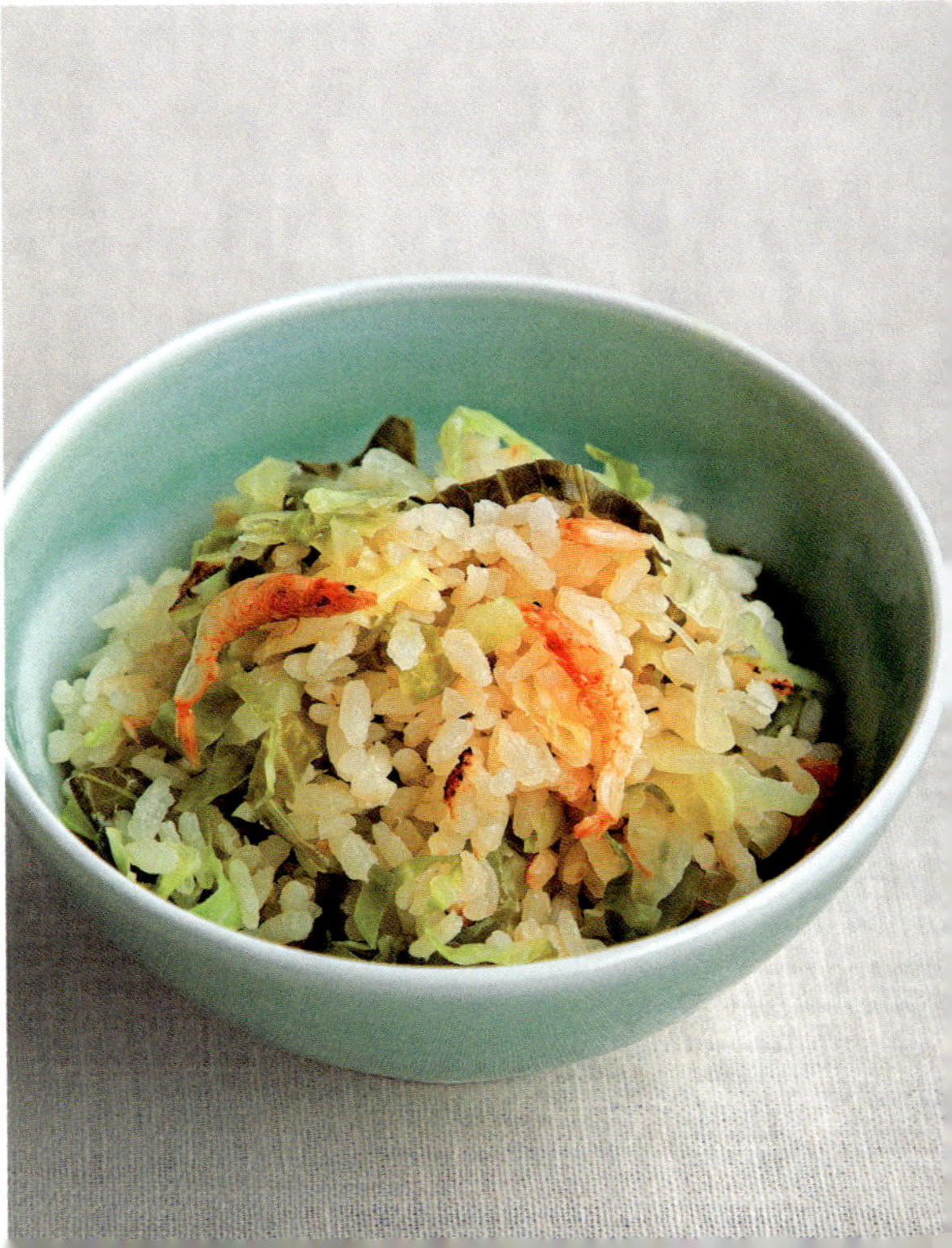

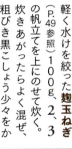

材料(3〜4人分)・作り方

A
水…300㎖
甘酒…大さじ1
塩麹・ナンプラー…各大さじ2

1 米2合をとぎ、30分浸水させ、10分ほどざるにあげて水けを切る。
2 鍋に1とAを入れてよく混ぜる。
3 軽く水けを絞った**麹キャベツ**(P.49参照)200g、乾燥桜海老大さじ2(5g程度)を上にのせて炊く。
4 炊きあがったらよく混ぜる。

牛乳でクリーミーに仕上げる

麹サーモンときのこのレモンミルクごはん

材料（3〜4人分）・作り方

水…200㎖
A 牛乳…100㎖
甘酒・ナンプラー…各大さじ1
塩麹…大さじ2

1 米2合をとぎ、30分浸水させ、10分ほどざるにあげて水けを切る。

2 鍋に**1**、**A**を入れよく混ぜる。

3 2の上に軽く水けを絞った**麹きのこ**（P.49参照）100g、**麹サーモン**（P.51参照）2切れをのせて炊く。

4 サーモンの骨がある場合は取り除き、よく混ぜる。

5 レモン⅛個、マッシュルーム2個（スライス）、粗びき黒こしょう、粉チーズをかけ、イタリアンパセリを添える。

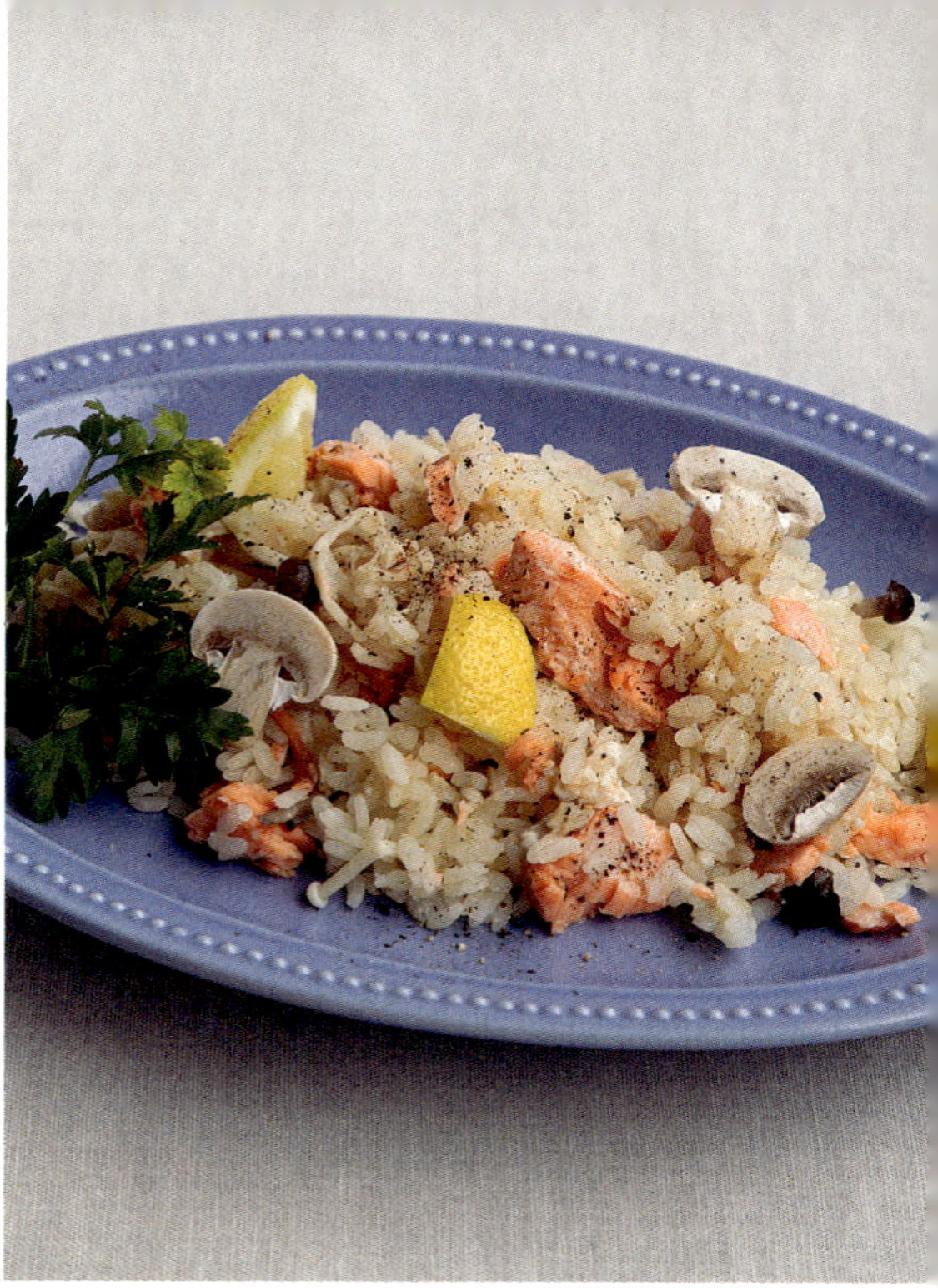

麹青菜は、炊きあがってから入れたほうが食感がよい

炊き込みビビンバ

材料（3〜4人分）・作り方

水…350㎖
A 味噌…大さじ2
甘酒…大さじ1

1 米2合をとぎ、30分浸水させ、10分ほどざるにあげて水けを切る。

2 鍋に**1**、**A**を入れよく混ぜ、よくほぐした**麹豚薄切り肉**（P.50参照）100g、**麹キムチ**（P.53参照）50g、**麹にんじん**（P.49参照）50gを上にのせて炊く。

3 炊きあがったら、**麹小松菜**（P.49参照）50gの水けを軽く絞って、上にのせ、半分に切った**麹卵**（P.52参照）½個をのせる。

4 お好みでコチュジャン適量を添える。

※豚肉は、固まったままのせると、炊きあがったときに固まってしまうので、よくほぐしてのせる。

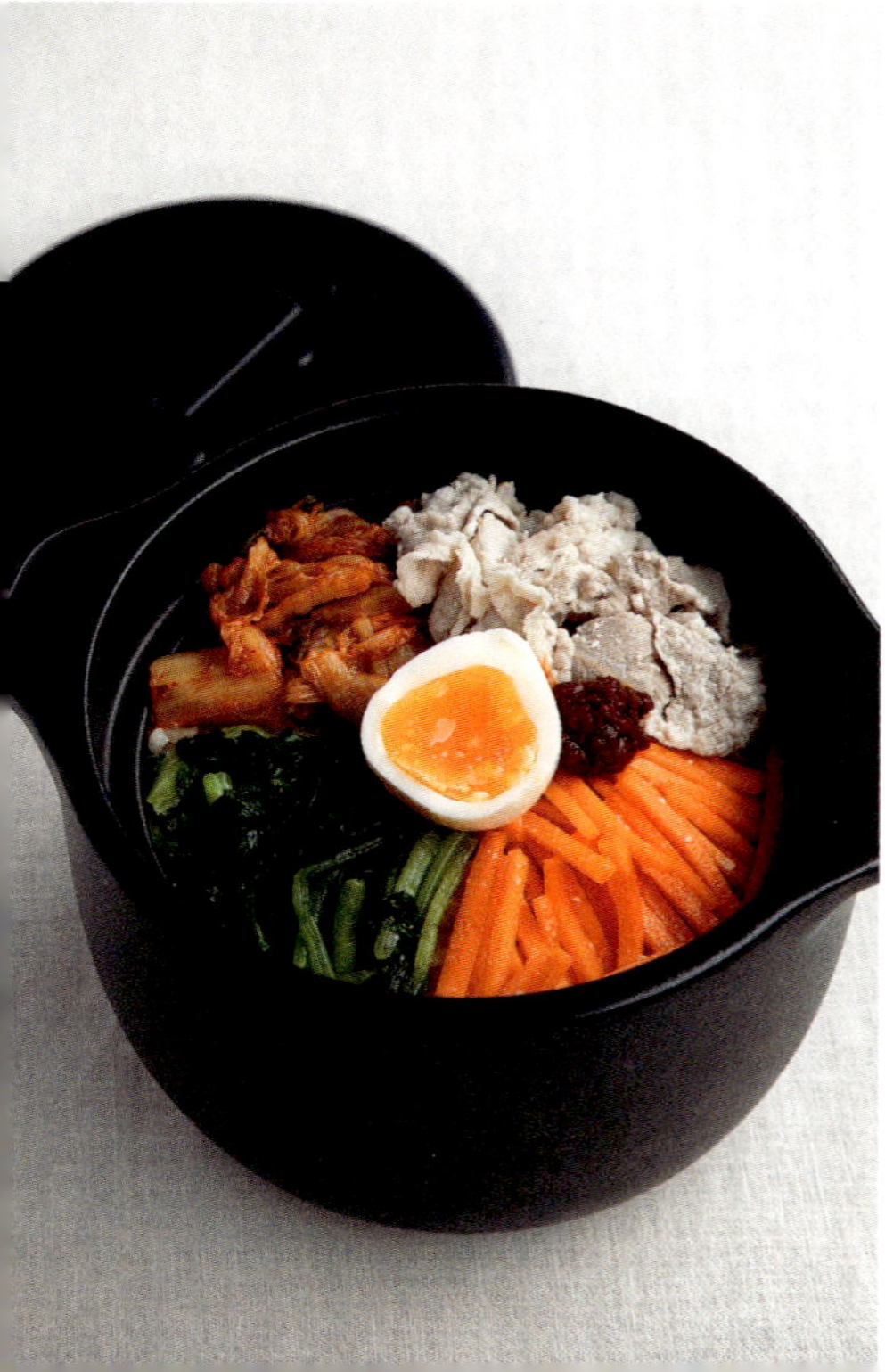

麹で鯛のうま味と甘みが引き立つ

発酵鯛めし

材料(3〜4人分)・作り方

水…350㎖
A
ナンプラー・甘酒…各大さじ1
塩麹…大さじ2
生姜(すりおろし)…小さじ1

1 米2合をとぎ、30分浸水させ、10分ほどざるにあげて水けを切る。

2 鍋に**1**、**A**を入れてよく混ぜる。

3 **2**にせん切りしたたけのこ水煮¼個(100g程度)、**麹真鯛**(P.51参照)2切れをのせて炊く。

4 炊きあがったらよく混ぜ、みじん切りした三つ葉と柚子皮を少し散らす。

※炊きあがったら、真鯛を先にさっくり崩し、骨がある場合は、取り除く。
※ごま油(小さじ1)を一緒に入れて炊いてもおいしい。

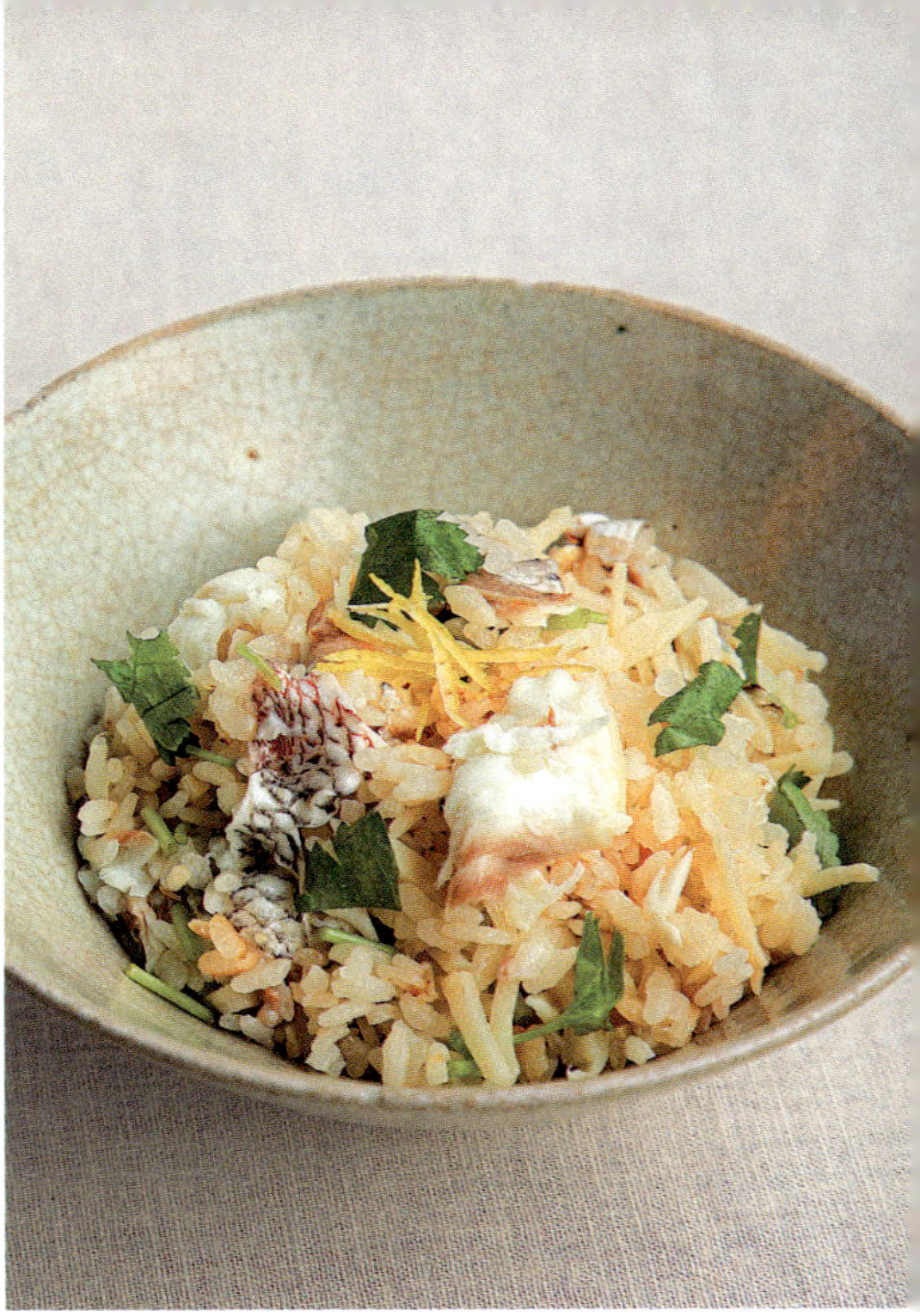

スパイスと発酵のうま味が広がる一皿

麹きのことカシューナッツのドライカレー

材料(3〜4人分)・作り方

水…350㎖
A
ナンプラー・甘酒…各大さじ1
塩麹…大さじ2
カレー粉…小さじ1

1 米2合をとぎ、30分浸水させ、10分ほどざるにあげて水けを切る。

2 鍋に**1**、**A**を入れよく混ぜ、軽く水けを絞った**麹きのこ**(P.49参照)150g、ミックスナッツ・レーズン各大さじ2を上にのせて炊く。

3 炊きあがったらよく混ぜる。

※仕上げに、クミンシードやみじん切りしたパクチーを散らしてもおいしい。

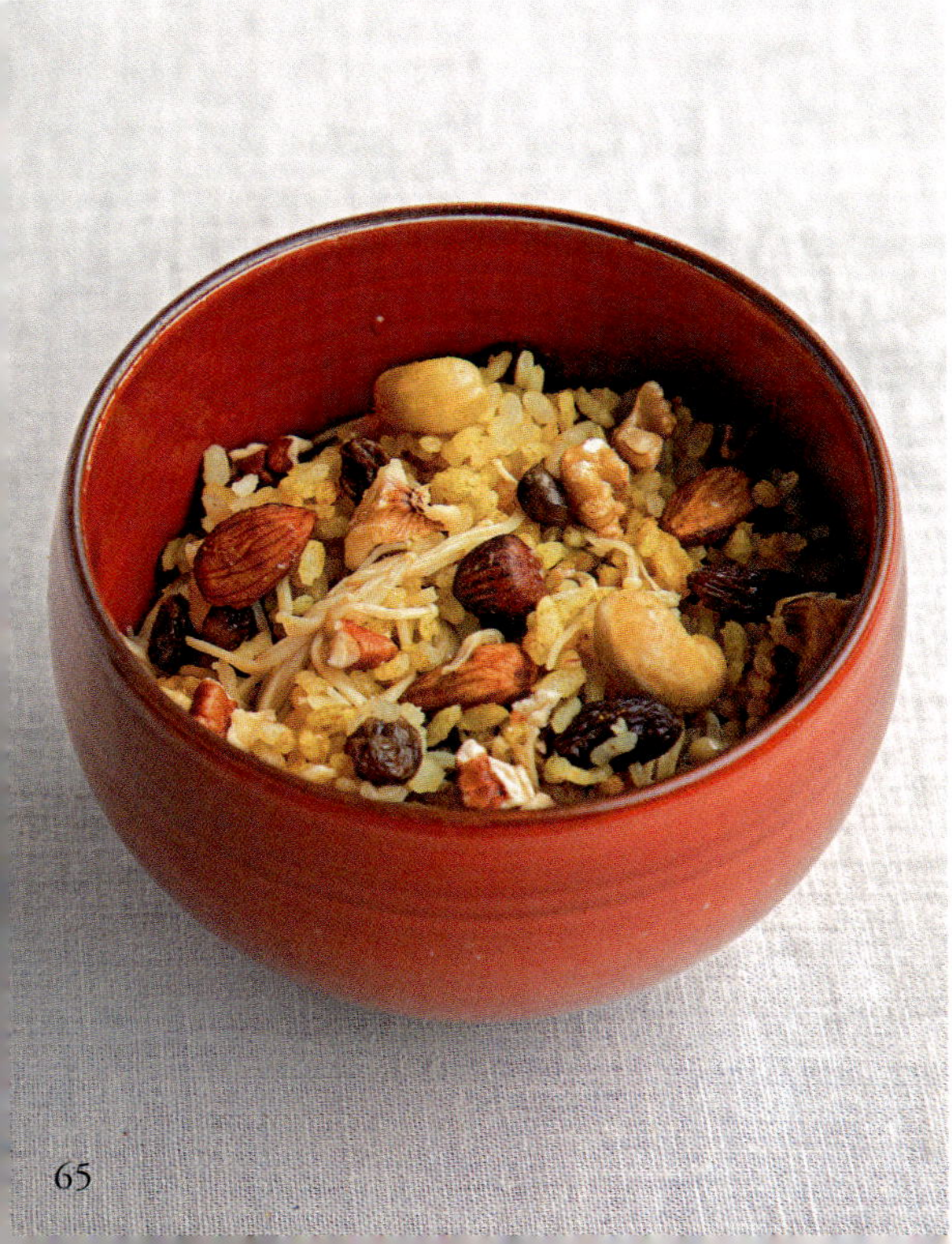

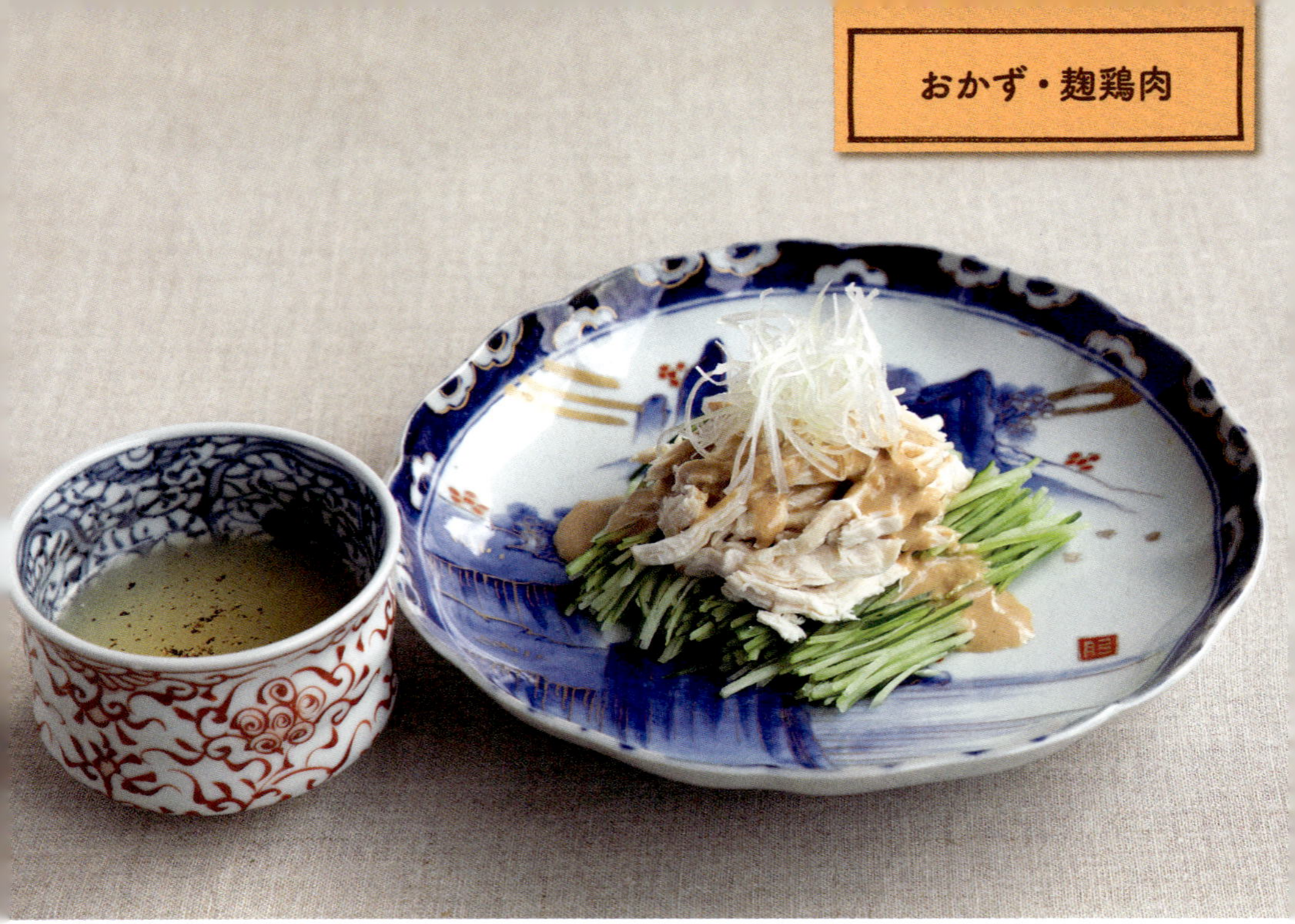

麹の力で、むね肉がしっとりジューシーに

発酵棒棒鶏と鶏スープ

材料（2人分）

麹鶏むね肉（P.50参照）…250g
麹ごまだれ（P.13参照）…大さじ4
きゅうり（せん切り）…1本
白髪ねぎ…少々

作り方

1 麹鶏むね肉のポリ袋の口を縛る a。鍋に湯を沸騰させ、ポリ袋を入れたら弱火にして30分湯煎する（火あり）。b

※詳細はP.43～45参照

2 鍋から取り出し、鶏が人肌に冷めるまで置いておく。

3 鶏皮を外してせん切りに、身は手で裂く。c

4 3ときゅうりを共に器に盛り、麹ごまだれをかけ、白髪ねぎを添える。

加熱時間 30 min

a

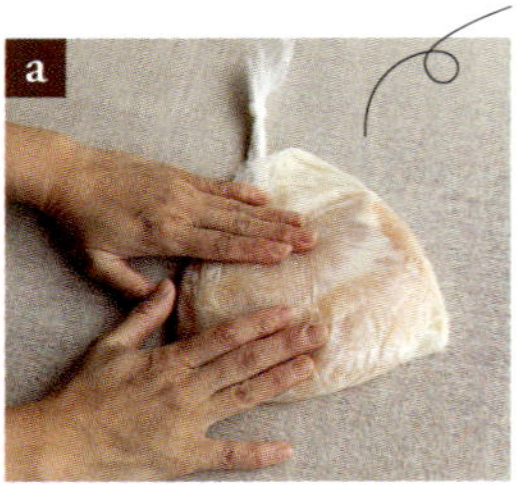

空気を抜いて平らにする

b

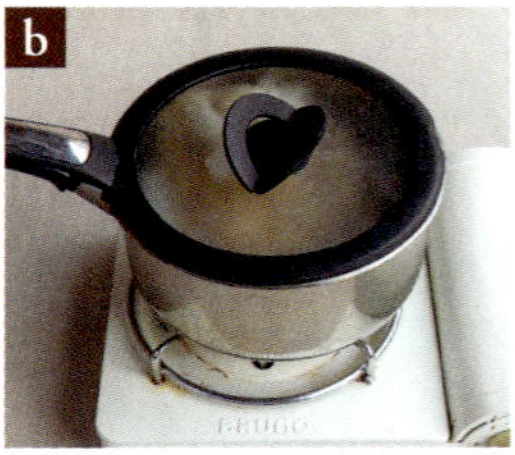

c

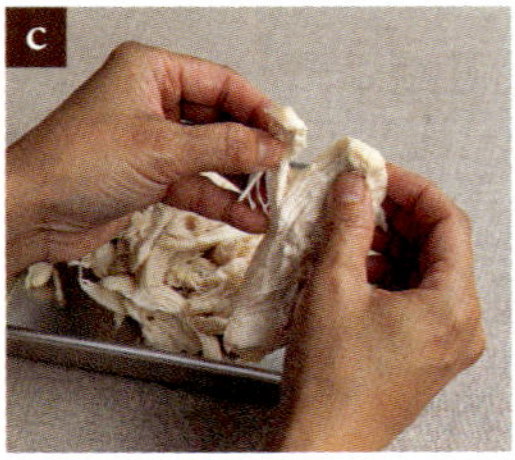

\スープを作る/

1人分

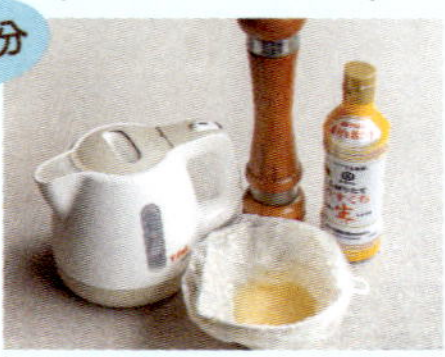

2のポリ袋の残り汁にお湯100mℓ程度、醤油（うすくち）小さじ1を加え、こしょうで調味する。

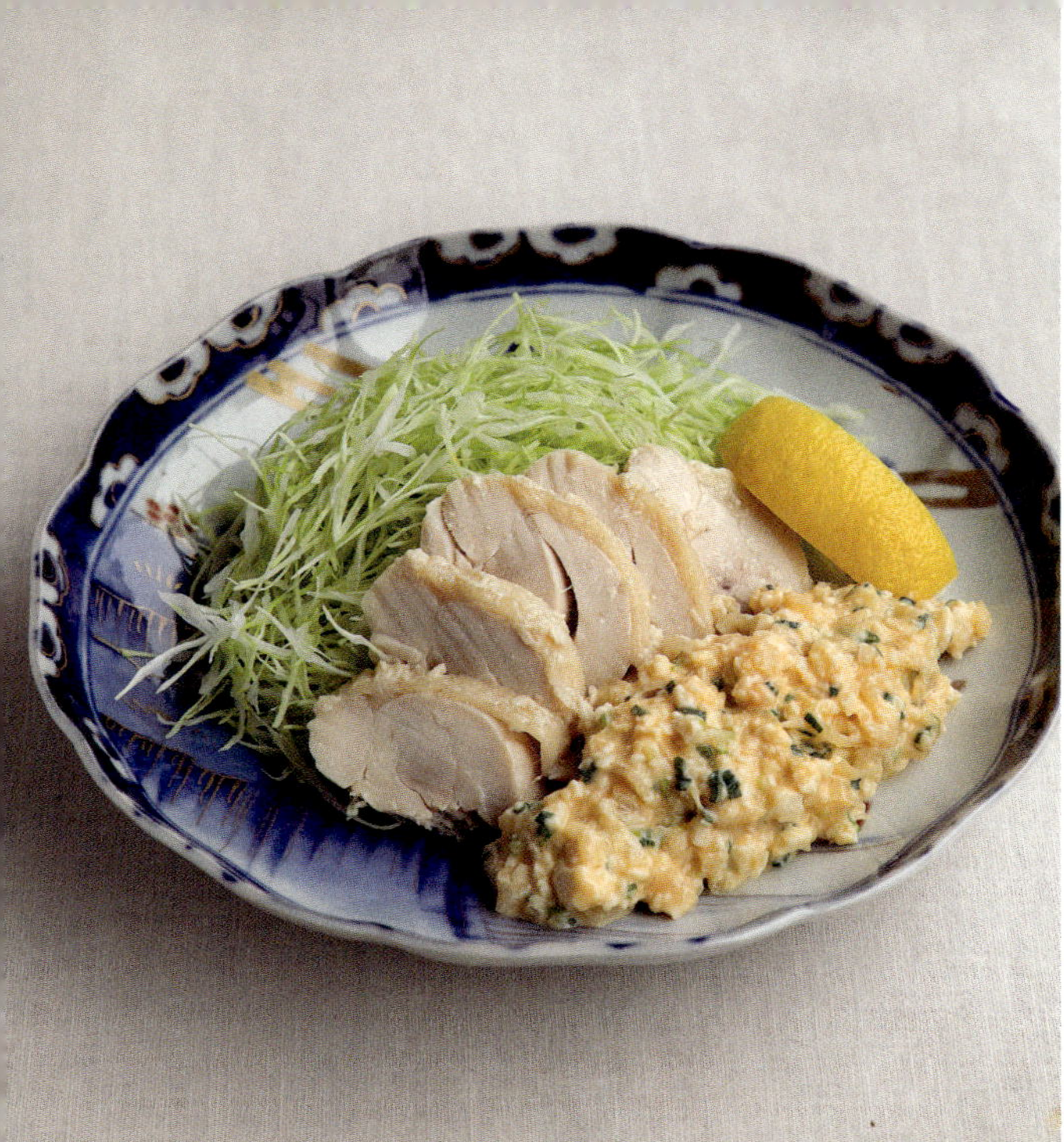

※麹豚ばらスライス、麹サーモンでも美味しい。

揚げないのでキャベツで食感をプラス

麹チキン南蛮

材料（2人分）・作り方

1 **麹鶏もも肉**（P.50参照）250gをポリ袋に入れ、口を縛る。

2 鍋に湯を沸騰させ、**1**を入れ、弱火で30分湯煎する（火あり）。

※詳細はP.43～45参照

3 **2**を食べやすい大きさに切り、**麹タルタルソース**大さじ4（P.23参照）、キャベツせん切り2枚分、くし切りにしたレモン1/8個を添える。

加熱時間 30 min

麹の力で鶏肉がぷりぷり、やわらかくてジューシー

麹チキンのトマト煮込み

材料（2人分）・作り方

A
トマトジュース（無塩・無糖）…100㎖
麹玉ねぎ・**麹きのこ**（P.49参照）…各50g
塩麹・甘酒…各大さじ1
味噌…小さじ1
にんにく（すりおろし）…1かけ分

1 **麹鶏もも肉**（P.50参照）250g、トマト1個、なす1/2本を一口大（小さめ）に切る。

2 ポリ袋に**A**、**1**、ローリエ1枚を入れてよくもみ込む。

3 鍋に湯を沸騰させ、**2**を入れ、弱火にして30分湯煎する（火あり）。

※詳細はP.43～45参照

4 器に盛り、粉チーズ・粗びき黒こしょう少々をふる。

加熱時間 30 min

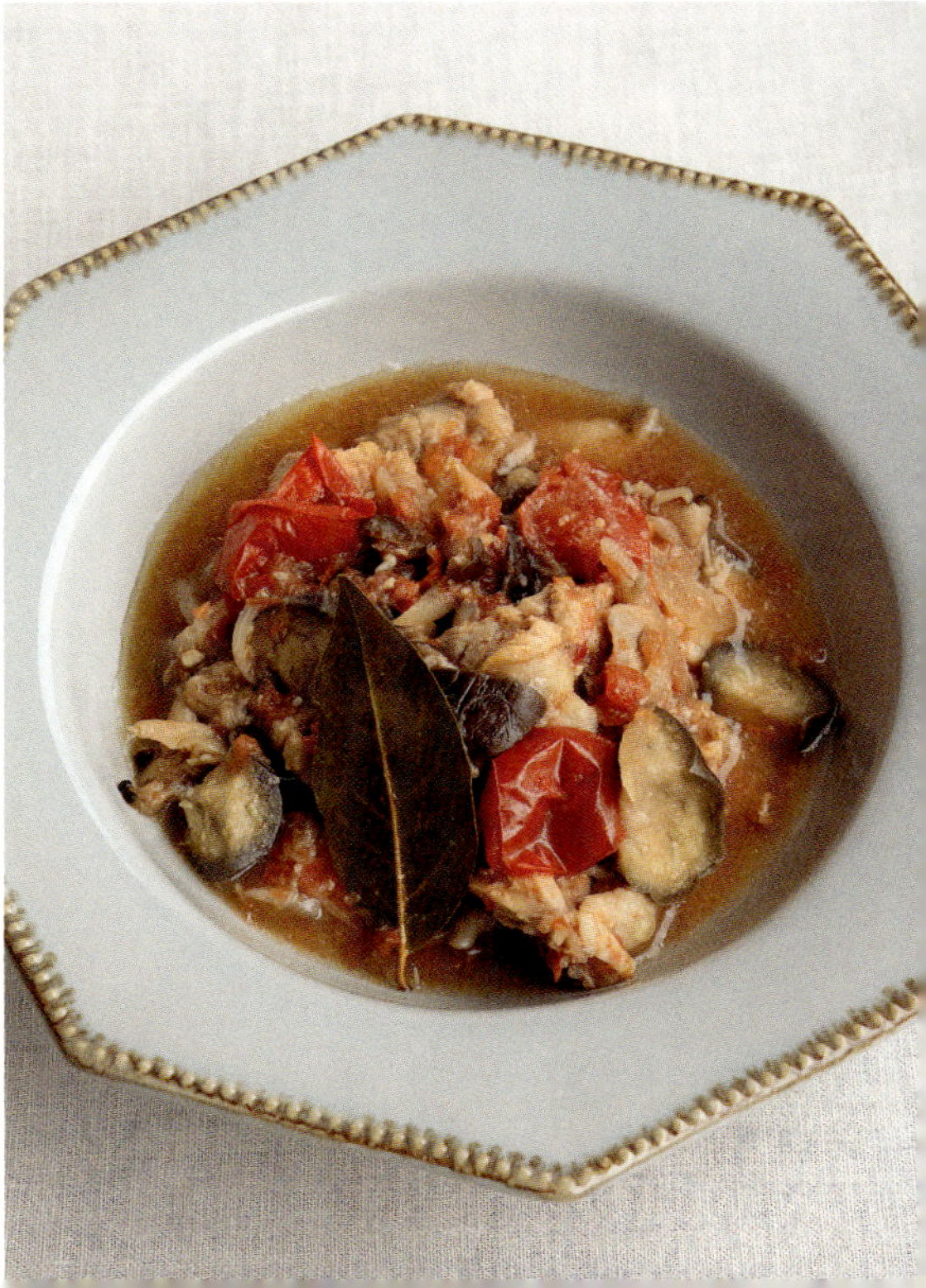

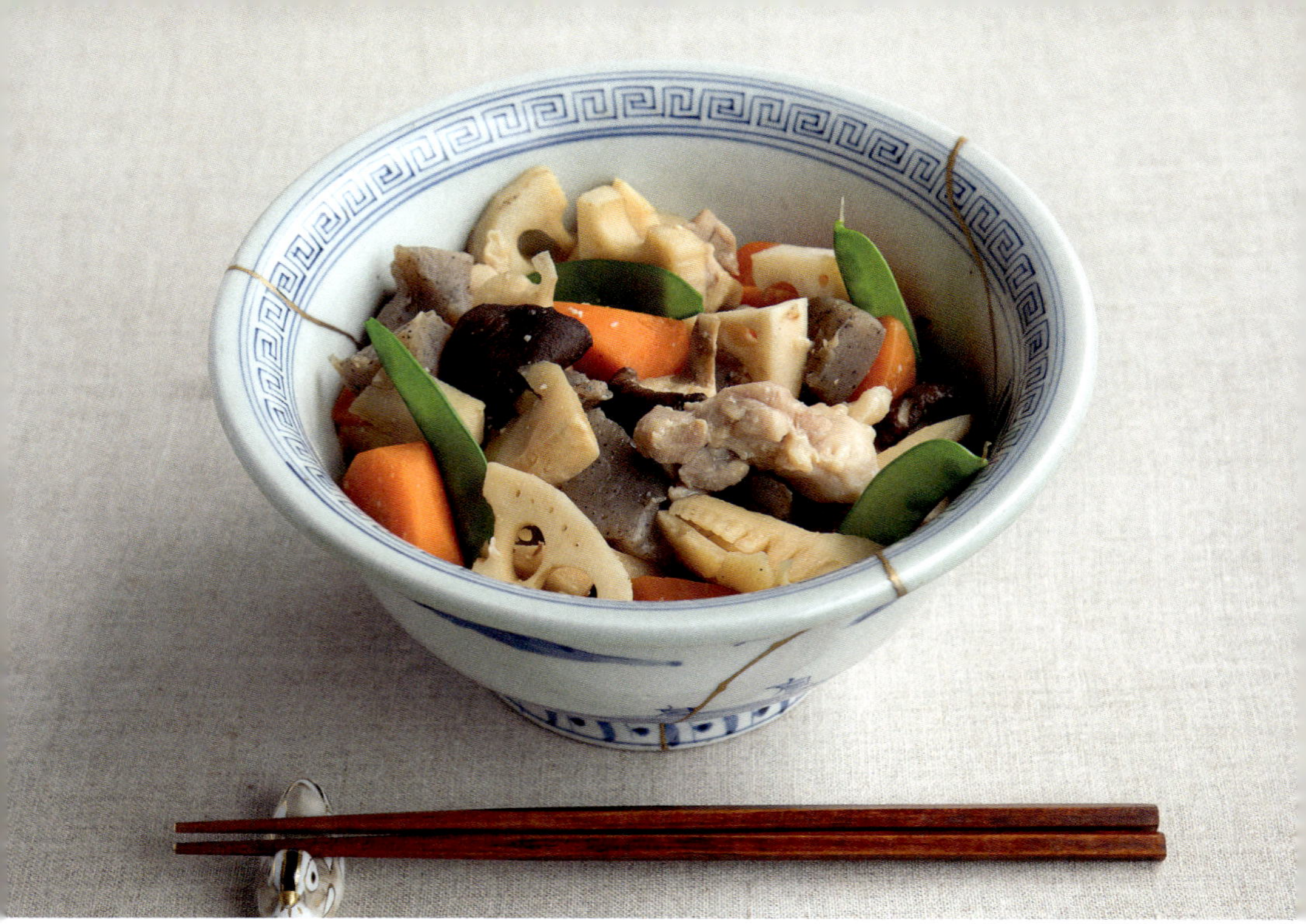

濃い目の味にしたい時は、調味料を倍量に

発酵筑前煮

加熱時間 20 min

材料（2人分）

にんじん（一口大に切る）…1/4本
こんにゃく（一口大に切る）…1/2枚
れんこん（1㎝厚さのいちょう切り）…100g
しいたけ…2個
水煮たけのこ…100g
麹鶏もも肉（P.50参照）…100g
きぬさや…4本
A 醤油…大さじ1
塩麹…大さじ1
甘酒…大さじ1

作り方

1 にんじん、こんにゃく、れんこんを沸騰した湯に入れて5分下ゆでする。a

2 麹鶏もも肉を、一口大（小さめ）に切る。

3 ポリ袋に1、2、一口大に切った水煮たけのこ、石づきを取って4つ割りしたしいたけ、Aを入れb、よくもみ込む。

4 鍋に湯を沸騰させ、3を入れる。

5 弱火にして20分湯煎する（火あり）。

※詳細はP.43～45参照

6 ポリ袋を取り出す30秒前に、鍋に直接きぬさやを入れて、ゆでる。c

7 器に盛り、6のきぬさやを散らす。

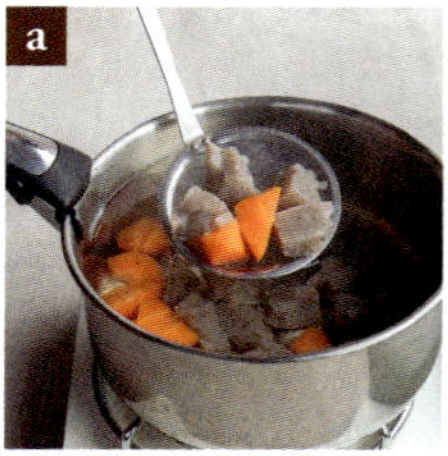
a

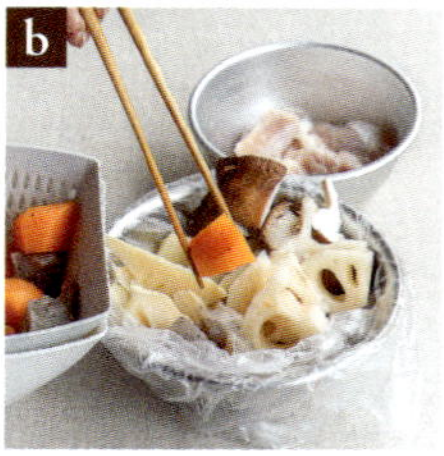
b

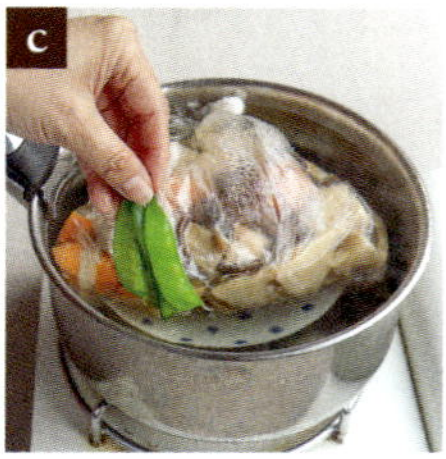
c

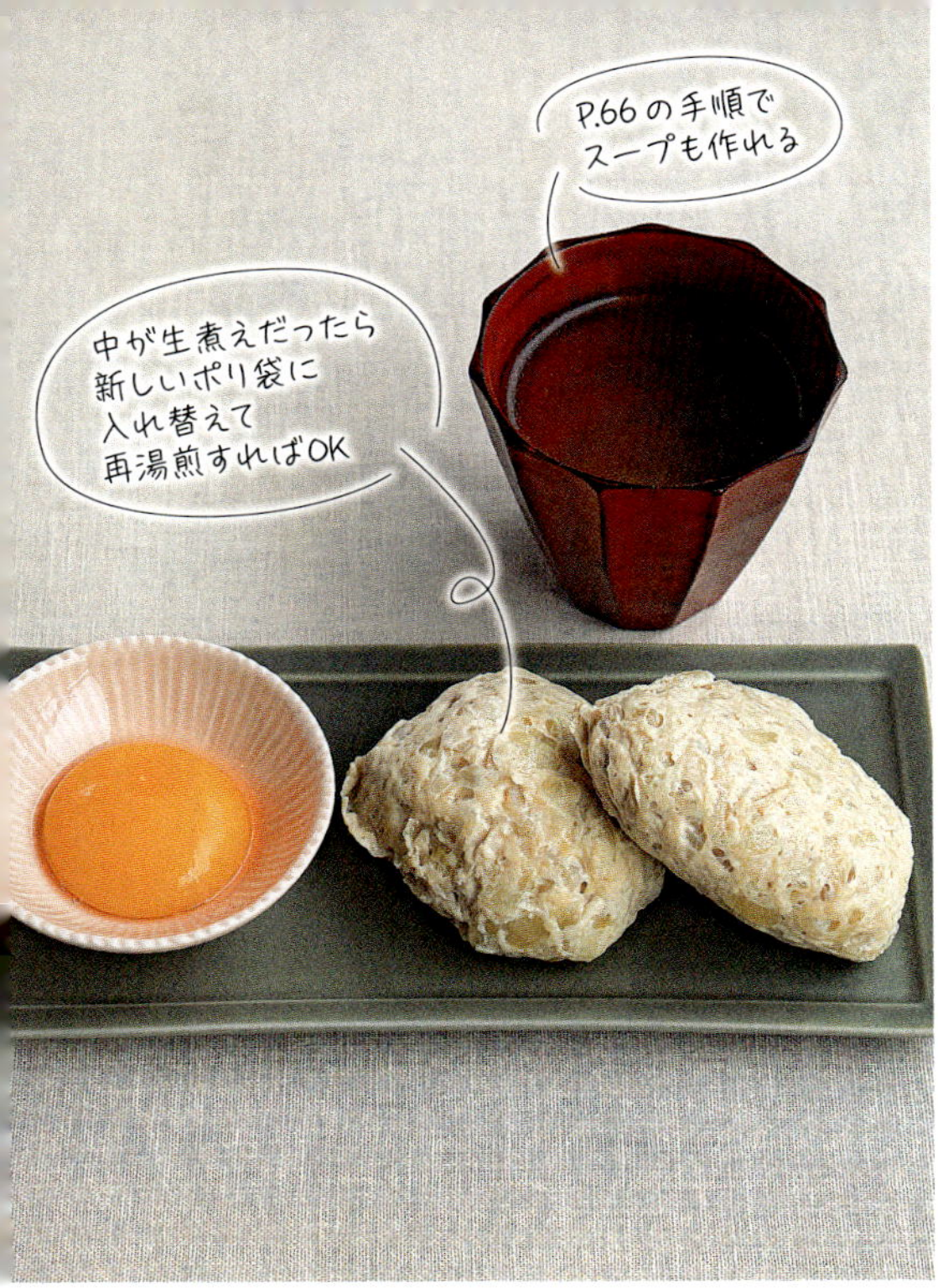
P.66の手順で
スープも作れる
中が生煮えだったら
新しいポリ袋に
入れ替えて
再湯煎すればOK

しっとりつくねにコリコリれんこん食感が楽しい

発酵鶏つくね

加熱時間 15 min

材料（2個分）・作り方

1 れんこん50gはみじん切りにする。**麹玉ねぎ**（P.49参照）50gはざく切りして軽く水けを絞る。

2 **1**、鶏ひき肉150g、醤油（うすくち）小さじ1をポリ袋に入れて、よくもみ、俵状に成型する。

※刻んだ鶏軟骨を入れても美味しい。

3 鍋に湯を沸騰させ、**2**を入れて弱火にし、15分湯煎する（火あり）。

※詳細はP.43～45参照

4 器に盛り、卵黄1個を添える。

野菜がたっぷり食べられるからうれしい

ピリ辛麹肉味噌 レタス包み

加熱時間 10 min

材料・作り方（具材：2人分）

麹鶏ひき肉（P.50参照）…150g
麹きのこ（P.49参照）…50g
A
豆板醤…小さじ½
味噌…大さじ1
生姜（みじん切り）…小さじ1

1 ポリ袋に**A**を入れてよくもむ。

2 鍋に湯を沸騰させ、**1**を入れ、弱火にして10分湯煎する（火あり）。

※詳細はP.43～45参照

3 **2**をレタス2枚と一緒に器に盛り、好みの野菜と一緒に包む。

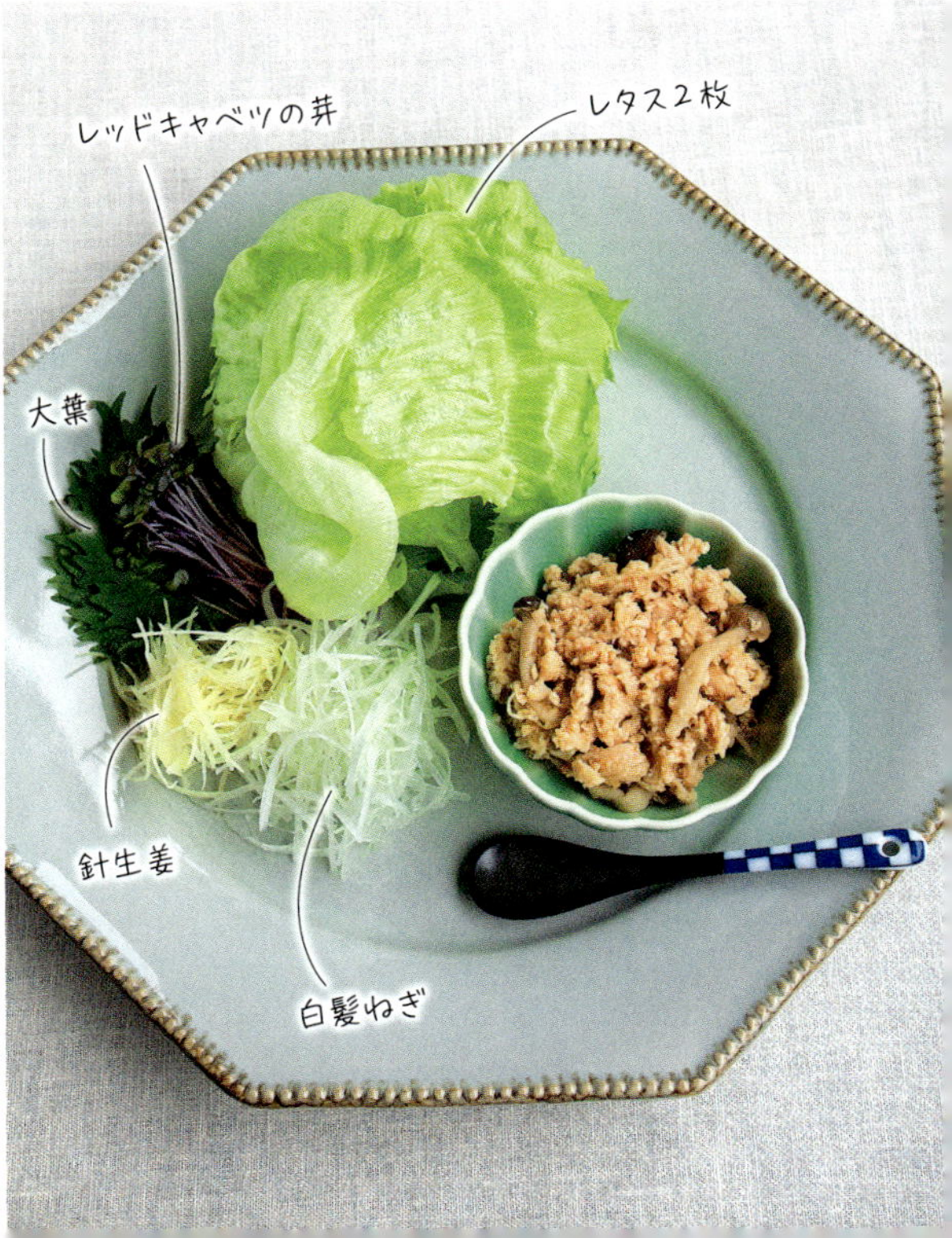
レッドキャベツの芽
レタス2枚
大葉
針生姜
白髪ねぎ

おかず・麹豚肉

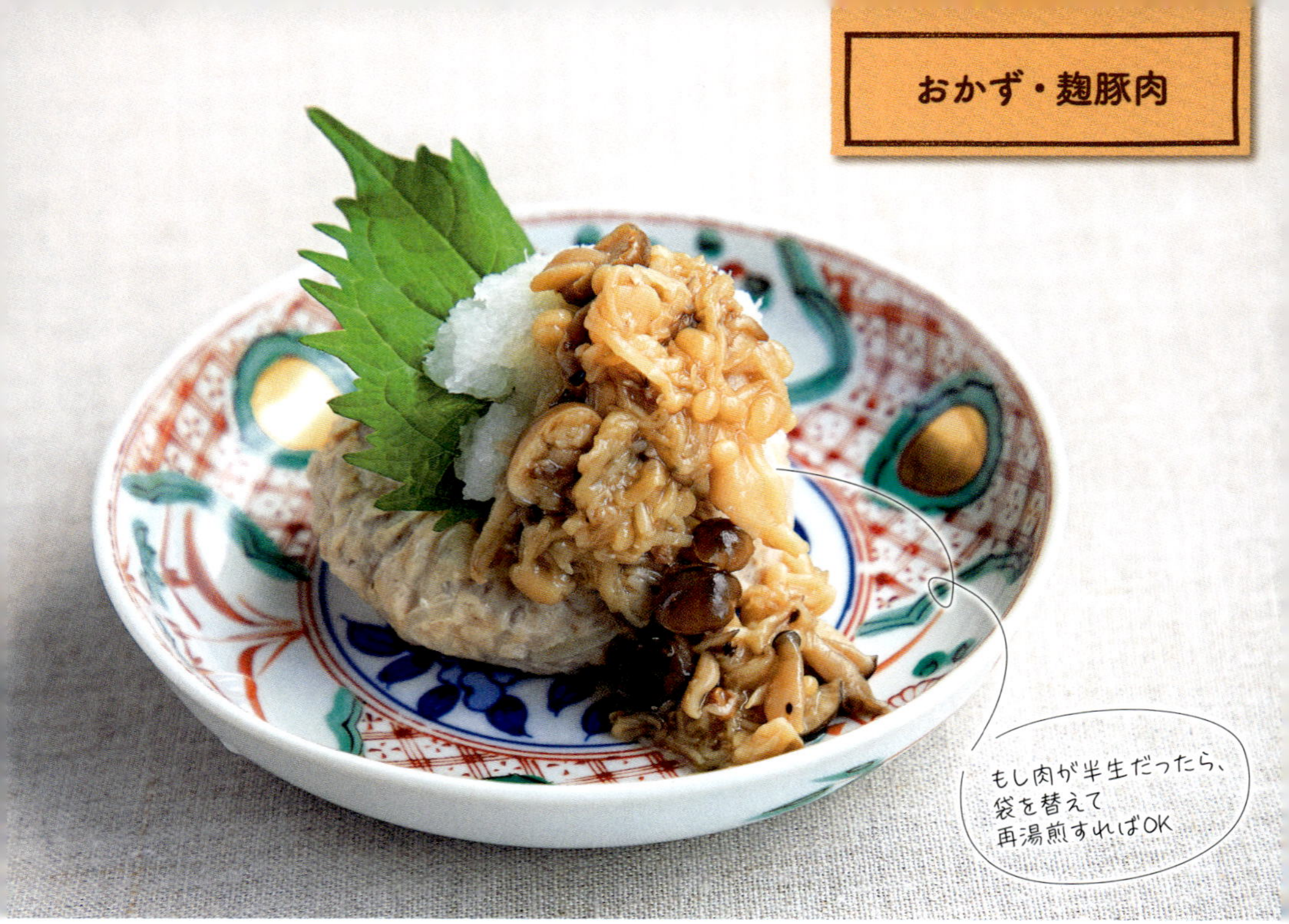
もし肉が半生だったら、
袋を替えて
再湯煎すればOK

麹の力でしっとりジューシー
ソースとハンバーグが同時に作れちゃう

麹きのこハンバーグ

加熱時間 20 min

材料（1個分）

麹豚ひき肉（P.50参照）…100g
麹玉ねぎ（P.49参照）…30g
こしょう…少々

●ソース
麹きのこ（P.49参照）…30g
醤油（うすくち）…小さじ½

●トッピング
大根おろし…適量
大葉…1枚

作り方

1 麹玉ねぎはざく切りし、軽く水けを絞る。麹豚肉、こしょうをポリ袋に入れる。a

2 1をよく混ぜ、少し平らなハンバーグ型にする。b

3 ソースの材料を混ぜ、別のポリ袋に入れる。

4 鍋に湯を沸騰させ、1、2を一緒に入れ弱火にし、20分湯煎する（火あり）。c
※詳細はP.43～45参照

5 ハンバーグの上に大葉と大根おろしをのせ、上からソースをかける。

POINT
2人分作る場合は、ソースは同じ袋に倍量。ハンバーグは、1人分ずつ別のポリ袋で作るのが便利。

a
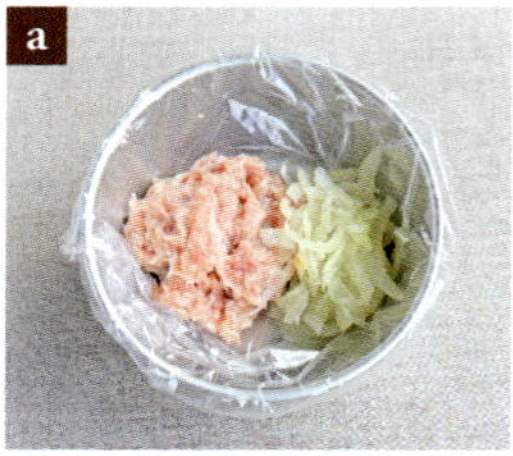

b
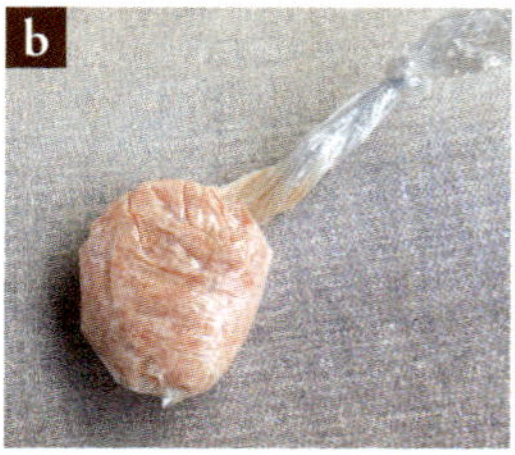

c
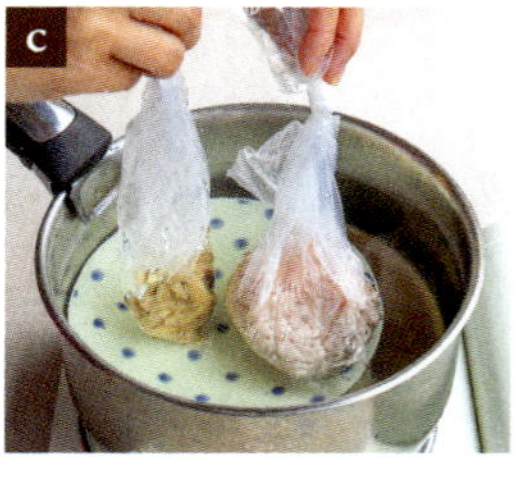

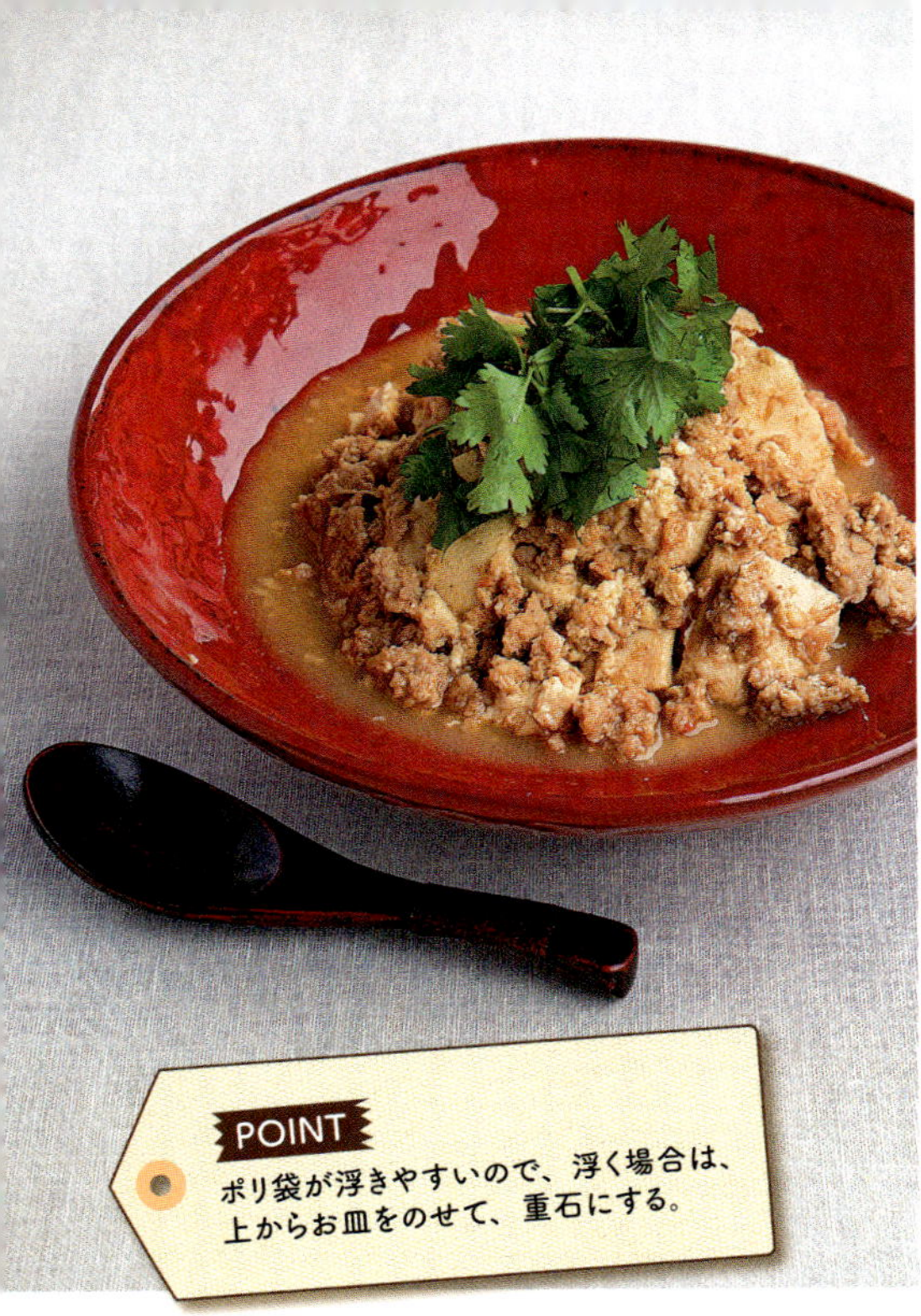

POINT
ポリ袋が浮きやすいので、浮く場合は、上からお皿をのせて、重石にする。

ピリリと効かせる山椒の刺激と麹のうま味

発酵麻婆豆腐

加熱時間 湯煎 20 min

材料（2人分）・作り方

麹豚ひき肉（P.50参照）…150g
長ねぎ（みじん切り）…1/2本
A
甘酒・**塩麹**・醤油…各大さじ1
にんにく・生姜（すりおろし）・豆板醤・山椒の粉…各小さじ1

1 ポリ袋に、Aを入れてよくもむ。

2 1のポリ袋の中に、4つ割りした**麹木綿豆腐**（P.52参照）1丁をのせ、空気を抜いて袋の口を縛る。

3 鍋に湯を沸騰させ、2を入れ弱火にし、20分湯煎する（火あり）。

4 器に盛り、ざく切りしたパクチー5本を添える。

※詳細はP.43～45参照

まるで数日間煮込んだようなしっとりとしたコクのある味わい

発酵はちみつ黒酢チャーシュー

加熱時間 30 min

材料（2人分）・作り方

A
黒酢・醤油・はちみつ…各大さじ1
にんにく・生姜（すりおろし）…各小さじ1
八角…1かけら

1 **麹豚ばらかたまり肉**（P.50参照）300gに、Aをポリ袋に入れてよくもみ込む。

2 鍋に湯を沸騰させ、1を入れ弱火にし30分湯煎する（火あり）。※詳細はP.43～45参照

3 鍋から引き上げて10分放置。

4 豚肉を1cm厚さに切り、**麹青菜**（P.49参照）5g、**麹卵**（P.52参照）1個と一緒に盛り、3のポリ袋の中の汁をかける。

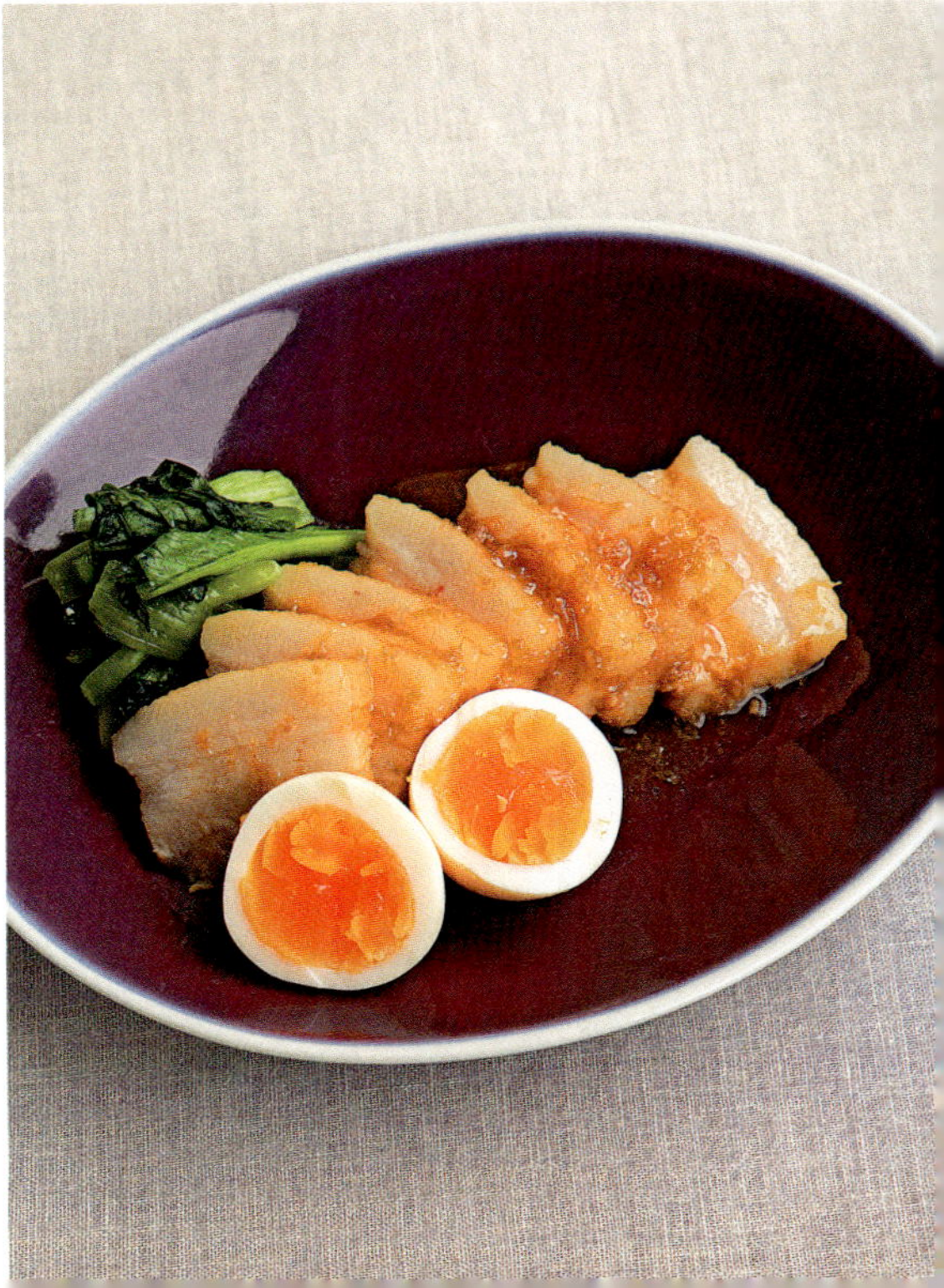

ほっこり母の味も湯煎で簡単調理

麹肉じゃが

材料（2人分）・作り方

麹豚もも薄切り肉（P.50参照）・

麹玉ねぎ（P.49参照）…各100g

A 甘酒・醤油…各大さじ2

1 じゃがいも2個は皮をむいて、8等分にカットし、水から10分下ゆでする。

2 しらたき50gは適当な長さにカットする。

3 ポリ袋に1、2、Aを入れてよくもみ込む。

4 鍋に湯を沸騰させ、3を入れ弱火にし、20分湯煎する（火あり）。※詳細はP.43〜45参照

5 ポリ袋を取り出す30秒前に、鍋に直接、筋を取ったきぬさやを入れてゆでる。

6 器に盛り、きぬさやを飾る。

加熱時間 20 min

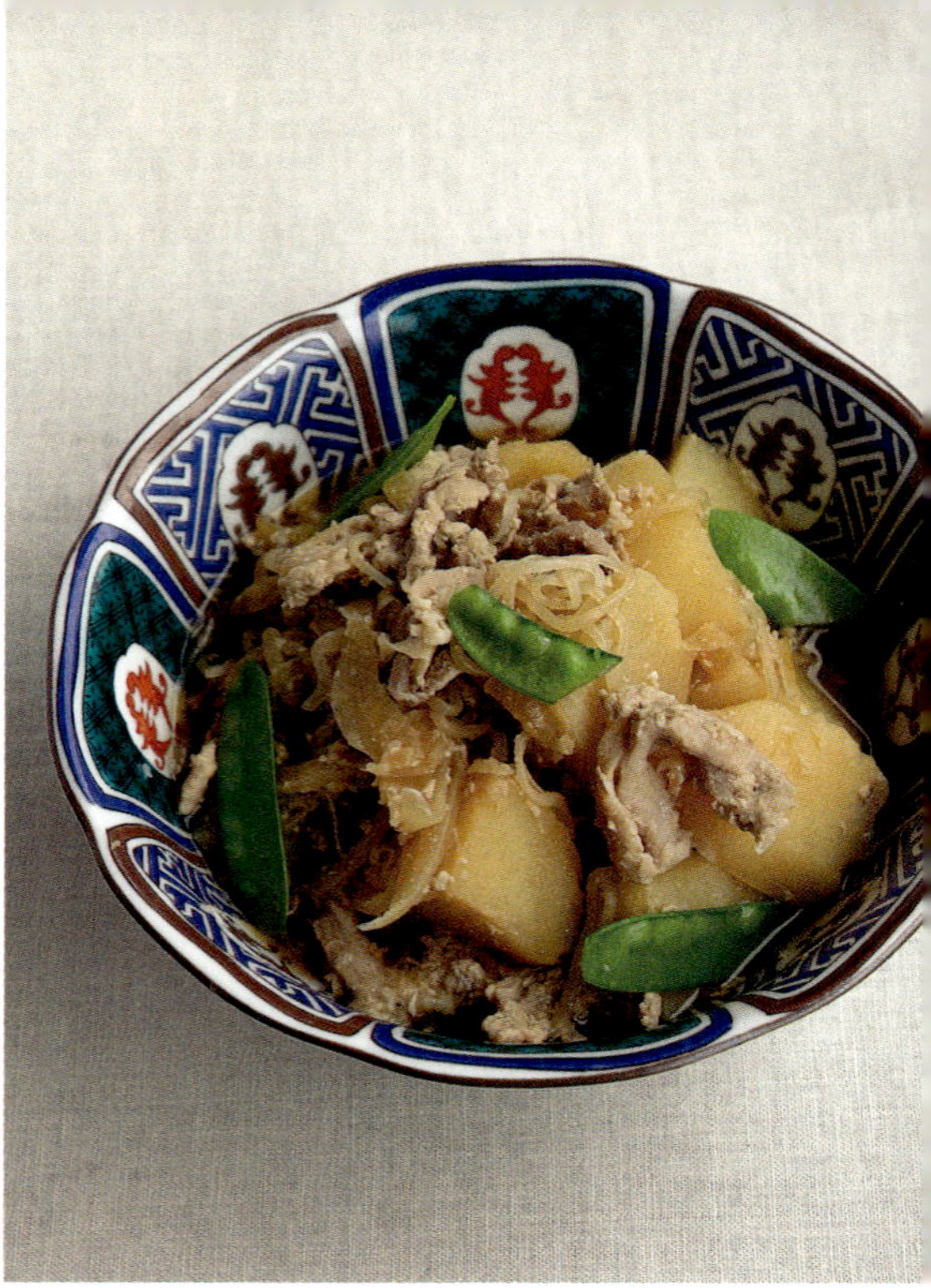

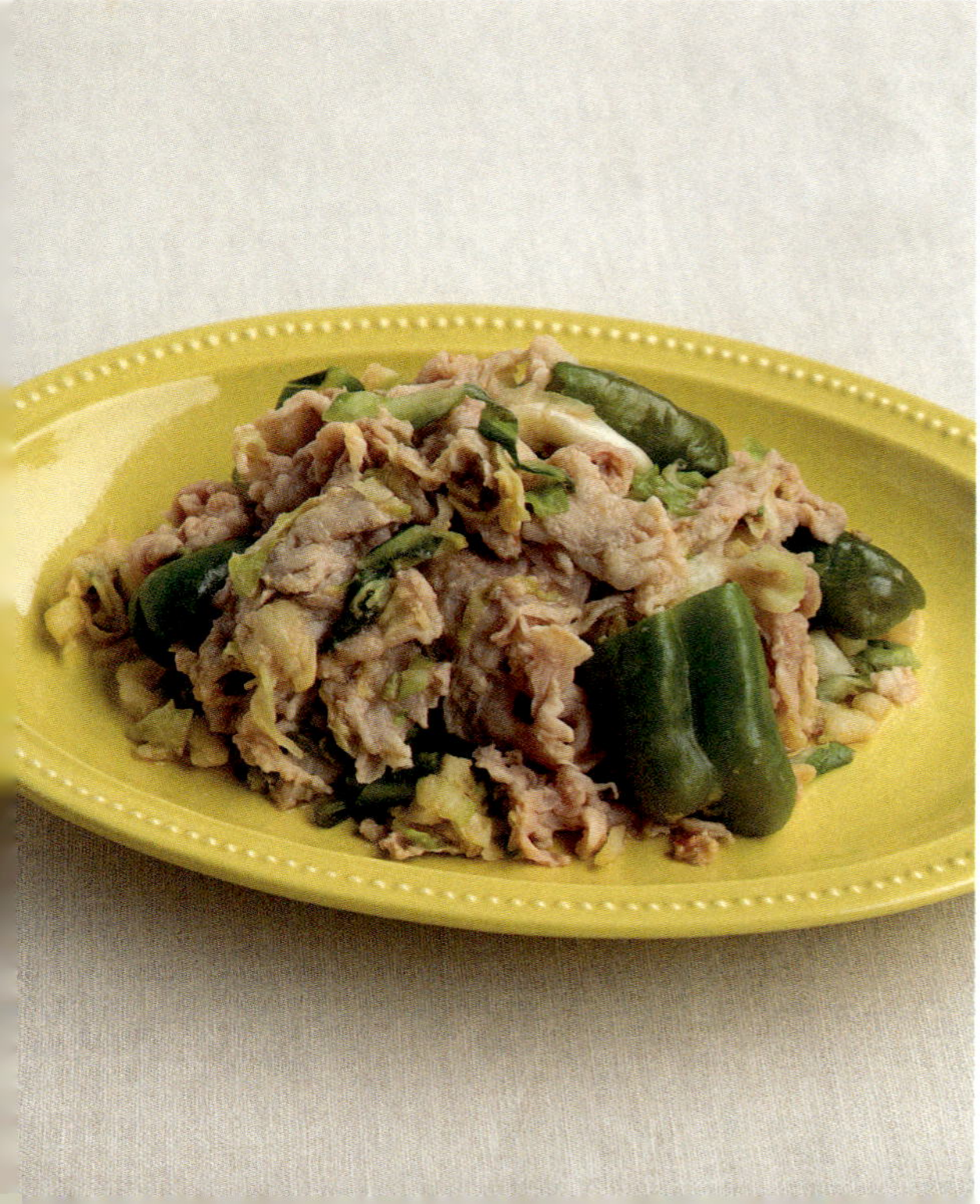

ノンオイルで、このコク！ ヘルシー中華

発酵回鍋肉

材料（2人分）・作り方

A 豆味噌（八丁味噌、赤味噌など）・オイスターソース…各大さじ1

豆板醤・にんにく（すりおろし）…各小さじ1

1 ピーマン2個は半分に切り種とへたを取っておく。

2 ポリ袋に1、**麹豚もも薄切り肉**（P.50参照）200g、水けを軽く絞った**麹キャベツ**（P.49参照）200g、Aを入れてよくもみ込む。

3 鍋に湯を沸騰させ、2を入れ弱火にし、20分湯煎する（火あり）。※詳細はP.43〜45参照

加熱時間 15 min

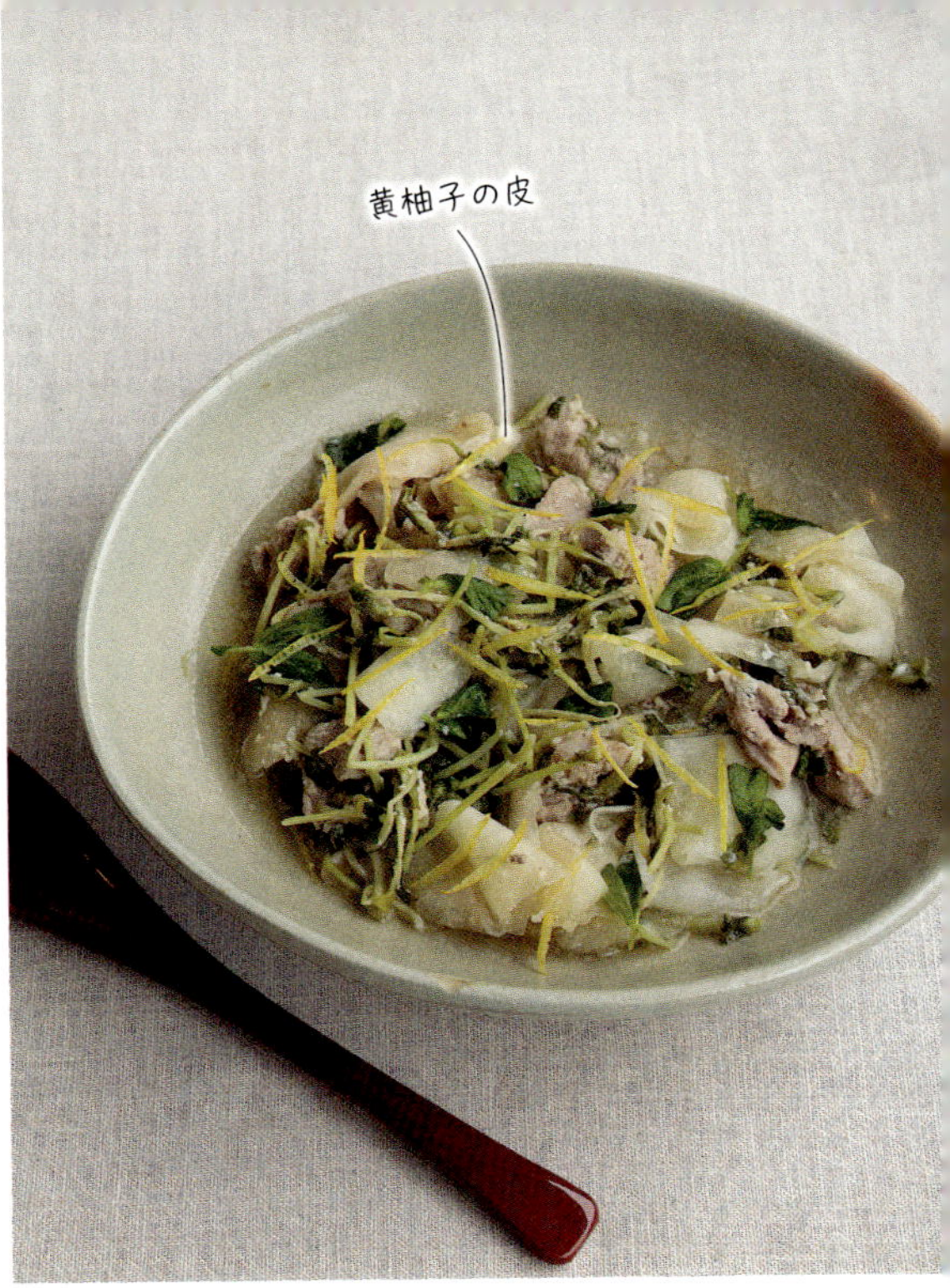

柚子の香りと麹の甘みが優しく懐かしい味

発酵豚とひらひら大根の柚子麹煮

加熱時間 15 min

材料（2人分）・作り方

塩麹・甘酒…各大さじ1

A
- 醤油（うすくち）…小さじ1
- 柚子こしょう…小さじ1

1 10㎝長さの大根を縦4等分に切り、ピーラーで薄切りにする。豆苗1/4パック（50g）は根元を切り落とし、2等分に切る。

2 ポリ袋に1とA、**麹豚ロース薄切り肉**（P.50参照）100gを入れてよくもみ込む。

3 鍋に湯を沸騰させ、2を入れ弱火にし、15分湯煎する（火あり）。

※詳細はP.43～45参照

4 器に盛り、せん切りした黄柚子の皮少々をかける。

麹の力でしっとりジューシー

発酵ローストポーク

加熱時間 30 min

材料（2人分）・作り方

1 にんにく・生姜各1かけは細切りする。

2 **麹豚肩ロースかたまり肉**（P.50参照）300gにナイフで10ヵ所穴をあけ、その穴に、1と粗びき黒こしょうを入れ、よくすり込む。

3 ポリ袋に2とローズマリー1本を入れ、口を縛る。

4 鍋に湯を沸騰させ、3を入れ弱火にし20分湯煎する（火あり）。

※詳細はP.43～45参照

5 火を止めて、鍋から引き上げそのまま10分放置しておく。

6 ポリ袋から肉を取り出し、薄切りにする。

7 器に、6と**麹玉ねぎ**（P.49参照）100g、イタリアンパセリを盛る。

8 ポリ袋に残ったソースを上からかける。

※粒マスタードを添えてもおいしい。

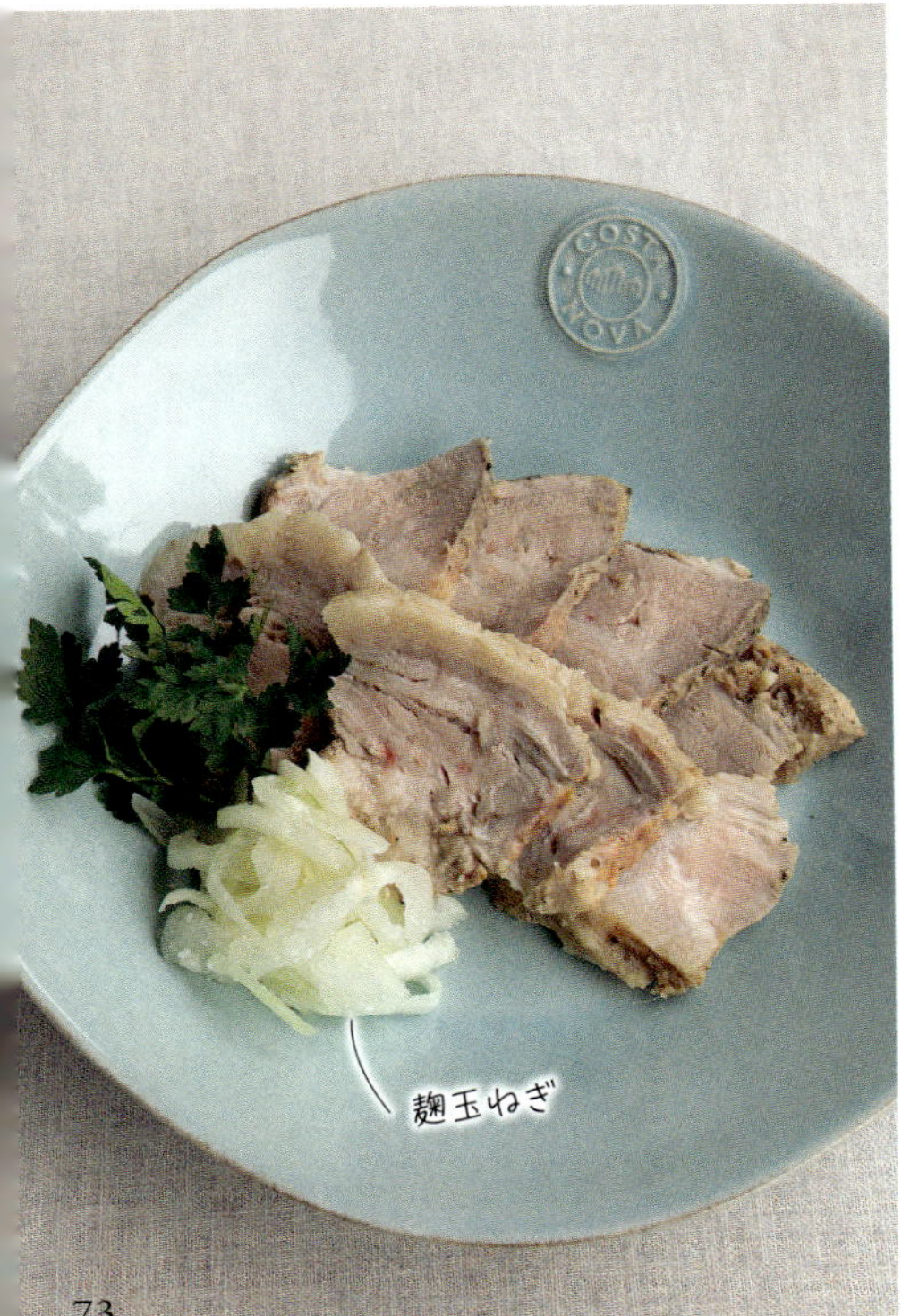

おかず・麹魚（生食）

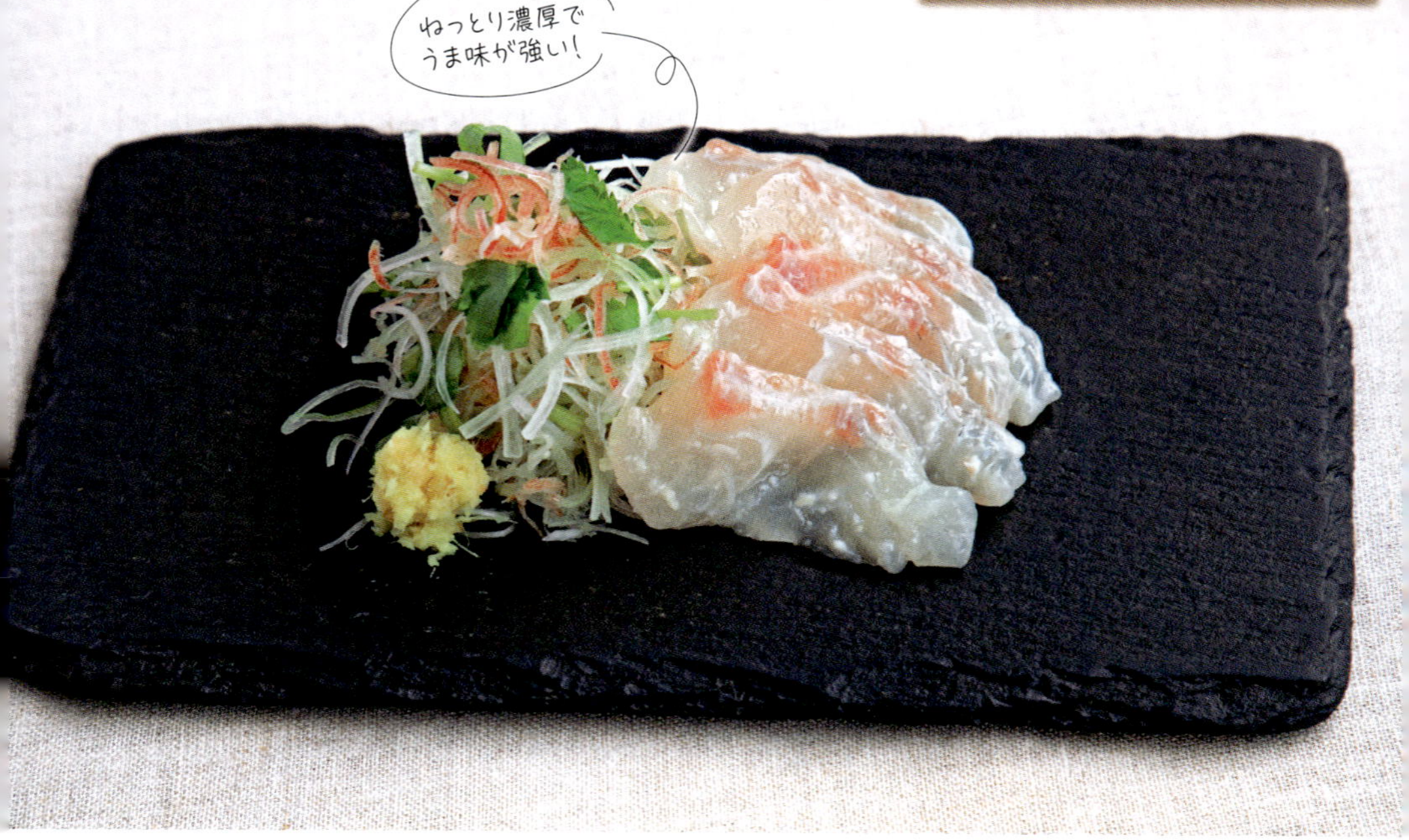
ねっとり濃厚で
うま味が強い！

切り身で漬けても、柵で漬けて後から切ってもOK

麹漬け刺身

材料（2人分）

●**麹魚（刺身）**

刺身（白身魚、サーモン、いか、帆立てなど）…100g（切り身なら6切れ程度）

塩麹…大さじ1

甘酒…大さじ1

作り方

1 刺身の水けをキッチンペーパーで軽く拭く。a

2 ポリ袋に材料を入れる。b

3 全体をもみ込む。c

4 空気を抜いて口を縛る。

5 柵の場合は、1〜5日、切り身の場合は30分〜3日、冷蔵庫で寝かせる。

6 器に盛り、醤油、わさび、柚子こしょう、**醤油麹**、からしなどお好みで食べる。

醤油麹

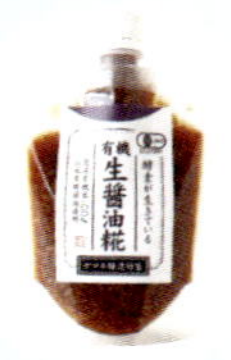

「醤油麹」とは、米麹を醤油に漬け込んで発酵させたもの。

a

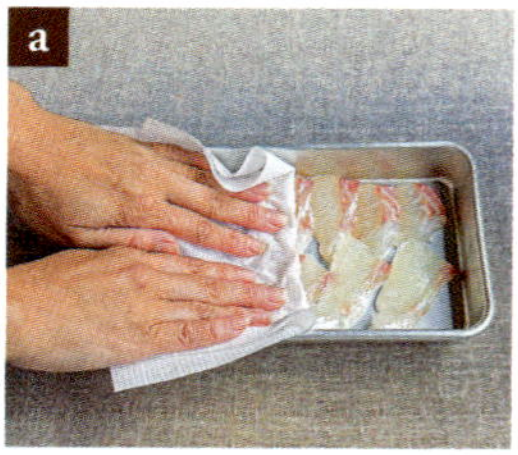

b

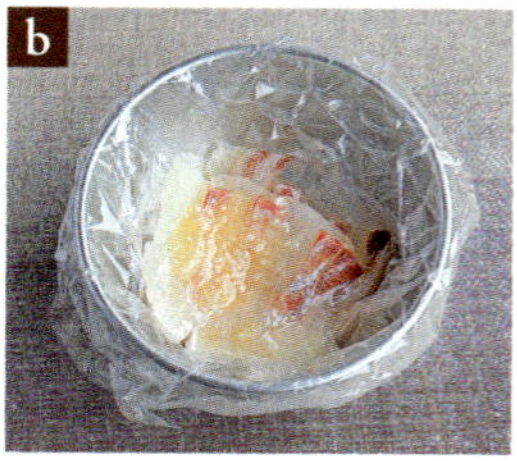

c

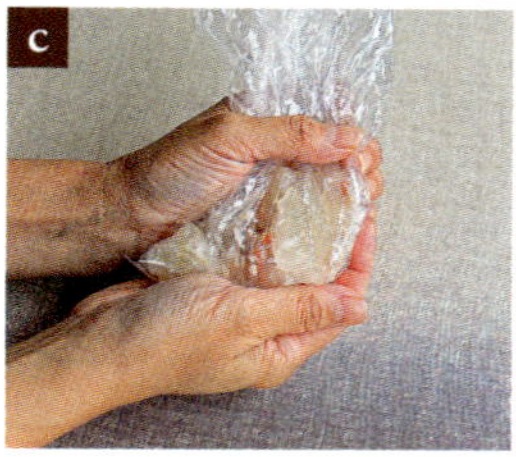

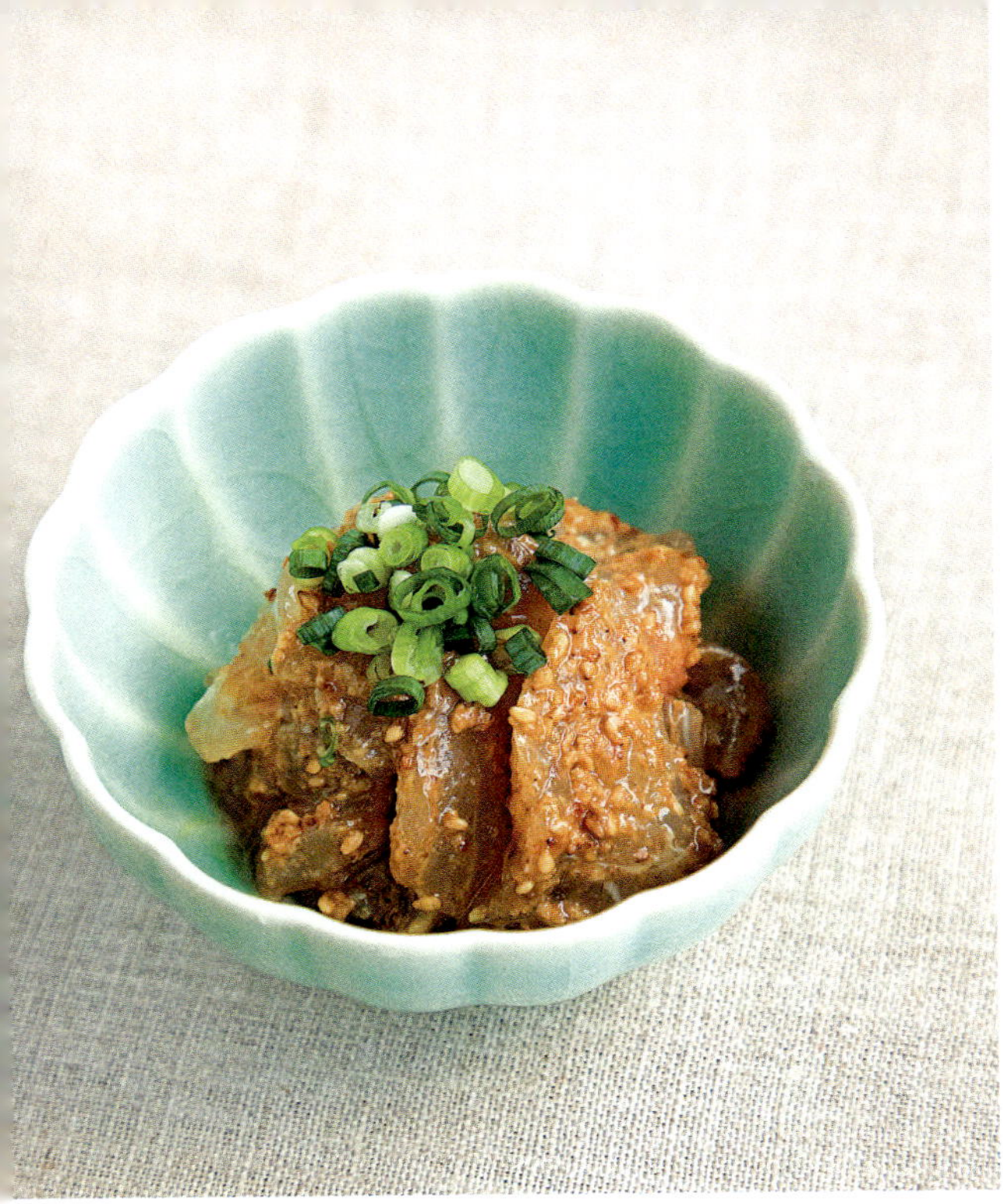

ホカホカご飯の上にのせてもおいしい

真鯛のごま麹漬け

材料・作り方（具材：2人分）

【下準備】

1 1～5日ほど漬け込んだ**麹魚（刺身・真鯛）**（P.51参照）を用意する。

（P.51参照）

【食べ方】

1 麹魚（刺身・真鯛）100gを食べやすい大きさに切り、ポリ袋に入れ、醤油小さじ1、すりごま大さじ1を入れてよくもむ。

2 器に盛り、小口に切った万能ねぎ1本、わさび少々を添える。

酵素の力で、ねっとりしたなめろうに

発酵イタリアンなめろう

材料（具材：2人分）

【下準備】

1 1～5日ほど漬け込んだ**麹魚（刺身・生サーモン）**（P.51参照）を用意する。

【食べ方】

1 麹魚（刺身・生サーモン）100gとらっきょうの甘酢漬け（6粒程度）20gを、粗みじん切りにする。

2 ポリ袋に、**1**、醤油小さじ½、クリームチーズ大さじ1、ディルみじん切り1本を入れてもみ込む。

3 器に**2**を盛り、レモン薄切り1枚を添える。

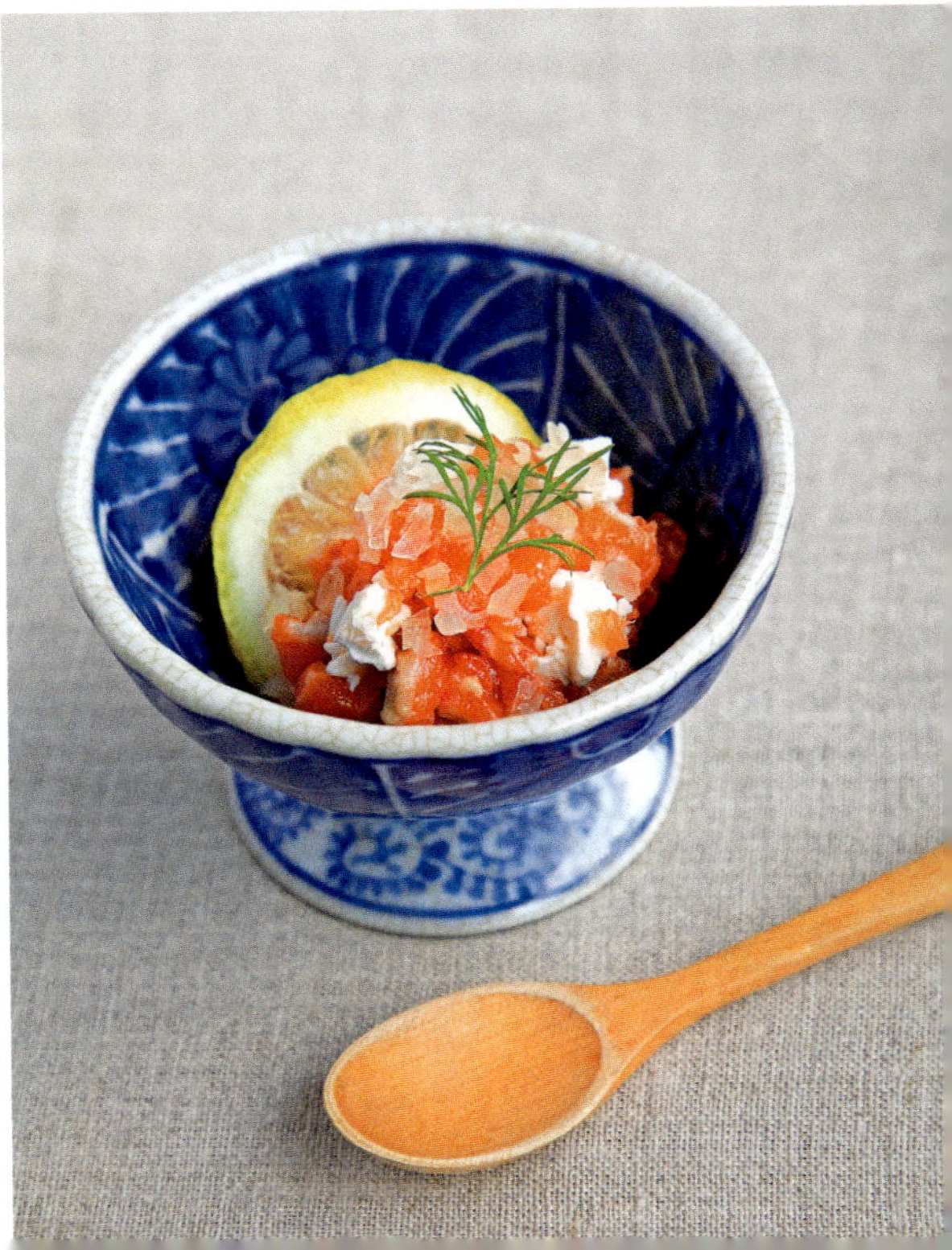

朝食にぴったり！　のせて挟むだけ

発酵サーモンの酵素タルタルサンド

材料（1人分）

●**麹魚（刺身）**

A
- 生サーモン…100g
- **塩麹**…大さじ1
- 甘酒…大さじ1

発酵タルタルソース（P.23参照）…大さじ2

麹玉ねぎ（紫）（P.49参照）…30g

レタス…1枚

イングリッシュマフィン…1個

作り方

【下準備】

1 ポリ袋に**A**を入れる。**a**

2 よくもむ。**b**

3 空気を抜いて口を縛り、冷蔵庫で30分〜5日寝かせ発酵させる。

【サンドイッチ】

1 麹魚（刺身・生サーモン）は1cm角に切る。**c**

2 イングリッシュマフィンは半分に切り、トーストする。

3 **2**に、レタス→水けを絞った麹玉ねぎ→**1**→発酵タルタルソースの順にのせ、サンドする。

※加熱していないので、お弁当にはNG！

a
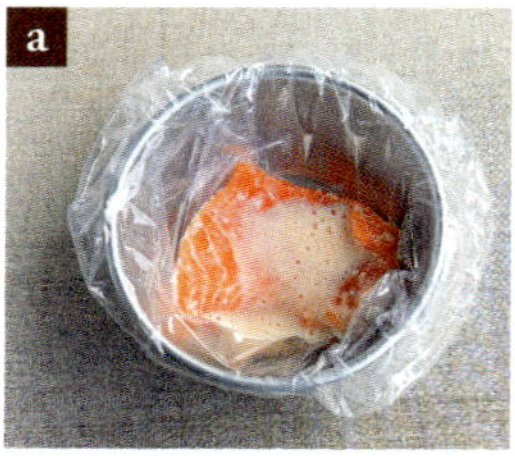

b
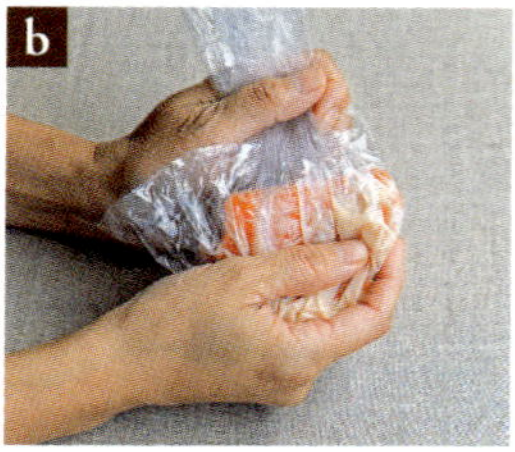

c
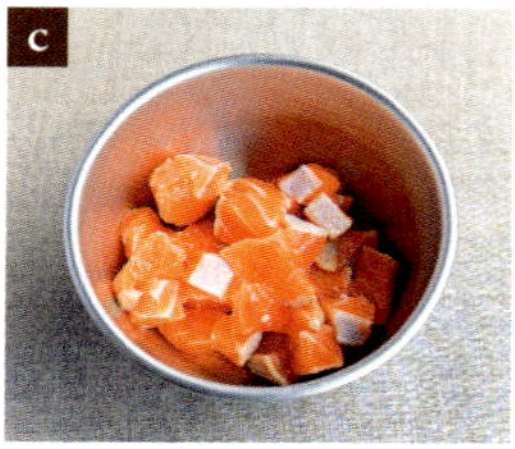

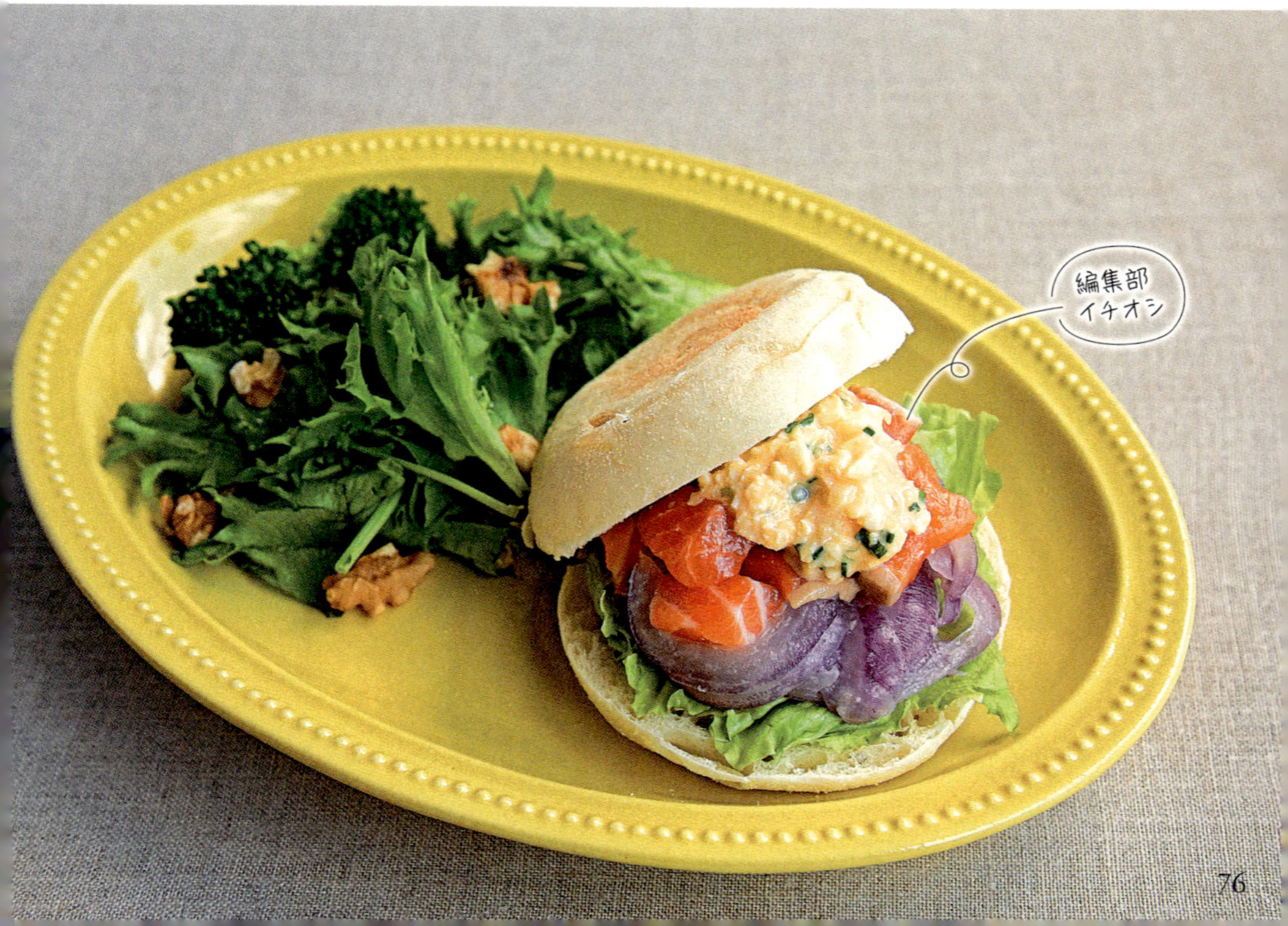

おかず・麹魚（加熱用）

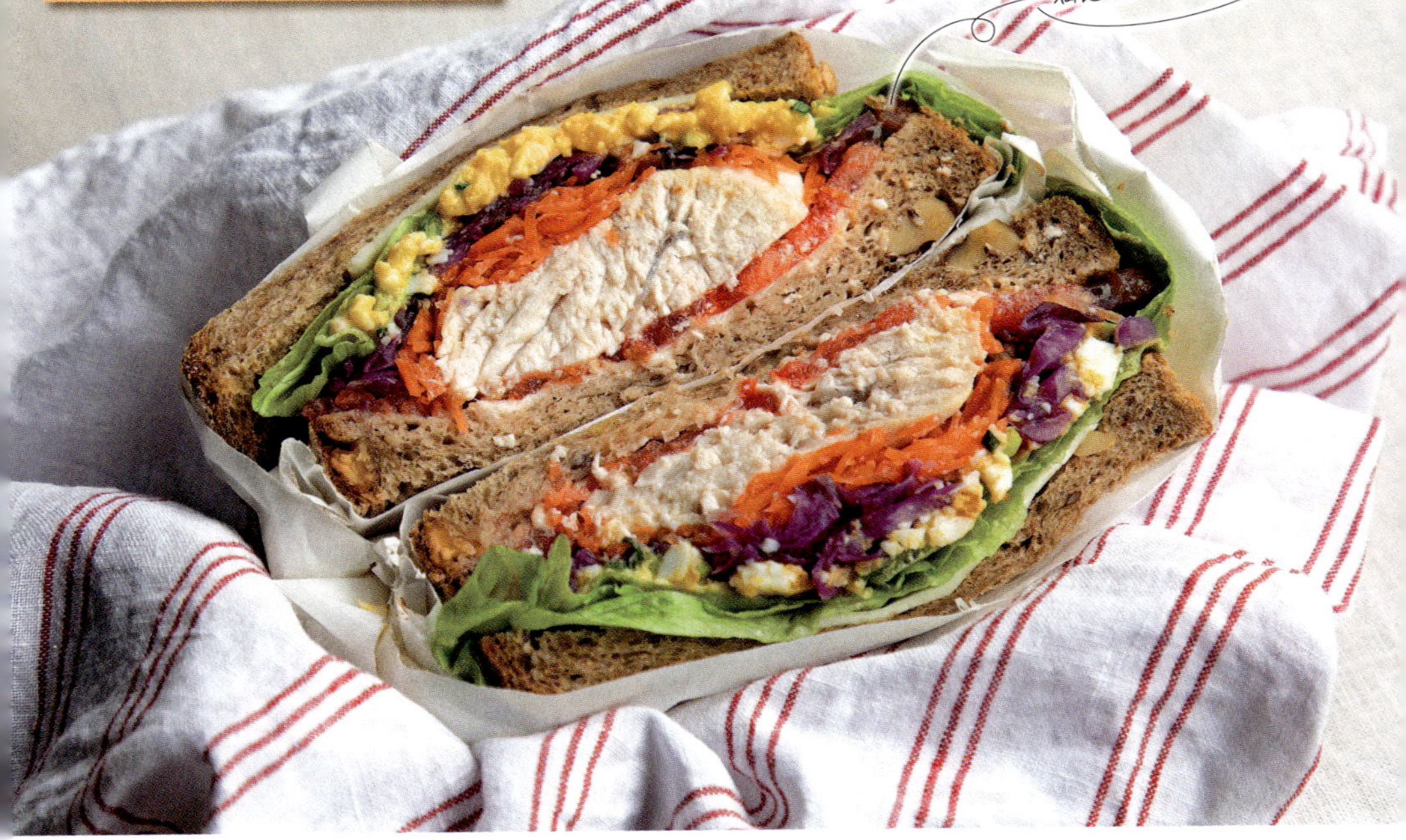

お弁当に持って行くなら、湯煎加熱が鉄則

麹フィッシュサンドイッチ

加熱時間 10 min

材料（1人分）

麹紫キャベツ（P.49参照）…30g
麹にんじん（P.49参照）…30g
麹魚（加熱・かじきまぐろ）（P.51参照）…150g
※サーモン、めかじきなど骨のついていないもの
食パン…2枚
スライスチーズ…2枚
トマト（2㎜スライス）…2枚
レタス…1枚
麹タルタルソース（P.23参照）…大さじ2

作り方

1 麹キャベツ・麹にんじんは、水けを固く絞る。a
2 食パン2枚はトーストしておく。
3 麹魚をポリ袋に入れて口を縛る。
4 鍋に湯を沸騰させ、3を入れ、火を止めて10分湯煎する（火なし）。b
※詳細はP.43〜45参照
5 食パンの上にスライスチーズ1枚→トマト2枚→4→麹にんじん→麹紫キャベツ→麹タルタルソース→レタス1枚（半分に折りたたむ）→スライスチーズ1枚の順にのせ、最後に食パンをのせる。c
6 クッキングシートできつく包み、半分に切る。

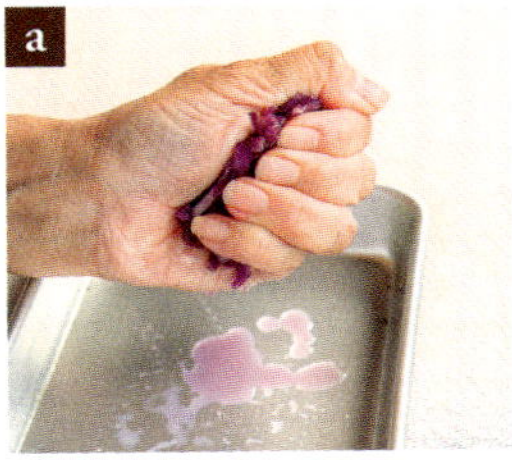
a

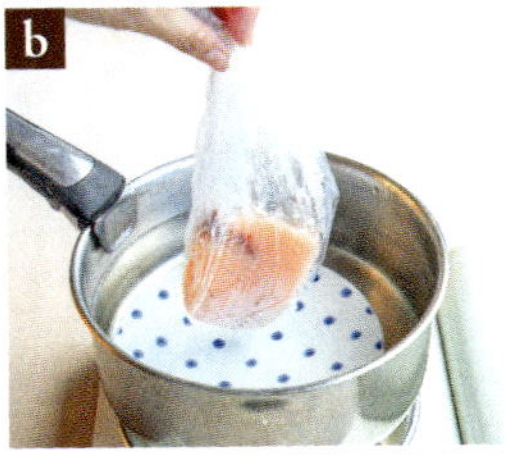
b

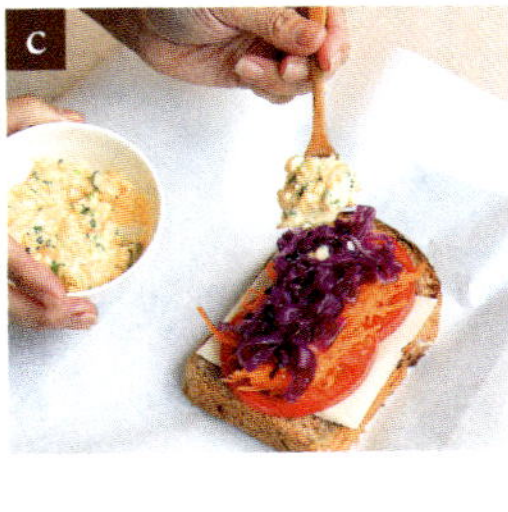
c

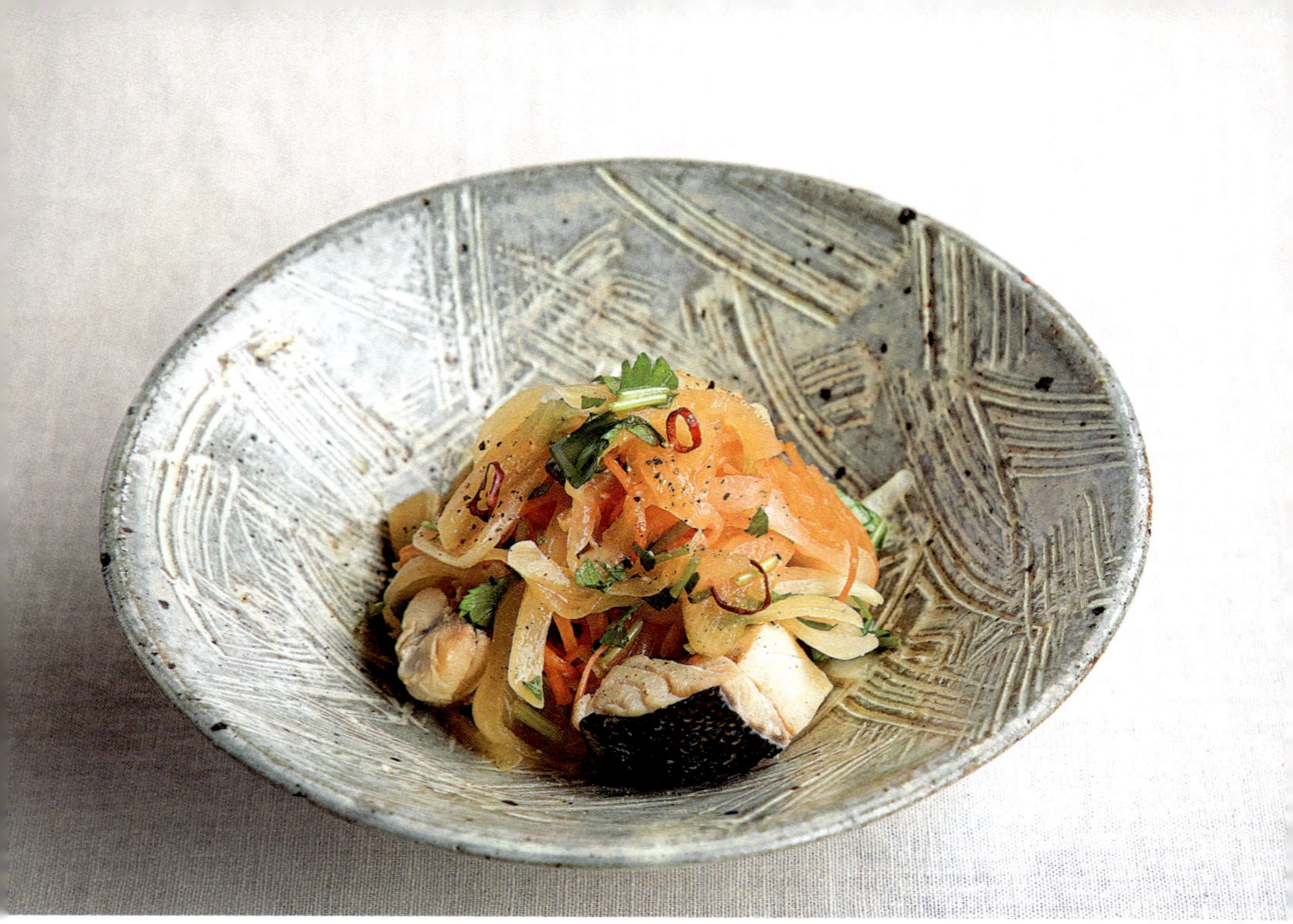

温かくても、冷めてもおいしい

発酵たらの南蛮漬け

湯煎時間 10 min

材料(2人分)

麹魚(加熱・たら)(P.51参照)…2切れ
麹玉ねぎ(P.49参照)…50g
麹にんじん(P.49参照)…50g
A 酢…大さじ2
甘酒・醤油(うすくち)…大さじ1
鷹の爪(輪切り)…少々
三つ葉…4本
粗びき黒こしょう…少々

作り方

1 ポリ袋に、麹玉ねぎ、麹にんじん、Aを入れよくもみ込む。a

2 一口大に切った麹魚を、1の袋に入れ、口を縛る。

3 鍋に湯を沸騰させ、2を入れ火を止め、10分湯煎する(火なし)。b
※詳細はP.43〜45参照

4 ポリ袋を取り出し、ポリ袋の中に2cm長さに切った三つ葉を入れて混ぜる。c

5 器に盛り、粗びき黒こしょうをかける。

POINT

●麹豚薄切り肉や麹鶏もも肉でもおいしい(一口大に切って、火あり・湯煎20分)

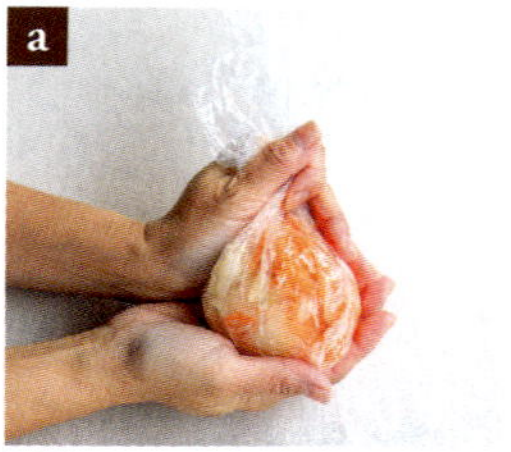
a

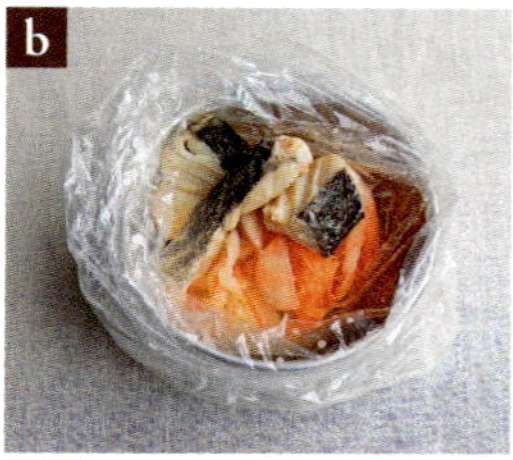
b

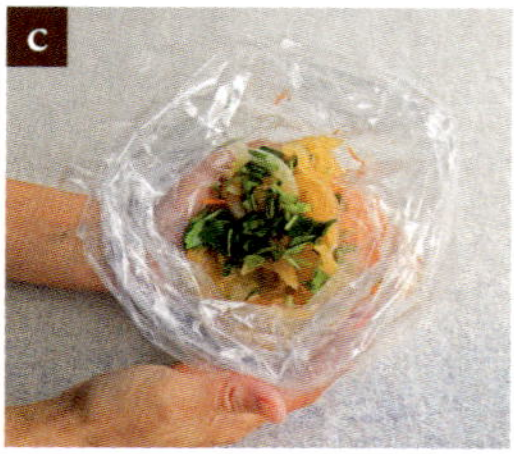
c

ぶり大根よりあっさり、しっとり上品な一品

発酵鯛大根

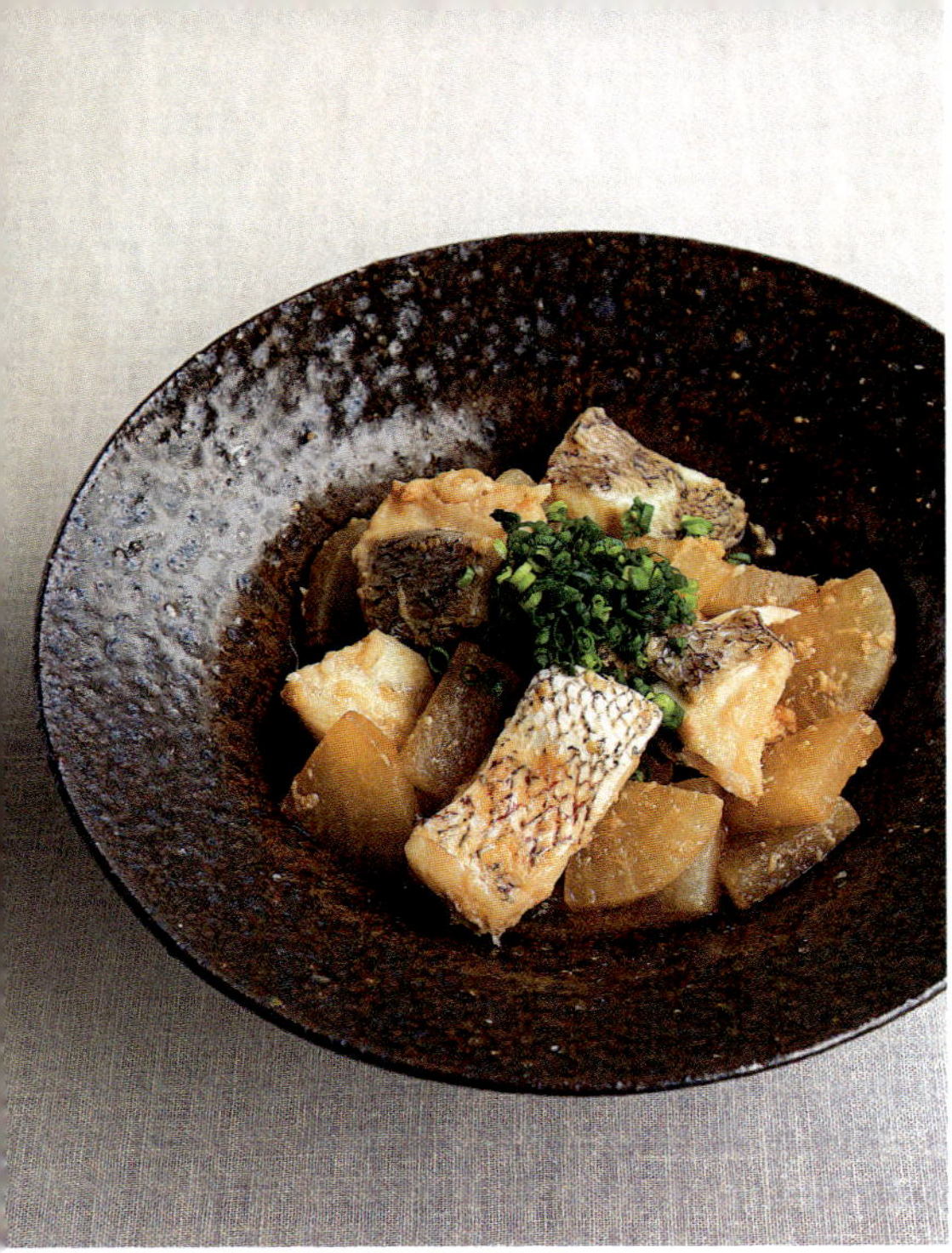

材料（2人分）・作り方

1 5㎝長さの大根は皮をむいて1㎝厚さのいちょう切りにする。鍋に大根を入れ、柔らかくなるまで10分下ゆでし、水でさっと洗う。

2 ポリ袋に**1**、一口大に切った**麹魚（加熱・鯛）**（P.51参照）2切れ（200g）、生姜すりおろし小さじ1、醤油・甘酒各大さじ1を入れ、口を縛る。

3 鍋に湯を沸騰させ、**2**のポリ袋を入れ、火を止めて20分湯煎する（火あり）。

4 **3**を器に盛り、小口切りした万能ねぎと柚子皮を適量を添える。

※詳細はP.43～45参照

加熱時間 20 min

※骨付きの場合は、ポリ袋が破れやすいので袋を2重にする。

野菜に麹の甘みとうま味が染み込む！

鮭のちゃんちゃん焼き

材料（2人分）・作り方

1 ポリ袋に、**麹キャベツ**（P.49参照）100g、**麹にんじん・麹玉ねぎ**（P.49参照）各50g、味噌・甘酒各大さじ1を入れてよく混ぜる。

2 **1**のポリ袋の野菜の上に**麹魚（加熱・生鮭）**（P.51参照）2切れ（200g）をのせる。**a**

3 鍋に湯を沸騰させ、**2**を入れ火を止め、15分湯煎する（火なし）。

4 器に**3**を盛り、すりごま大さじ1をかける。

※詳細はP.43～45参照

a

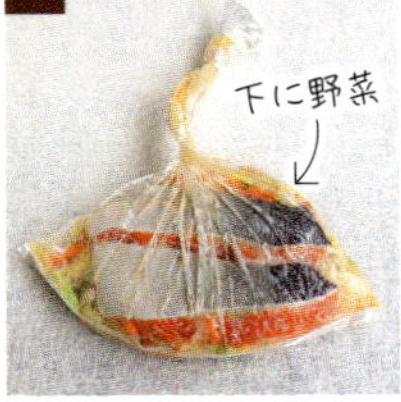

湯煎時間 25 min

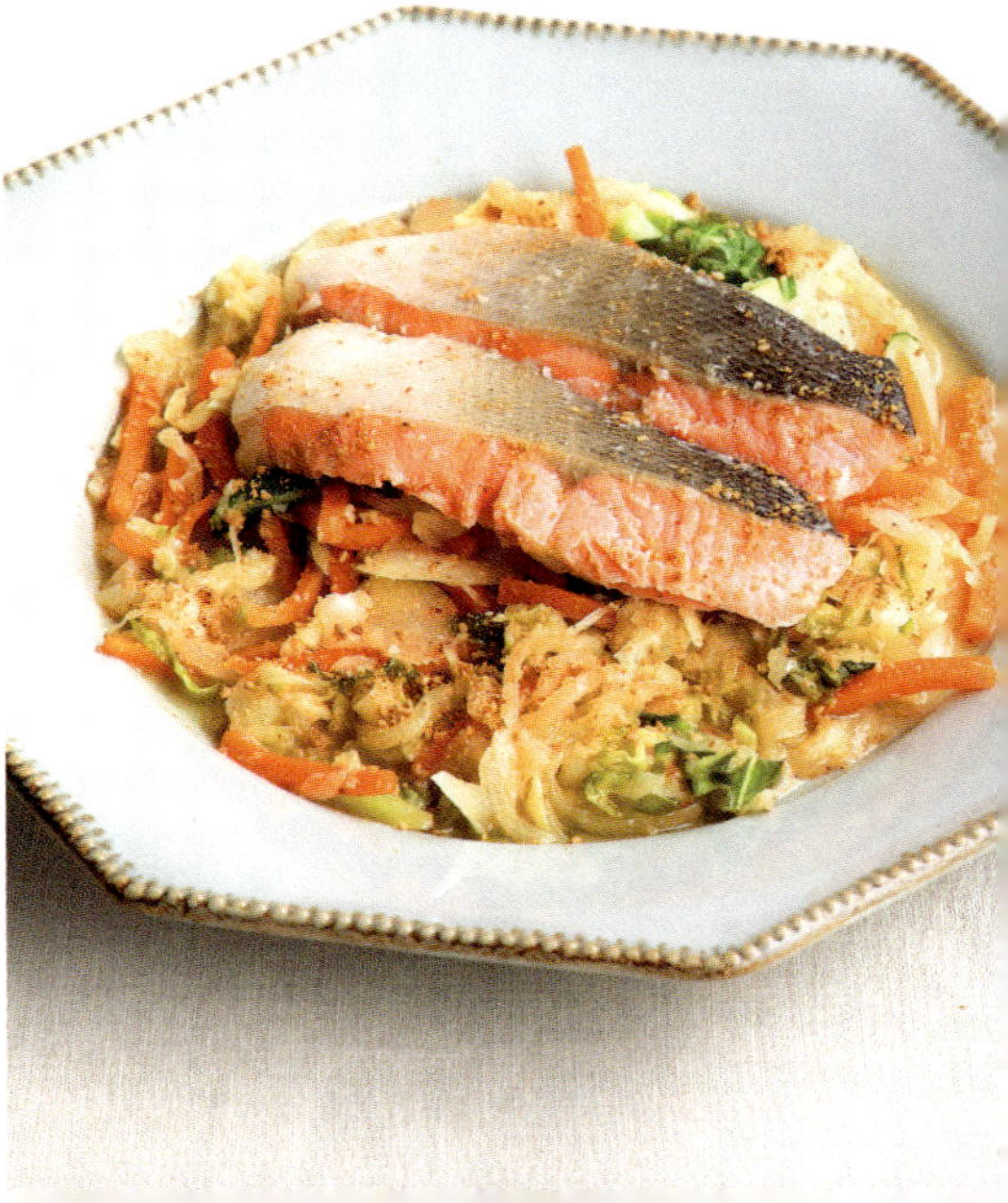

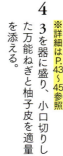

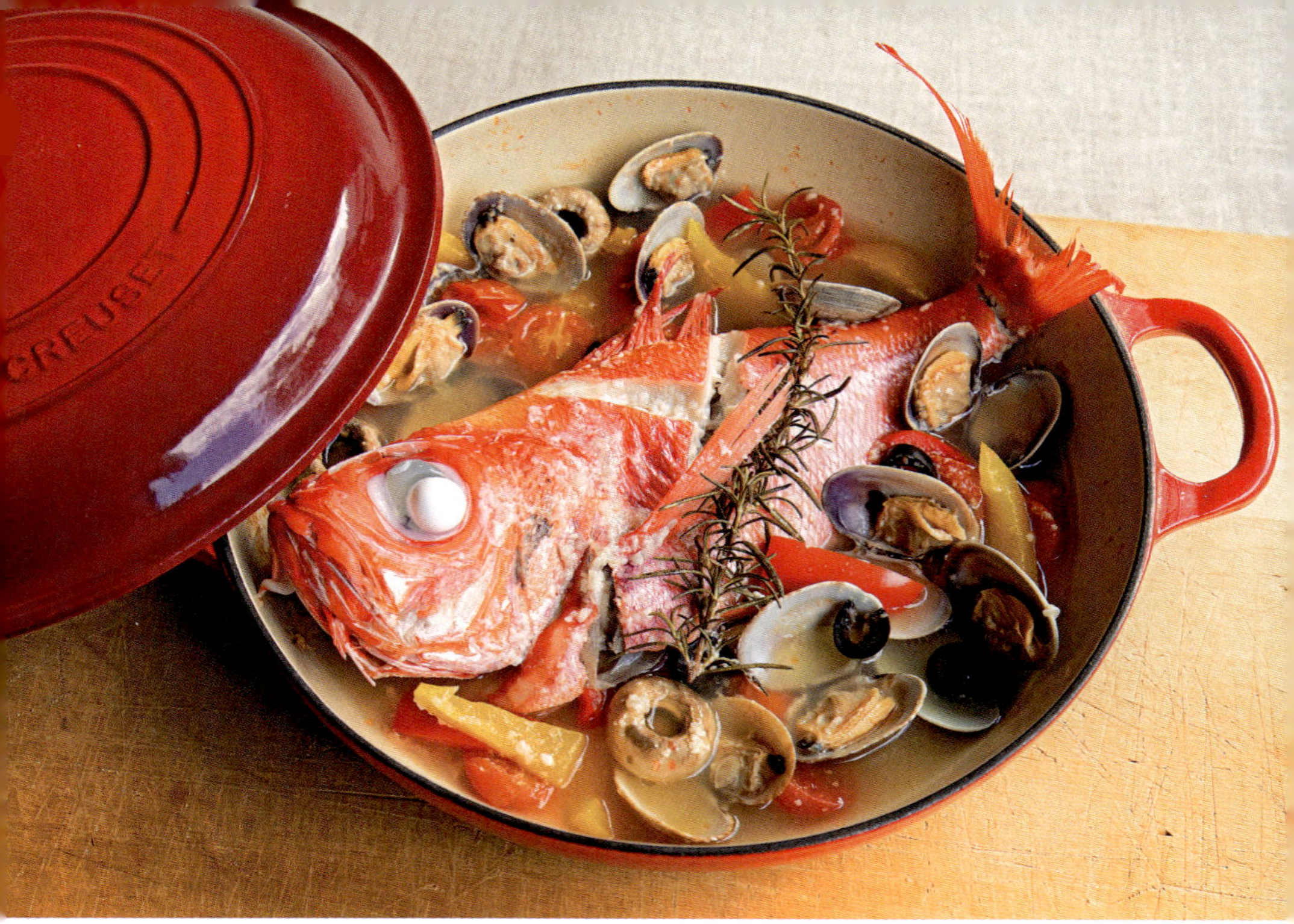

まるごと1匹魚で作るとうま味が段違い！

発酵アクアパッツァ

材料（2人分）

【麹魚（丸ごと）】

白身魚（金目鯛、いさき、めばるなど）…1尾（300g程度）
塩麹…大さじ2
甘酒…大さじ2

ミニトマト…6個
パプリカ（赤・黄）…各1/8個
あさり…10個
にんにく（すりおろし）…小さじ1
ローズマリー…1本
ブラックオリーブの実（スライス）…適量

A
塩麹…大さじ1
醤油（うすくち）…小さじ1
白ワイン…50㎖
水…200㎖

うすくち醤油

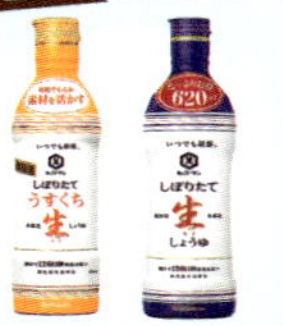

「うすくち醤油」を使うと料理が茶色にならずに仕上がる。例えば、右のように特に表記がないものは濃口醤油。

作り方

加熱時間 15 min

【丸ごと魚の麹漬け】

1 魚のうろこ、えら、内臓を取り除いてよく洗い、キッチンペーパーで水けをふき取る。
2 皮目に×印の切れ目を入れて、周りに塩麹と甘酒を塗る。
3 ローズマリーを上にのせて、ラップをして、冷蔵庫で30分～4日ほど置いておく。

POINT
ポリ袋に入れると、ひれで袋が破れるので、バットに魚をのせて、ラップをするほうがいい。

【アクアパッツァ】

1 ミニトマトは半分、パプリカは一口大に切っておく。
2 あさりは砂抜きし、こすり合わせてよく洗っておく。
3 フライパンに魚を入れ、その周囲にすべての具材とAを入れ、ふたをして火にかける。
4 沸騰したら中火にし、15分煮る。

焦げやすい西京漬けも湯煎調理でしっとり仕上がる

西京漬け

湯煎時間 10 min

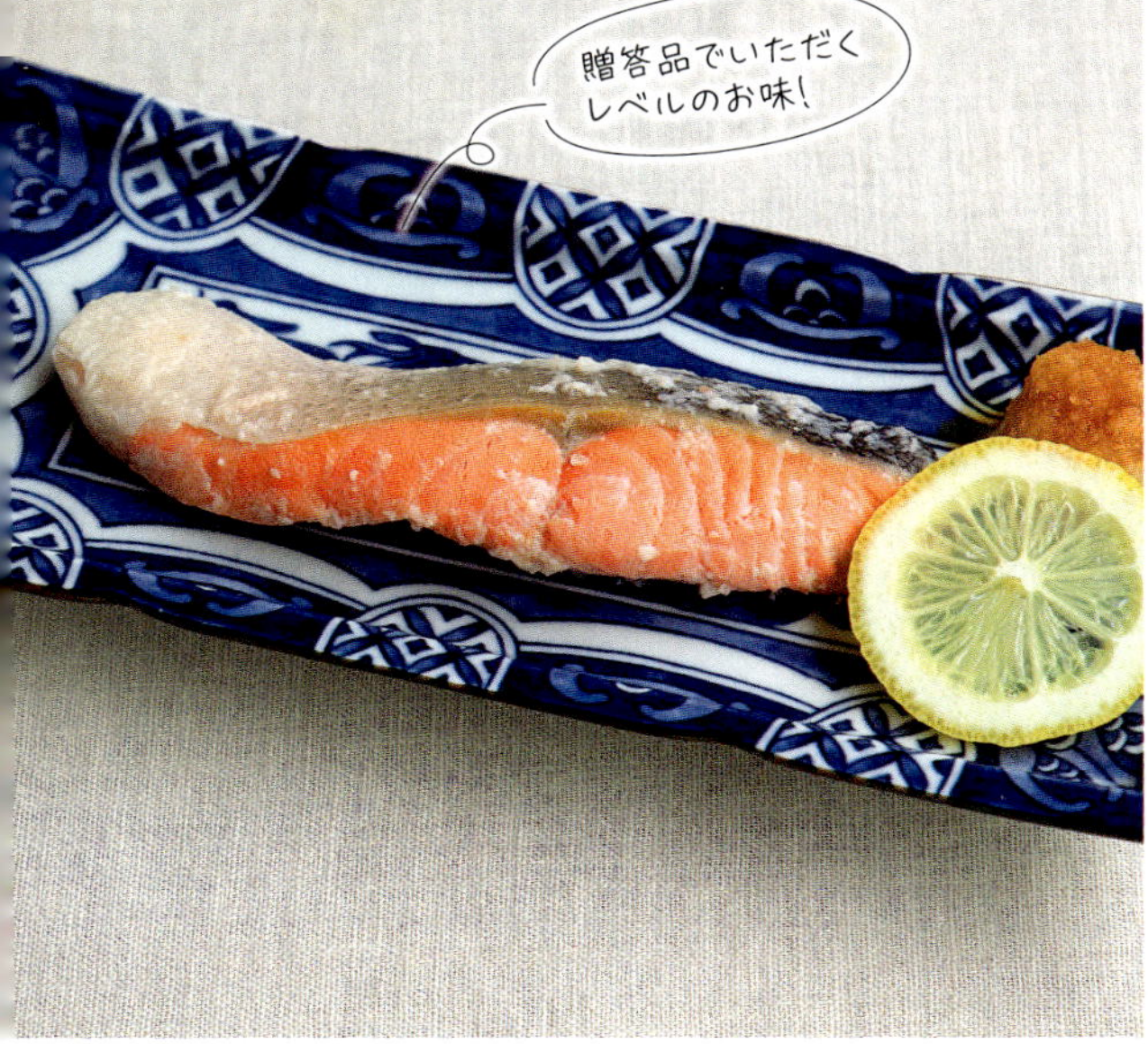

材料（2人分）・作り方

1 **麹魚（加熱・生鮭）**（P.51参照）2切れ（200g）、白味噌（甘口）小さじ1をポリ袋に入れて軽くもむように混ぜる。

※魚に骨やひれがある場合は、もんだあとにポリ袋を2重にしてから湯煎する。

2 鍋に湯を沸騰させ、**1**を入れ、火を止めて10分湯煎する（火なし）。

※詳細はP.43〜45参照

3 お好みで大根おろしと、レモンの薄切り1枚を添える。

※魚は、たらや真鯛などの白身魚でも美味しい。

短時間でしっとりふっくらした仕上がり

かれいの麹煮つけ

加熱時間 25 min

材料（2人分）・作り方

麹魚（加熱・かれい）（P.51参照）…2切れ（300g）

A
- 生姜薄切り…2枚
- 醤油…大さじ2
- 甘酒…大さじ4
- ナンプラー…小さじ2

1 ポリ袋に**A**を入れて口を縛る。

2 鍋に湯を沸騰させ、**1**を入れ弱火にし、20分湯煎する（火あり）。

※詳細はP.43〜45参照

3 別のポリ袋に**麹青菜**（P.49参照）50gを入れ、**2**の鍋に加え、火を止めて5分湯煎する（火なし）。

4 器に**2**と**3**を盛り、白髪ねぎ適量をのせる。

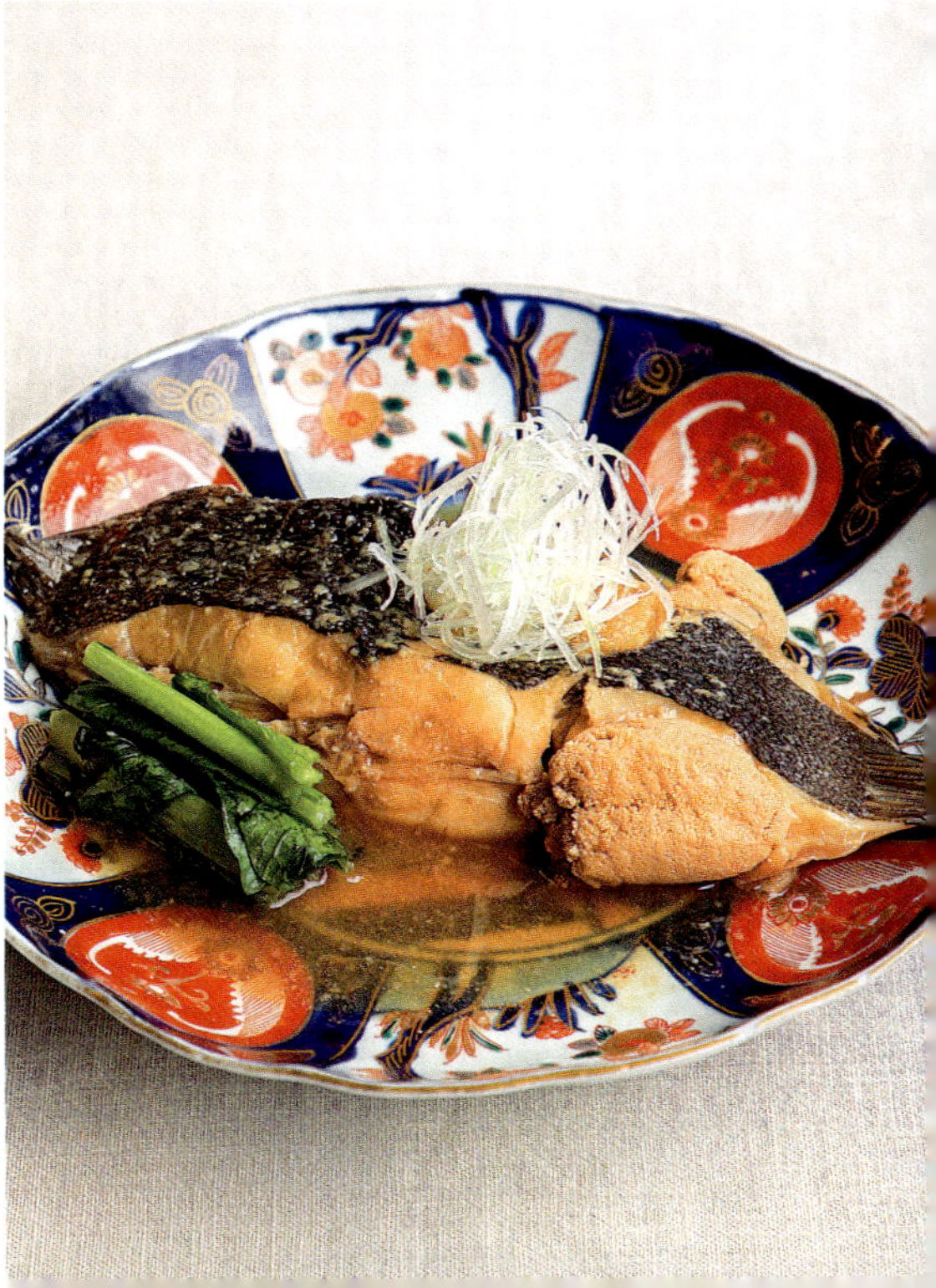

いぶした香りがお酒のおつまみに最適

いぶりがっこ麹卵サラダ

材料（2人分）・作り方

1 麹玉ねぎ（P.49参照）50gは、ざく切りし、水けを絞る。

2 いぶりがっこ30gは薄くスライスしてからざく切りする。

3 ポリ袋に麹卵（P.52参照）2個を入れてつぶし、1、2を加えてよくもむ。

4 イタリアンパセリを添える。

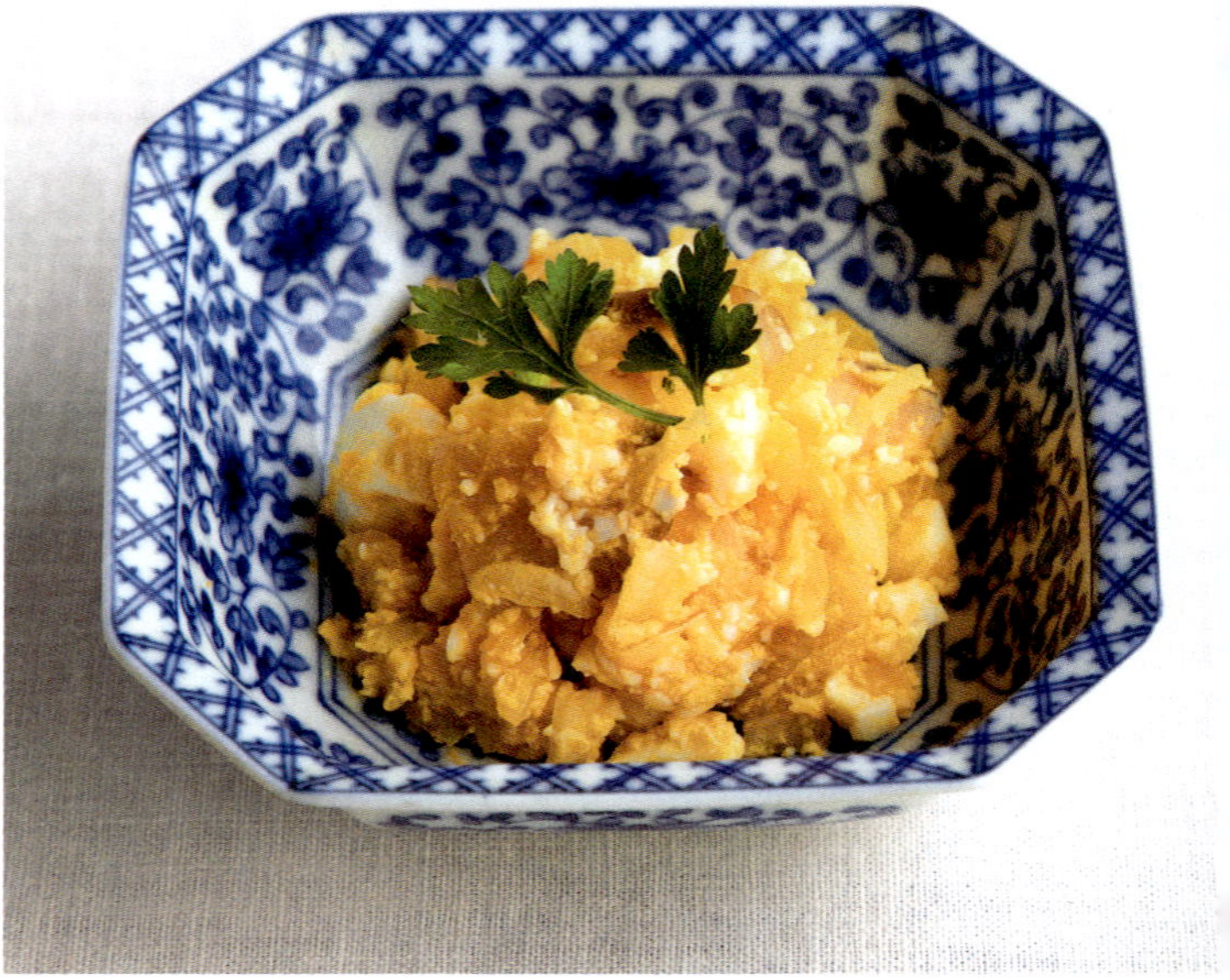

麹卵のコクとかぼちゃの甘さ
ゴルゴンゾーラの塩味がバランスいい

麹卵とかぼちゃのゴルゴンゾーラ焼き

加熱時間 6 min

材料（2人分）・作り方

1 かぼちゃ100gは種とわたを取り除き、皮つきのまま5㎜厚さに切る。麹卵（P.52参照）1個は、くし切りする。

2 耐熱容器に軽く水けを絞った麹青菜（P.49参照）100g→かぼちゃ→一口大にちぎったゴルゴンゾーラチーズ50g→4つ割りにした麹卵（P.52参照）→ピザ用チーズ大さじ2の順にのせる。

3 アルミホイルをかぶせ、トースター（魚焼きグリル）で3分焼く。

4 アルミホイルを外し、表面に焼き色が付くまで3分焼く。

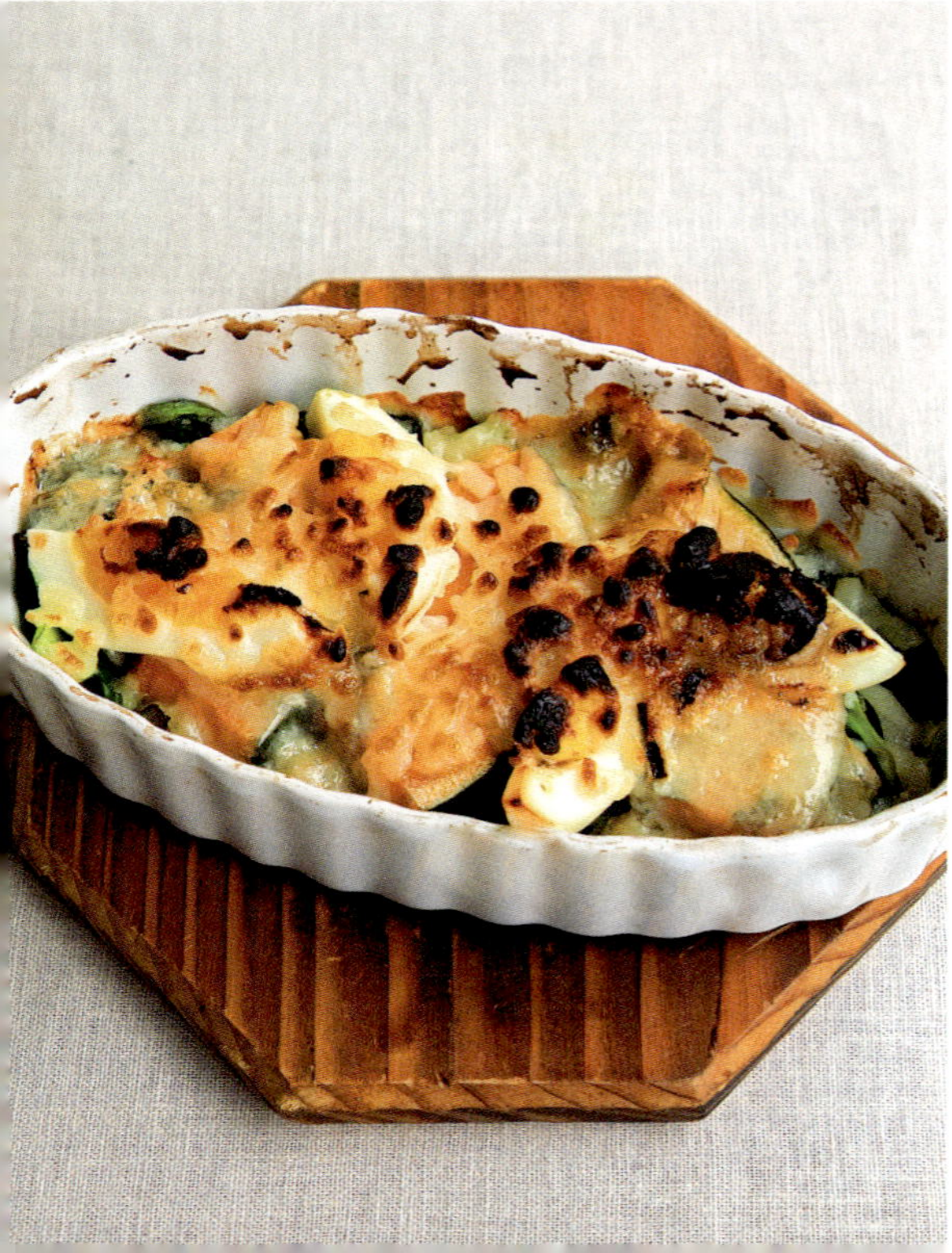

お好みで和がらしを添えてもおいしい

麹卵と鶏もも肉のオイスター煮

加熱＋湯煎時間 25min

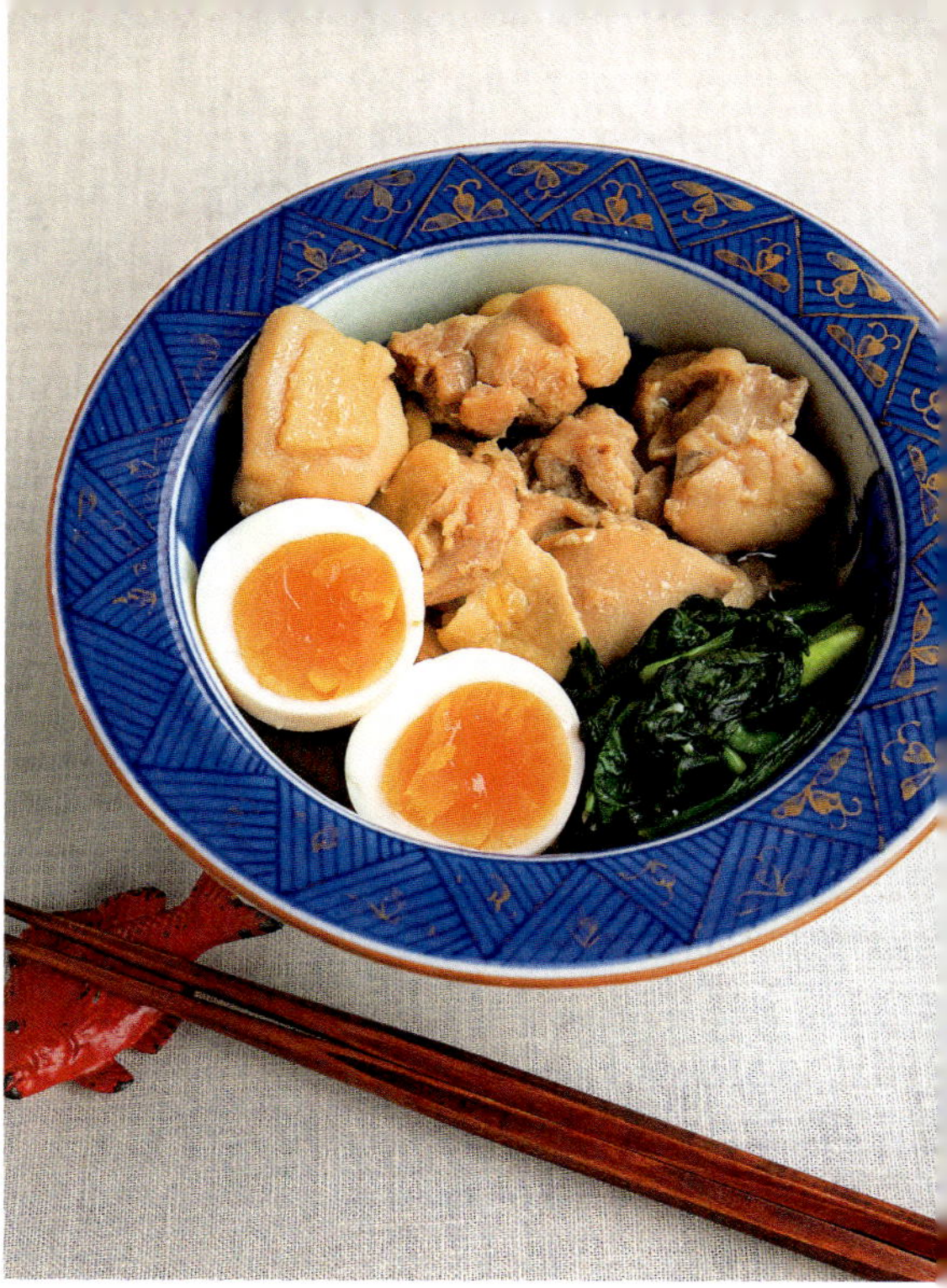

材料（2人分）・作り方

オイスターソース・**塩麹**・甘
A 酒…各大さじ1
にんにく（すりおろし）…小さじ½

1 **麹鶏もも肉**（P.50参照）150gを一口大に切る。ポリ袋にAと共に入れてよくもみ、空気を抜いて口を縛る（**袋A**）。

2 **麹青菜**（P.49参照）100gと**麹卵**（P.52参照）1個を別のポリ袋に入れて口を縛る（**袋B**）。

3 鍋に湯を沸騰させ、**袋A**を入れ弱火にして20分湯煎する（火あり）。後から**袋B**を加えて火を止め5分湯煎する（火なし）。

※詳細はP.43～45参照

卵の半熟具合と納豆のねばねばがソース代わり

麹卵とブロッコリーの麹納豆の和え

材料（2人分）・作り方

麹納豆（P.53参照）…2パック
A ナンプラー…小さじ1
和がらし…小さじ1
粗びき黒こしょう…少々

1 ブロッコリー½個を小房に分け、塩ゆでする。

2 ポリ袋に1、Aを入れてよく混ぜ、最後に半熟の**麹卵**（P.52参照）2個を入れて軽くつぶしながら混ぜる。

3 器に盛る。

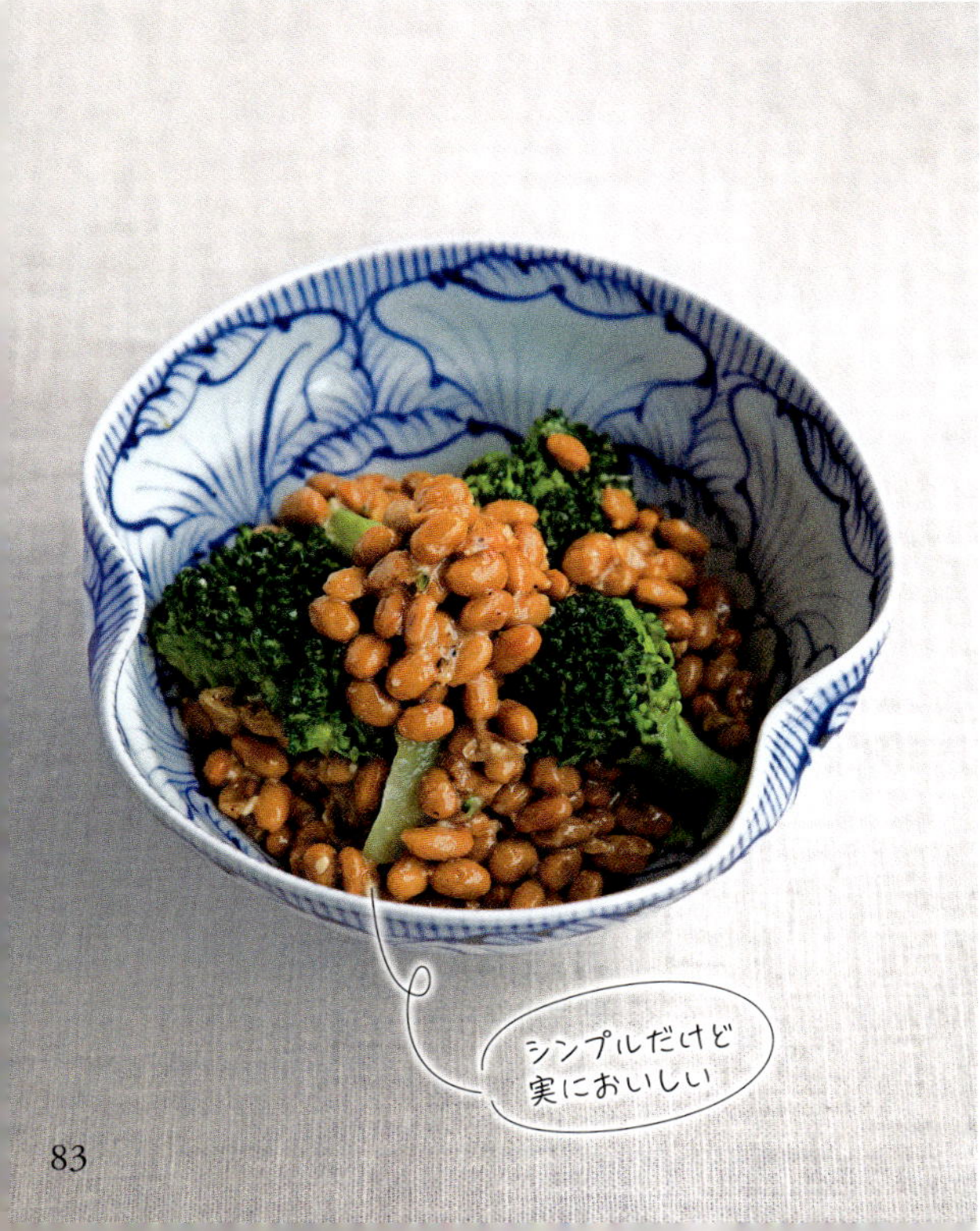

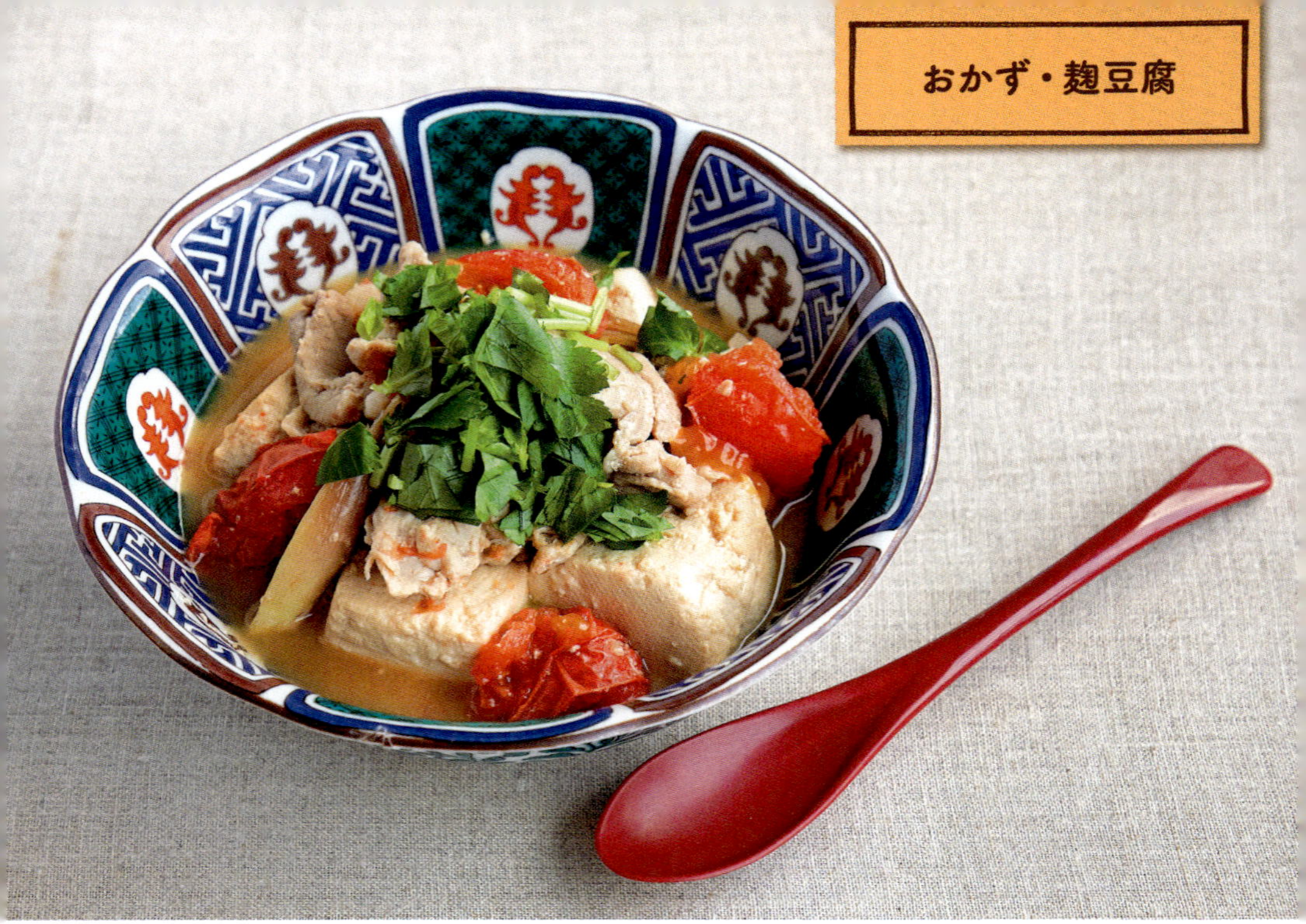

定番おかずに夏野菜を加えてさっぱりと

トマト肉豆腐

材料（2人分）

A
- **麹木綿豆腐**（P.52参照）…1丁
- 醤油・甘酒…各大さじ1

B
- **麹豚小間切れ肉**（P.50参照）…100g
- 醤油・甘酒…各大さじ1

Bに後入れ
- みょうが（縦4つ割り）…2個
- トマト（縦4つ割り）…1個

- 三つ葉…2本
- 七味唐辛子…適量

作り方

1 ポリ袋にAを入れる。別のポリ袋にBを入れてよくもみ込んでから、みょうが、トマトを後から加える。a

2 ポリ袋A、Bそれぞれの空気を抜いて平らにし、袋の口を縛る。

3 鍋に湯を沸騰させ、AとBのポリ袋を一緒に入れ、弱火にして20分湯煎する（火あり）。b ※詳細はP.43〜45参照

4 器に盛り、3cm長さに切った三つ葉を散らし、七味唐辛子をかける。

加熱時間 20 min

a

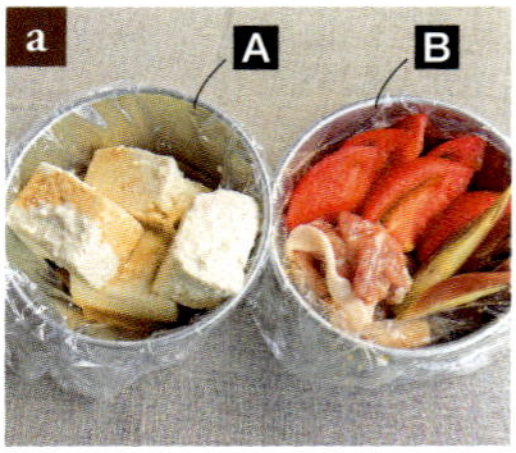

b

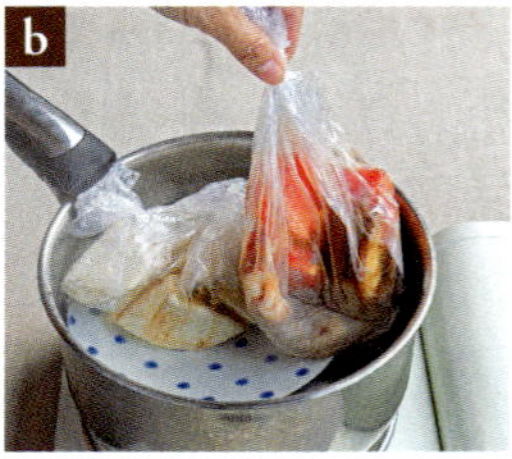

POINT

麹豆腐を漬けてたポリ袋の中に調味料を入れる場合は、豆腐から出た水分を先に捨てる。

生卵を一緒に入れて、卵とじにしてもおいしい

麹きのこ豆腐

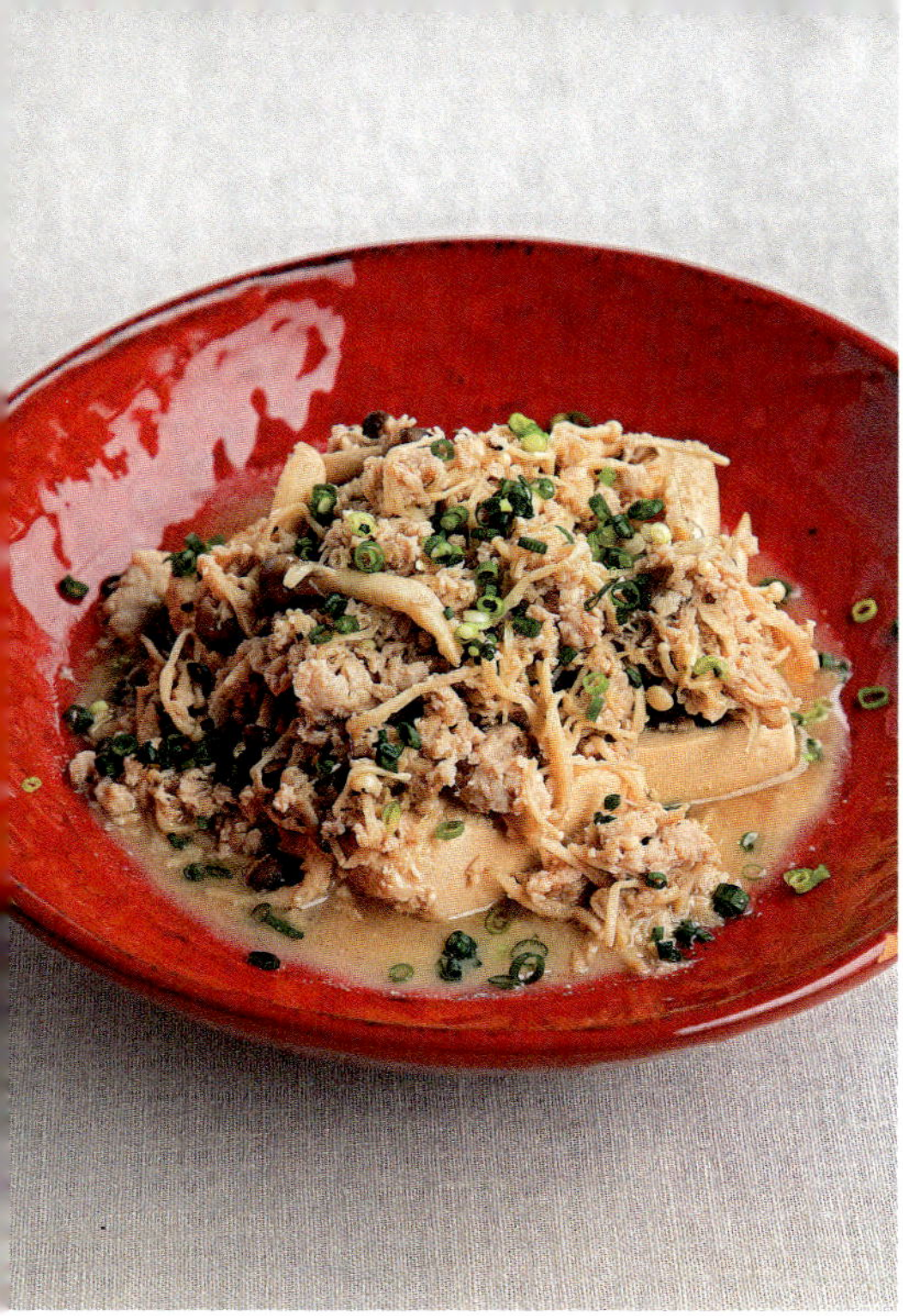

材料（2人分）・作り方

1 ポリ袋に、**麹きのこ**（P.49参照）・**麹豚ひき肉**（P.50参照）各100g、醤油小さじ2、生姜（すりおろし）小さじ1を入れてよくもみ込み、空気を抜いて平らにし、口を縛る。（袋A）

2 **麹木綿豆腐**（P.52参照）1丁を漬け込んでいたポリ袋の水分を捨て、醤油小さじ1を入れ、空気を抜いて、口を縛る。（袋B）

3 鍋に湯を沸騰させ、袋A、Bを一緒に入れ、弱火にして10分湯煎する（火あり）。

※詳細はP.43～45参照

4 器に袋Bを盛り、上から袋Aをかける。仕上げに小口切りした万能ねぎ適量を散らす。

加熱時間 10 min

明太子の塩加減がちょうどいい！

くずし明太豆腐

材料（2人分）・作り方

1 **麹絹豆腐**（P.52参照）1丁を漬け込んだポリ袋の水分を捨てる。

2 明太子1腹をぶつ切りにし、1のポリ袋の中に入れ、明太子だけ潰れるように軽くもむ。

3 ナンプラー小さじ2を2の中に入れて、軽く豆腐を崩すように全体を混ぜ、口を縛る。

4 鍋に湯を沸騰させ、3を入れ火を止めて10分湯煎する（火なし）。

※詳細はP.43～45参照

5 器に盛る。

湯煎時間 10 min

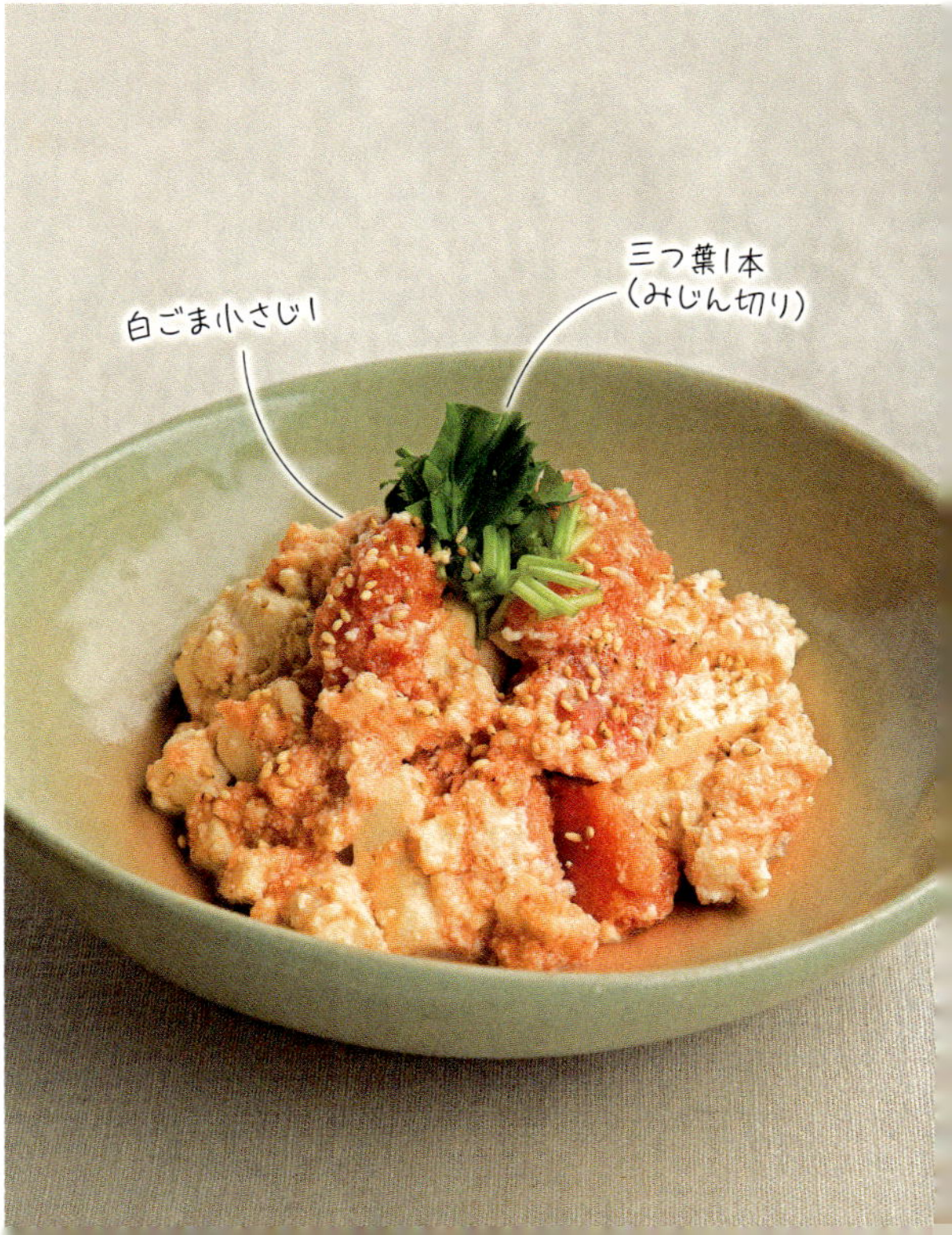

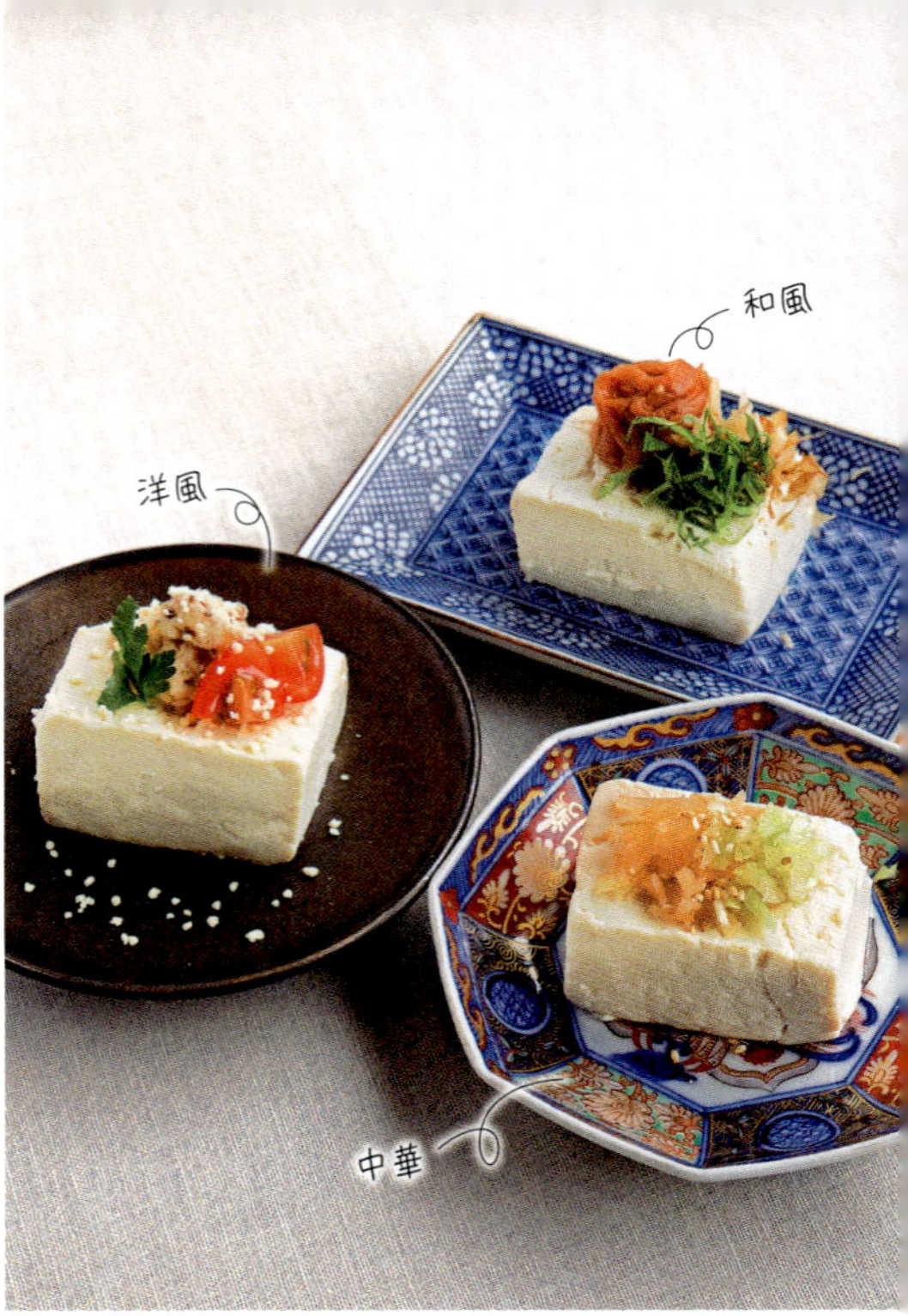

そのまま食べてもおいしい麹豆腐を、簡単アレンジ

濃厚発酵豆腐

材料（1人分）・作り方

麹木綿豆腐（P.52参照）…¼丁

【好みで味変する】

〈和風〉
- 大葉（せん切り）…1枚
- 梅干し…1個
- おかか…少々
- 醤油…小さじ1

〈洋風〉
- ミニトマト…2個
- ツナ…大さじ2
- ポン酢…小さじ2
- 粉チーズ…小さじ1
- イタリアンパセリ…1枚
- 粗びき黒こしょう…少々

〈中華〉
- ザーサイ（みじん切り）…30g
- 白ごま…小さじ1
- 長ねぎ（みじん切り）…¼本

まるでチーズのような味わい。ワインによく合う一品

麹豆腐とトマトのカプレーゼ

材料（2人分）・作り方

1 **麹木綿豆腐**（P.52参照）¼丁分、トマト½個を5㎜厚さにスライスする。

2 麹豆腐→生ハム→トマトの順に器に並べる。

3 **麹甘酢だれ**（P.13参照）をかけ、粗びき黒こしょうをふる。最後にバジルを適量散らす。

※お好みでオリーブ油をかける。

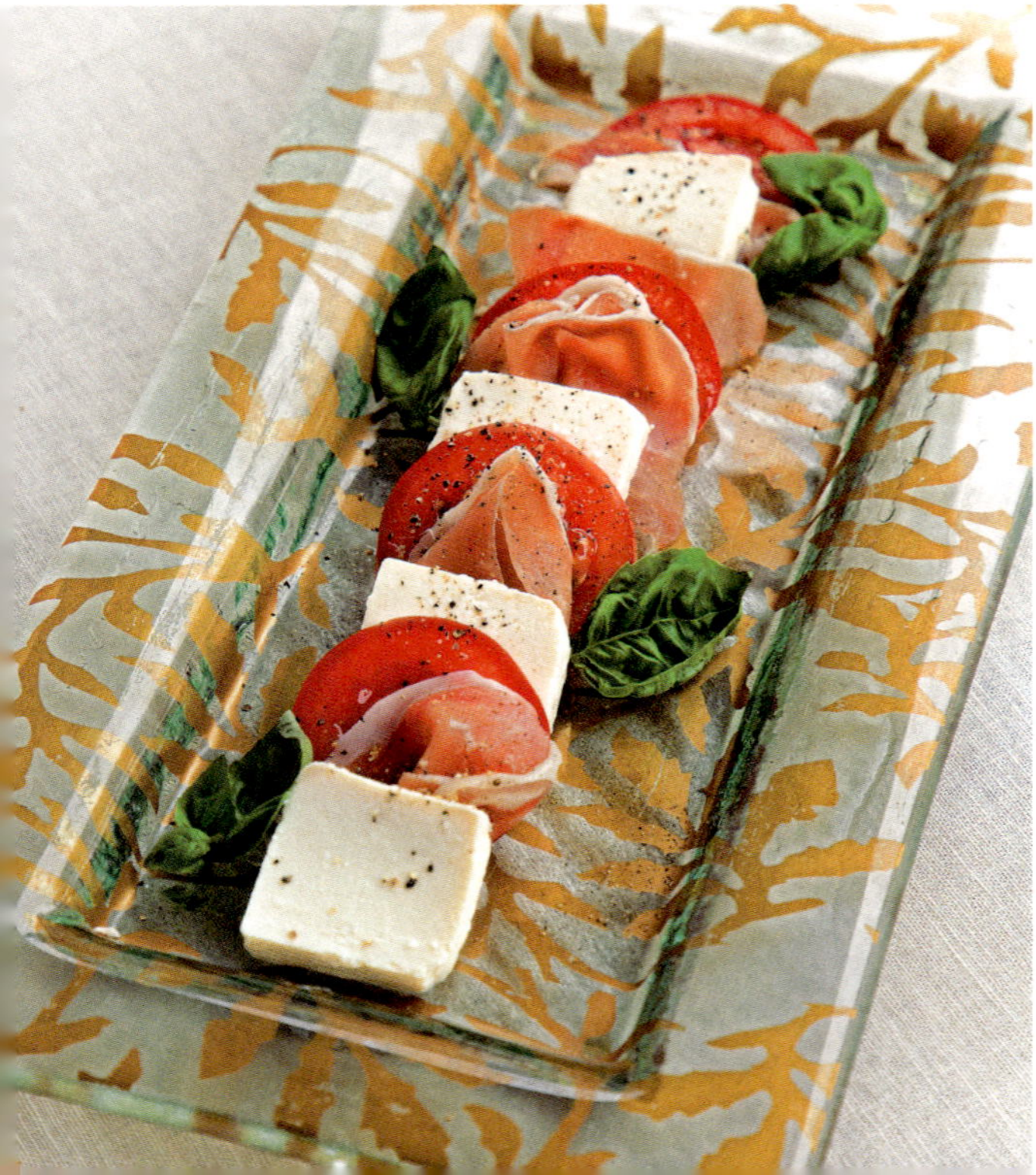

麹豆腐がソース代わり。お好みの野菜を入れるだけ

麹豆腐カップサラダ

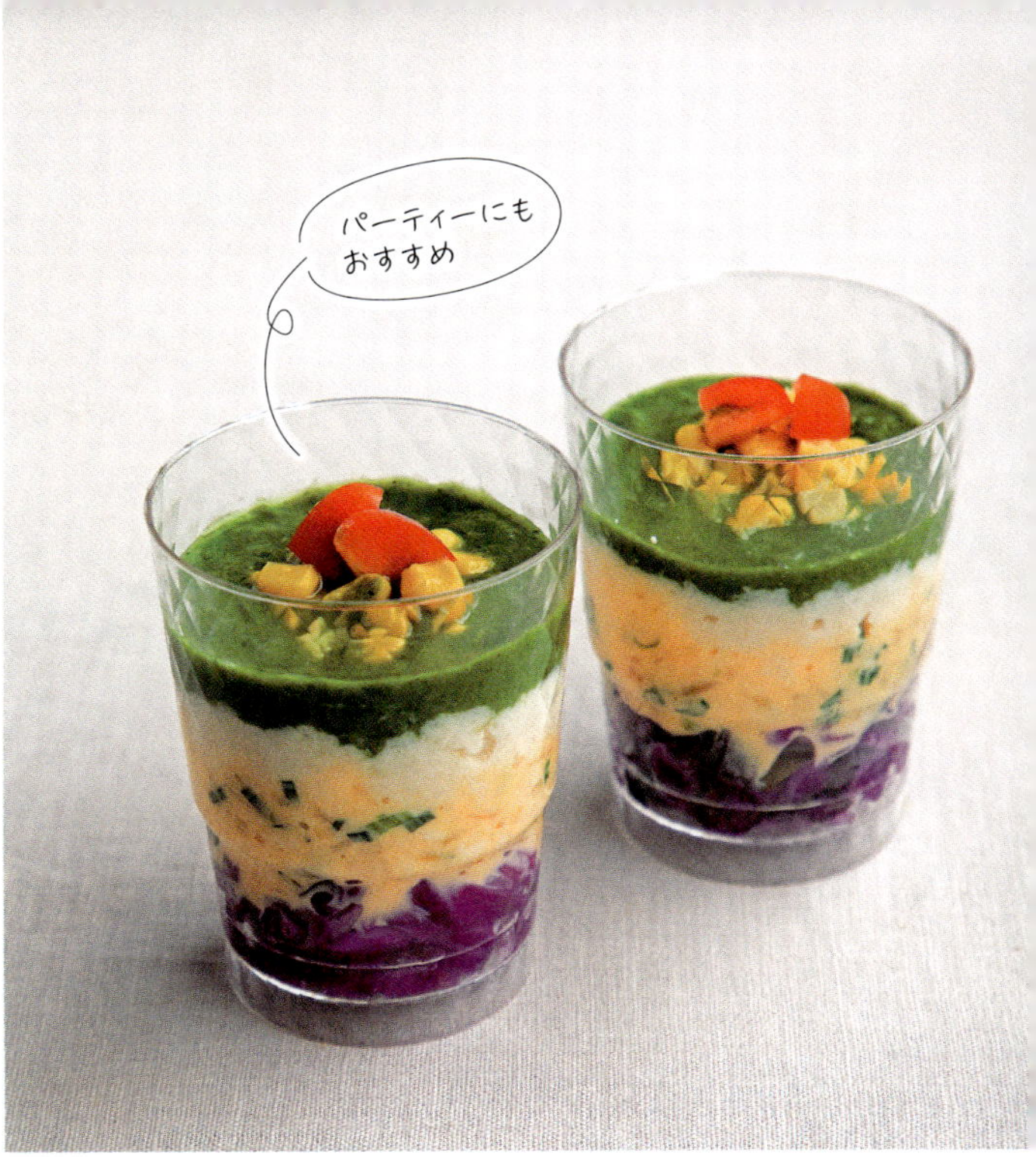

材料（1個分）・作り方

1 グラスに、**麹紫キャベツ**（P.49参照）大さじ1→**麹タルタルソース**（P.23参照）大さじ1→くずした**麹絹豆腐**（P.52参照）1/8丁→**麹青菜ドレッシング**（P.23参照）大さじ1の順に入れる。

2 上にコーン缶（粒）大さじ1→一口大に切ったミニトマト1/2個をトッピングする。

季節のフルーツで作る白和えは、デザート感覚

柿と春菊の白和え

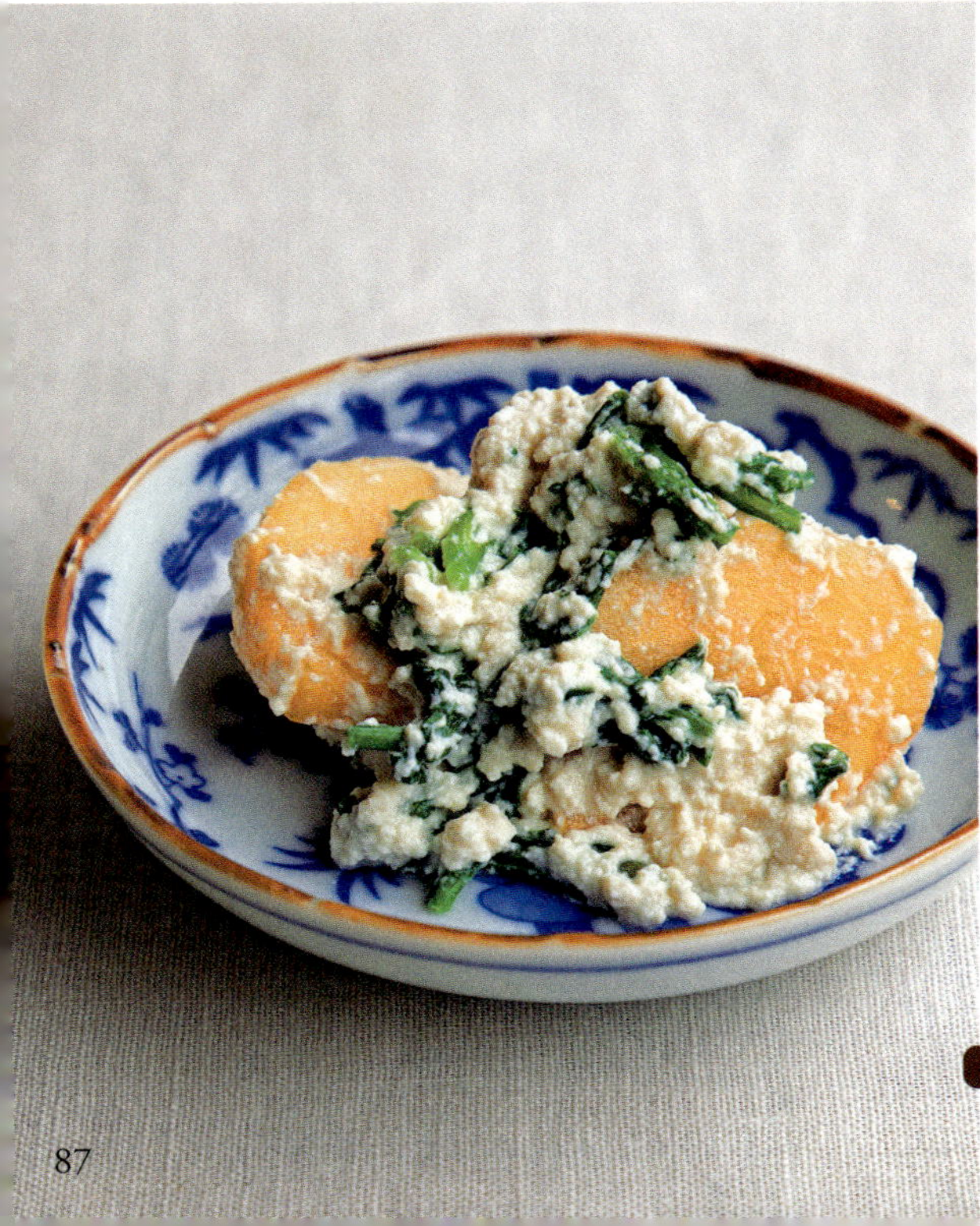

材料（2人分）・作り方

【白和え衣】

●ポリ袋に**麹木綿豆腐**（P.52参照）80g、白練りごま・醤油（うすくち）各小さじ1/2を入れ、よくもむ。

1 柿1/4個はくし切りにし、春菊4本は塩ゆでし、水けを絞って3cm長さに切る。

2 白和え衣のポリ袋の中に**1**を入れてさっくり混ぜて器に入れ、白煎りごま小さじ1をふる。

アレンジ フルーツは、シャインマスカット、いちじく、梨、いちごなど季節に合わせて。

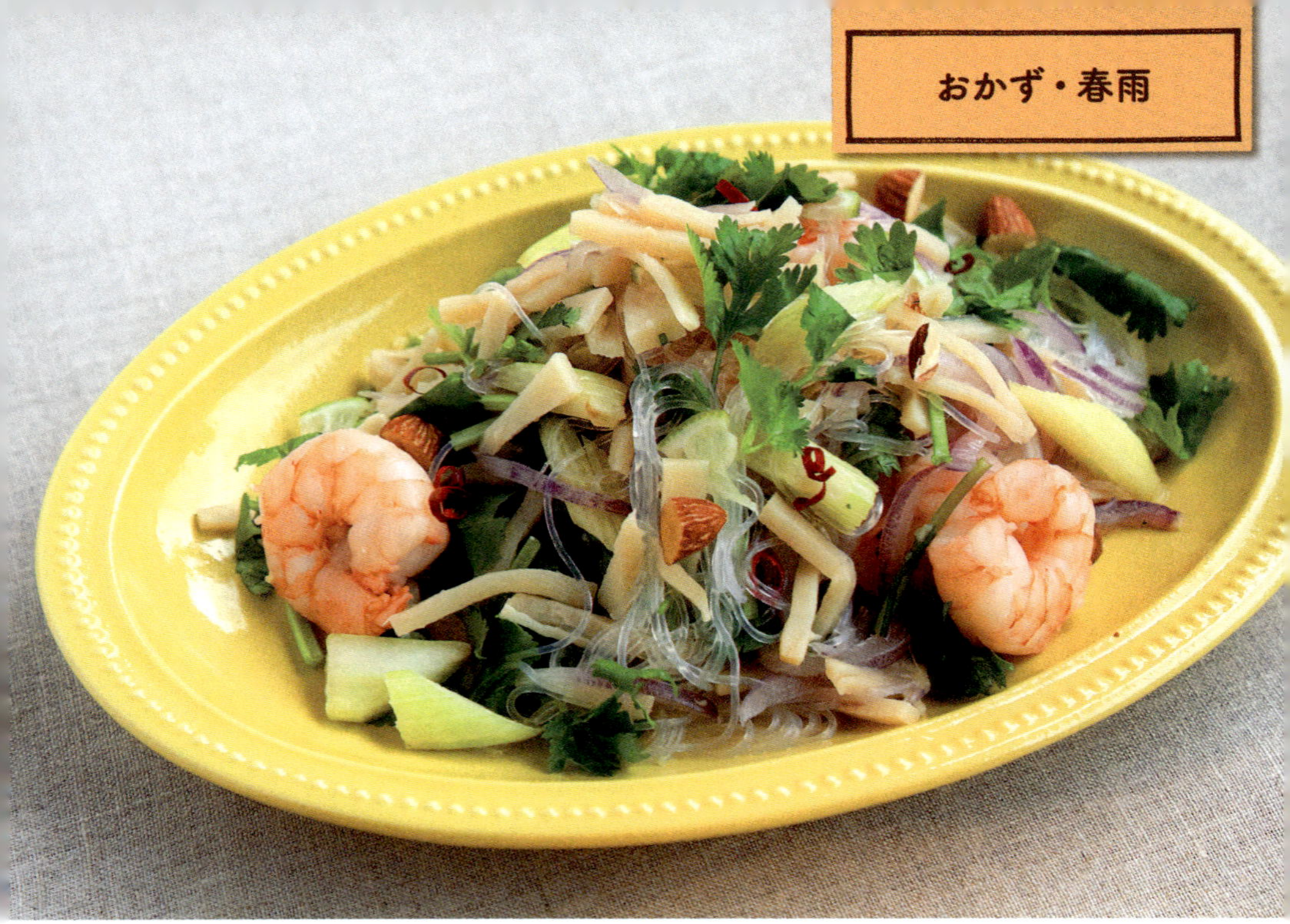

温かく食べても、冷たく食べてもおいしい

タイ風春雨サラダ

加熱時間 15 min

材料(2人分)

むき海老…6尾
たけのこ水煮(細切り)…50g
セロリ…10cm長さ
麹玉ねぎ(紫)(P.49参照)…50g

A
ナンプラー…大さじ2
にんにく…小さじ1
生姜(すりおろし)…小さじ1
鷹の爪(輪切り)…少々

春雨…50g　パクチー…5本
ライム(薄切り)…2枚
アーモンド…4粒
粗びき黒こしょう…少々

作り方

1 たけのこ水煮は水けを切って、むき海老は背わたを取る。セロリは一口大に乱切りする。

2 麹玉ねぎは水けを絞る。ポリ袋に1とAを入れ a、よくもんで空気を抜いて平らにし、口を縛る。b

3 鍋に湯を沸騰させ、2を入れ、弱火にし10分湯煎する(火あり)。※詳細はP.43〜45参照

4 3の鍋に春雨を入れ、湯にしっかり沈め、再度ふたをして5分湯煎する(火あり)。c

5 ポリ袋を引き上げ、ざるに春雨を入れて水けを切る。

6 ボウルで春雨とポリ袋の中身、ざく切りしたパクチー、いちょう切りしたライム、砕いたアーモンド、粗びき黒こしょう少々を入れよく混ぜ、器に盛る。

a

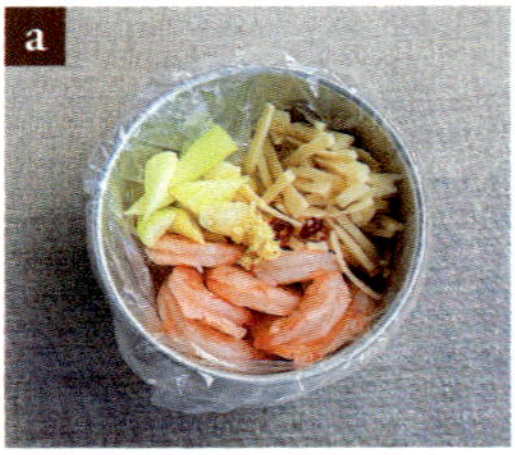

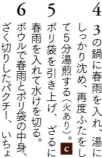

b

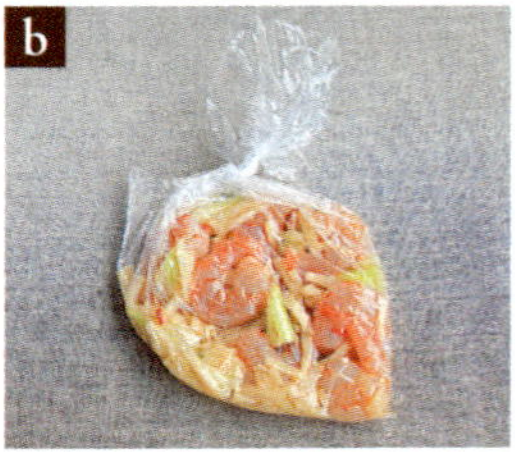

c

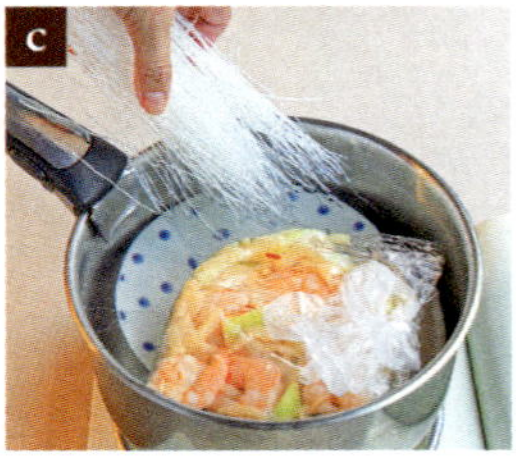

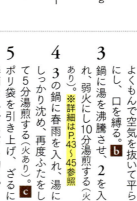

麹の優しい甘みが身体に染み渡る

たっぷり麹野菜チャプチェ

加熱時間 15 min

材料（2人分）

豚ばら薄切り肉（P.50参照）…100g
麹玉ねぎ（P.49参照）…50g
麹にんじん（P.49参照）…50g
麹青菜（P.49参照）…50g
麹きのこ（P.49参照）…50g

A
オイスターソース…大さじ2
醤油・甘酒各大さじ1
にんにく（すりおろし）…小さじ1
豆板醤…小さじ½
コチュジャン…小さじ1

春雨…50g
白ごま…適量

作り方

1 麹野菜の水けを軽く絞る。
2 ポリ袋にAを入れる。a
3 2をよくもみ込み（豚肉がばらけるように。重なっていると火が入らない）空気を抜いて平らにし、口を縛る。b
4 鍋に湯を沸騰させ、3を入れ弱火にし10分湯煎する（火あり）。※詳細はP.43～45参照
5 4の鍋に春雨を直接入れてしっかり沈め、再度ふたをし、5分湯煎する（火あり）。c
6 ポリ袋を引き上げ、ざるに春雨を入れて水けを切る。
7 ボウルに春雨、ポリ袋の中身を入れてよく混ぜ、器に盛り、白ごまをかける。

a
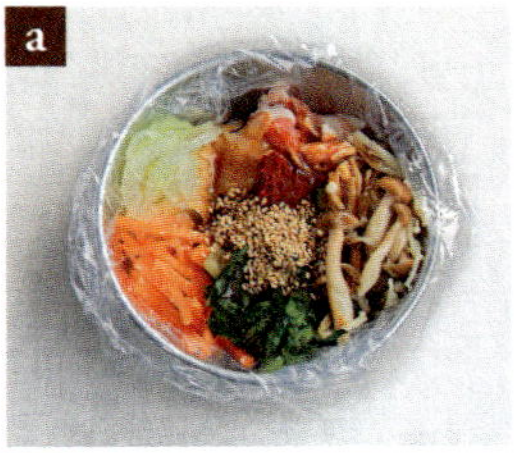

b
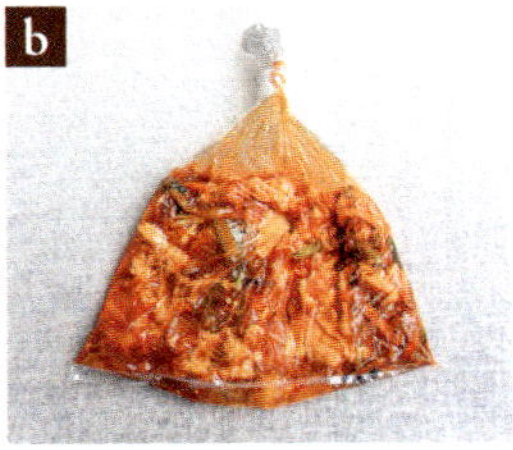

c
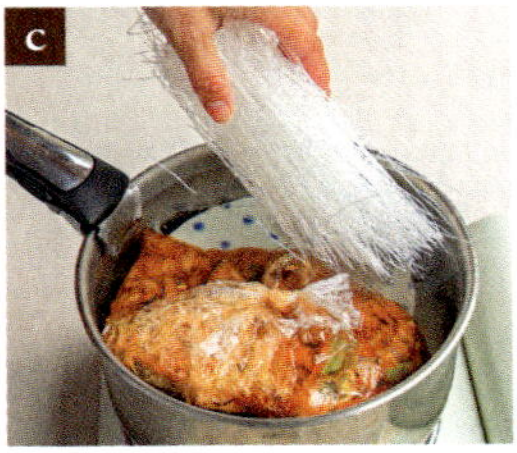

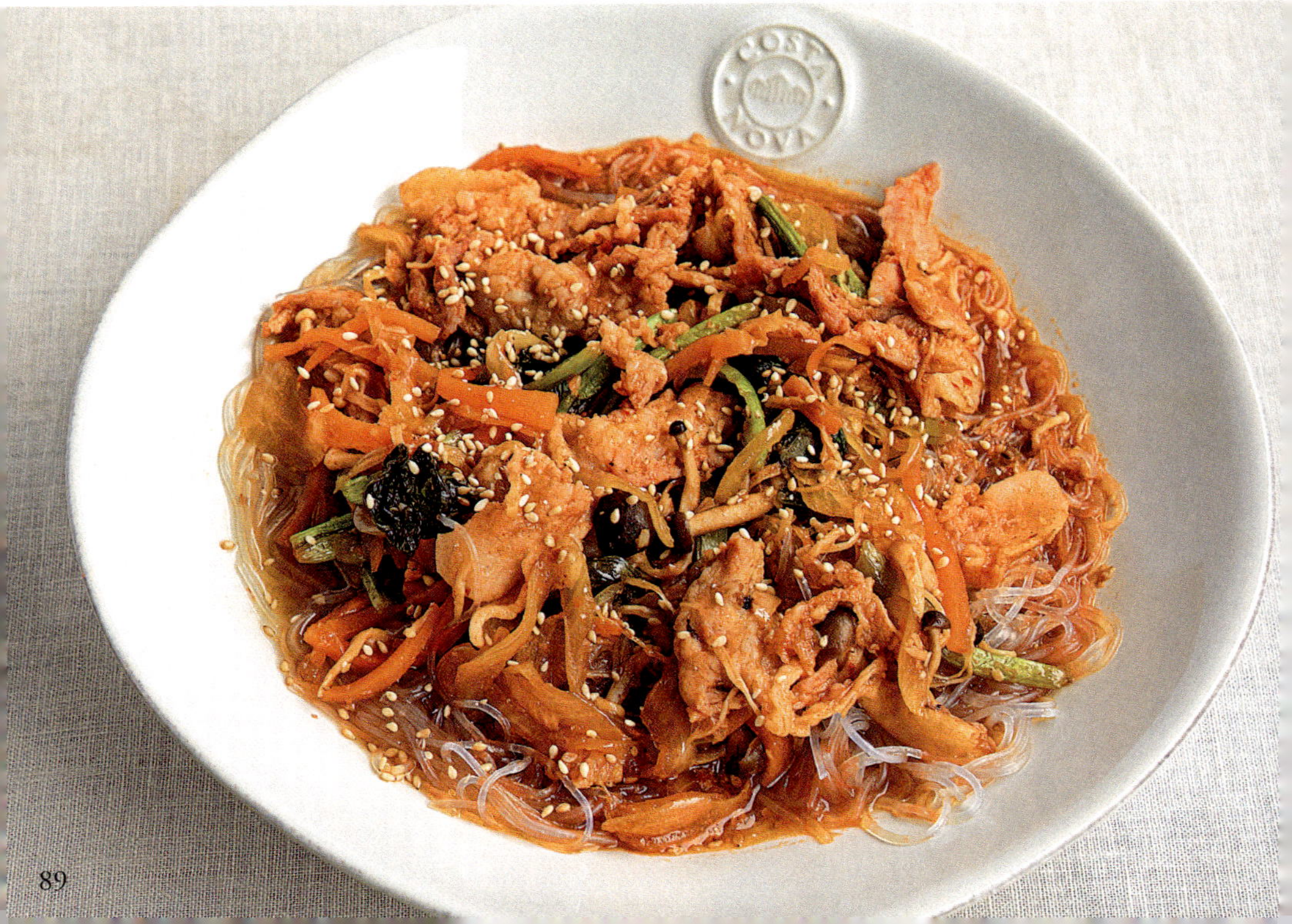

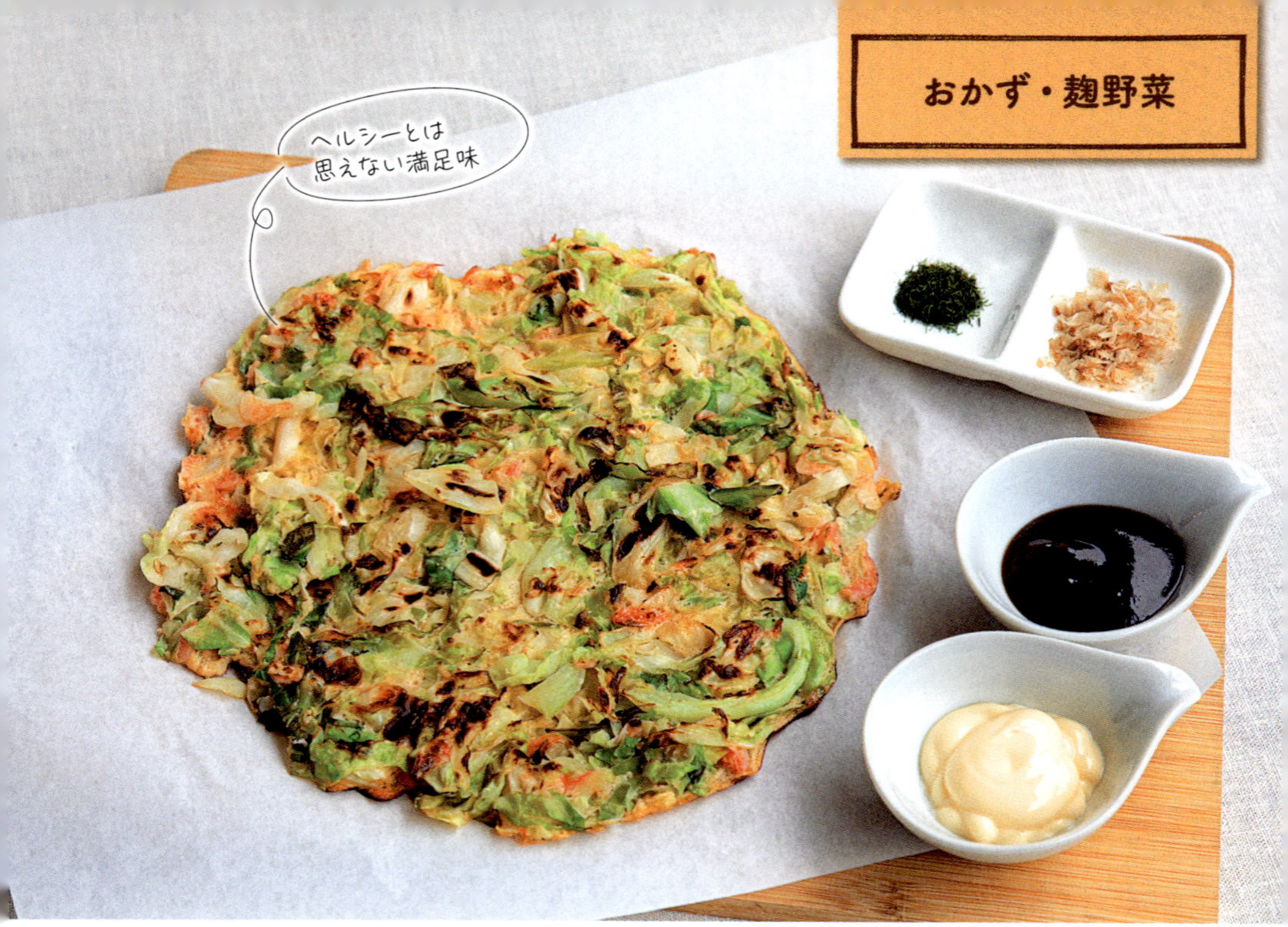

加熱時間 6 min

麹キャベツだけお好み焼き

キャベツだけでもうま味たっぷりだから大満足

材料（2人分）

A
- **麹キャベツ**（P.49参照）…200g
- 桜海老（乾燥）…大さじ2
- 卵…1個
- 小麦粉…大さじ1

※**麹豚**（P.50参照）、**麹いか**（P.51参照）を入れてもおいしい。

〈トッピング〉
ソース、マヨネーズ、青のり、鰹節

作り方

1 ポリ袋にAを入れる。a

2 1をよく混ぜ、空気を抜いて袋の口を縛る。

3 フライパンにクッキングシートを敷いて熱し、2の袋の先端を2㎝ほどを切り、絞り袋のようにして絞り出して平らに広げる。b

4 ふたをして、中火で5分焼く。

5 ふたを外して1分焼きc、フライ返しで持ち上げ、器にひっくり返す。

6 お好みで、トッピングをかける。

※味がしっかりしているのでトッピングなしでも美味しい。

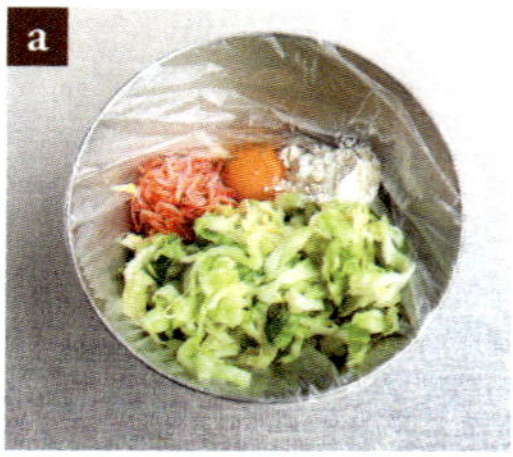
a

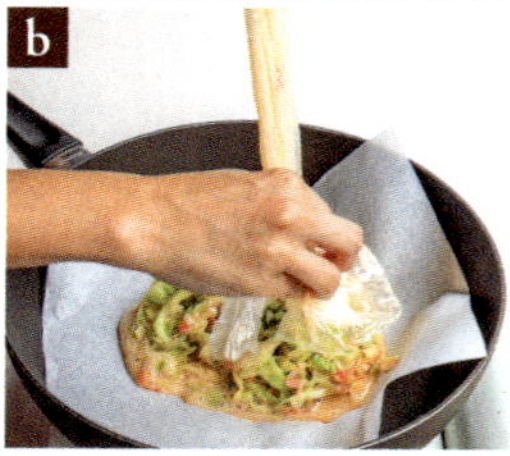
b

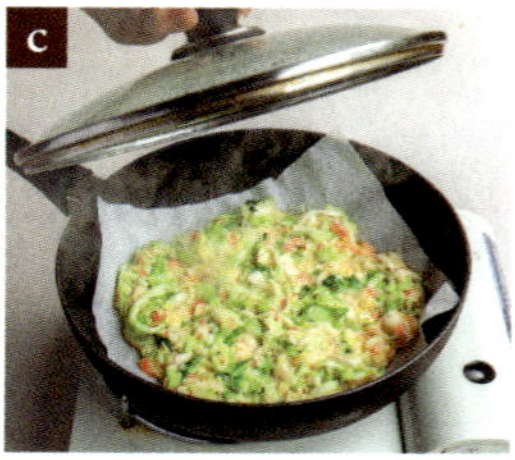
c

定番海老チリをノンオイルで

たっぷり麹玉ねぎ海老チリ

加熱時間 15min

材料（2人分）

むき海老…8尾（160g）
酒…大さじ1
麹玉ねぎ（P.49参照）…100g
トマトケチャップ…大さじ2
甘酒…大さじ1
A オイスターソース…大さじ1
豆板醤…小さじ1
生姜（すりおろし）…小さじ1
にんにく（すりおろし）…小さじ1
レタス…2枚

作り方

1 むき海老は背わたを取り、酒でもみ、臭みをとる。
2 ポリ袋に1、A、麹玉ねぎを入れる。a
3 2をよくもむ。b
4 空気を抜いて平らにし、口を縛る。c
5 鍋に湯を沸騰させ、4を入れ弱火にし、15分湯煎する（火あり）。※詳細はP.43～45参照
6 器にレタスを敷き、5を盛る。

a
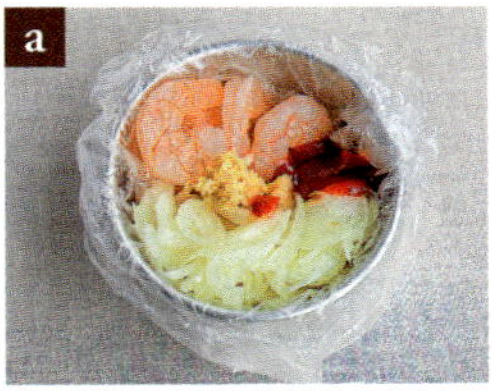

b
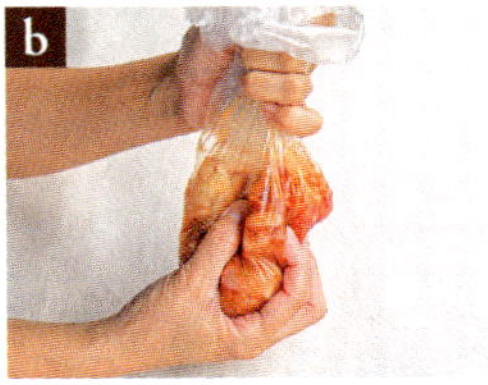

c
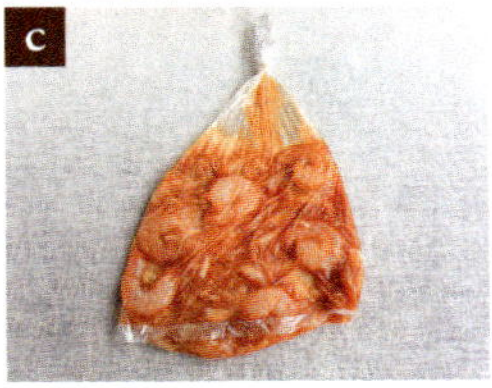

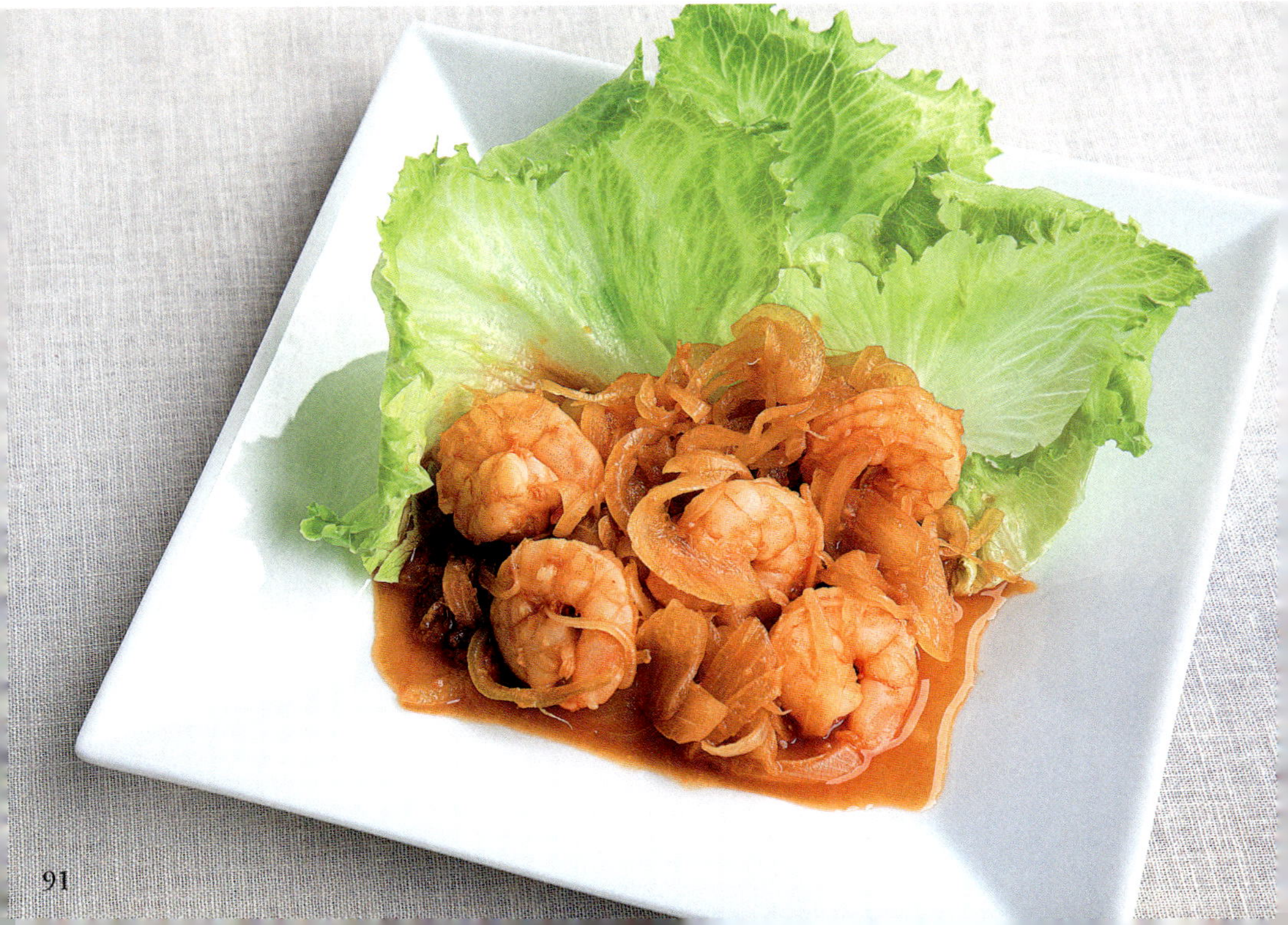

クミンの香りがエキゾチック

アジアン浅漬け

材料（2人分）・作り方

1 セロリ¼本は薄くスライスし、パクチー5本は1㎝幅に切っておく。

2 ポリ袋に、**1**、水けをしっかり絞った**麹キャベツ**（P.49参照）100g、生姜・にんにく（すりおろし）各小さじ½、鷹の爪（小口切り）・ナンプラー・酢・クミンシード各小さじ½を入れてよくもみ、空気を抜いて、しばらくなじませておく。

3 塩で味を調え、器に盛る。

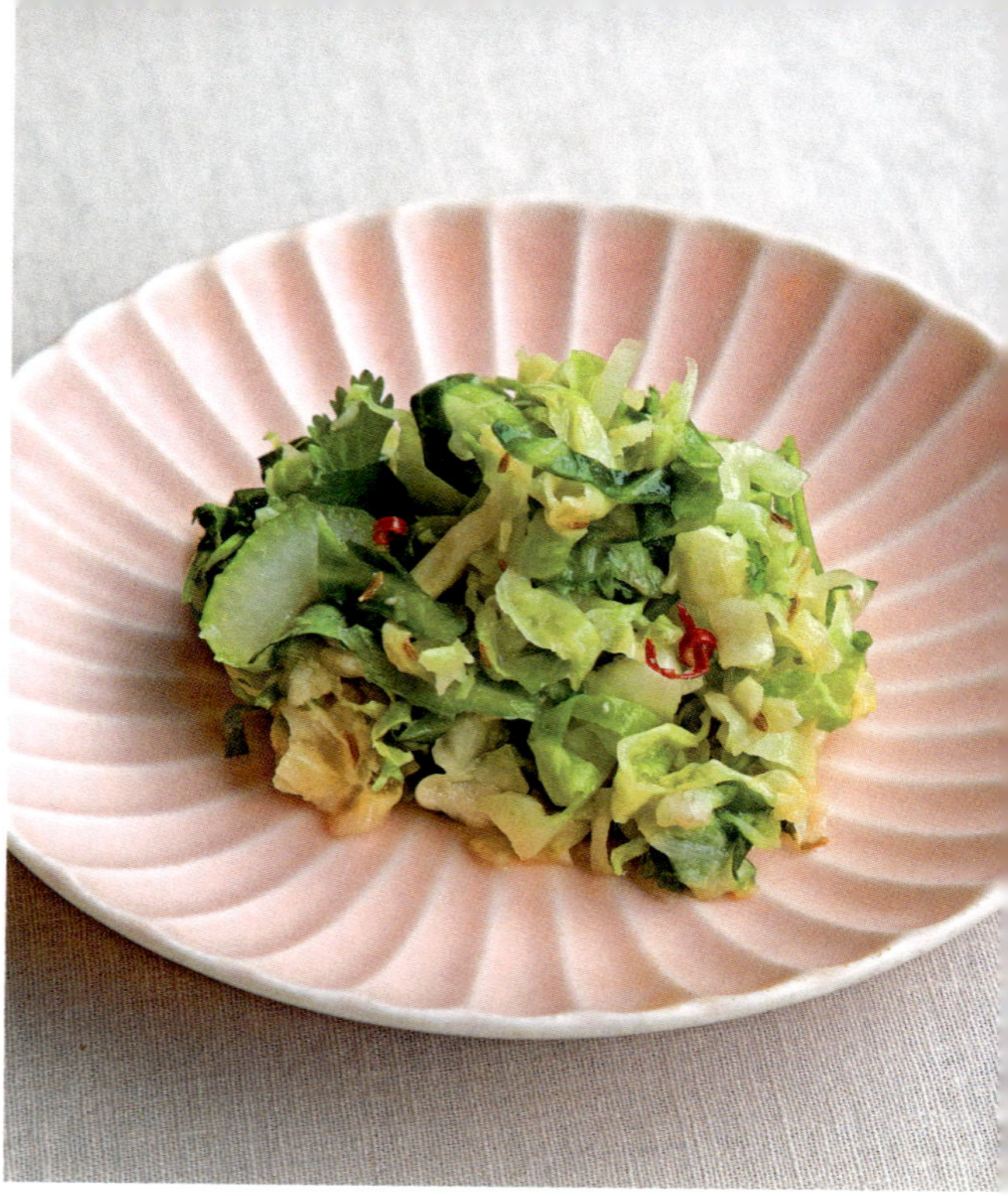

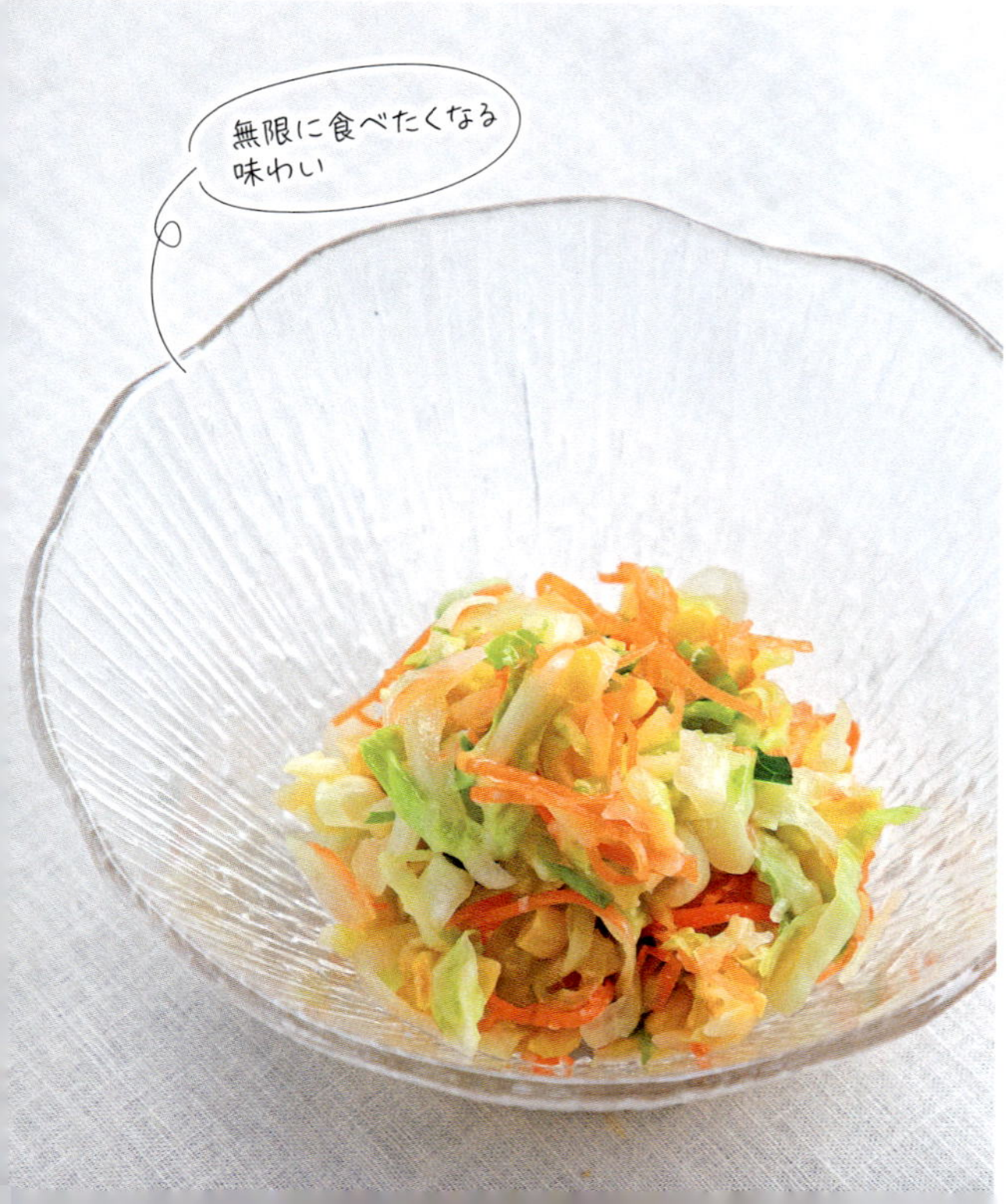

我が家の作り置き定番

麹キャベツコールスロー

材料（2人分）・作り方

1 **麹キャベツ**（P.49参照）100g、**麹にんじん**・**麹玉ねぎ**（P.49参照）各30gは軽く水けを絞ってポリ袋に入れる。

2 粒コーン（缶詰）大さじ2、**塩麹**・甘酒・酢各大さじ1、醤油（うすくち）小さじ1、こしょう少々を入れてよくもむ。

3 空気を抜いて、しばらくなじませておく。

4 塩で味を調え、器に盛る。

卵が玉ねぎの辛味をマイルドに

麹玉ねぎ月見和え

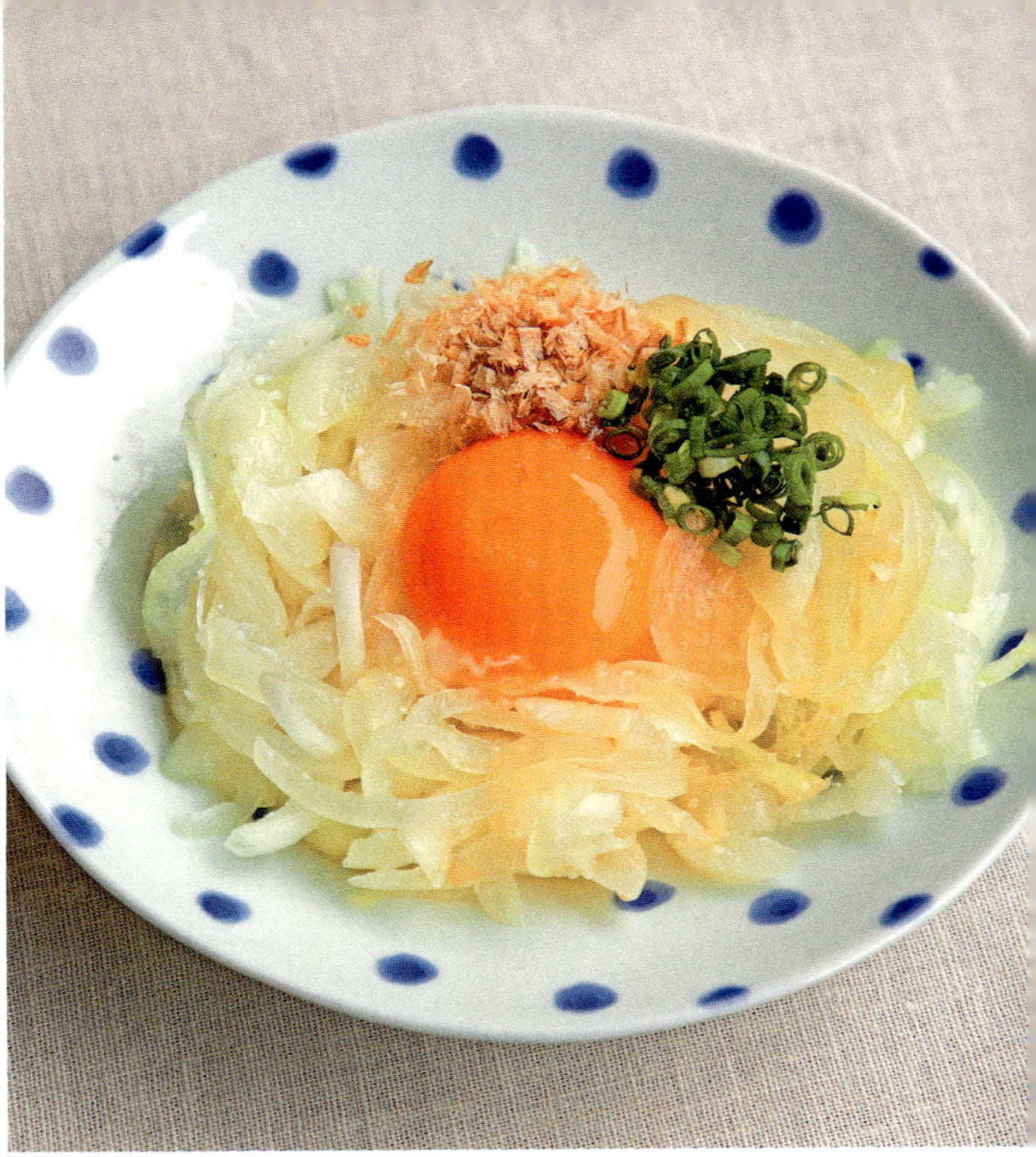

材料（2人分）・作り方

1 **麹玉ねぎ**（P.49参照）100gは、軽く水けを絞り、器に盛る。

2 中央にくぼみを作り、卵黄1個をのせ、まわりに鰹節少々、万能ねぎ（小口切り）少々を散らし、醤油小さじ2をかける。

お好みの野菜を切って並べるだけ

発酵コブサラダ

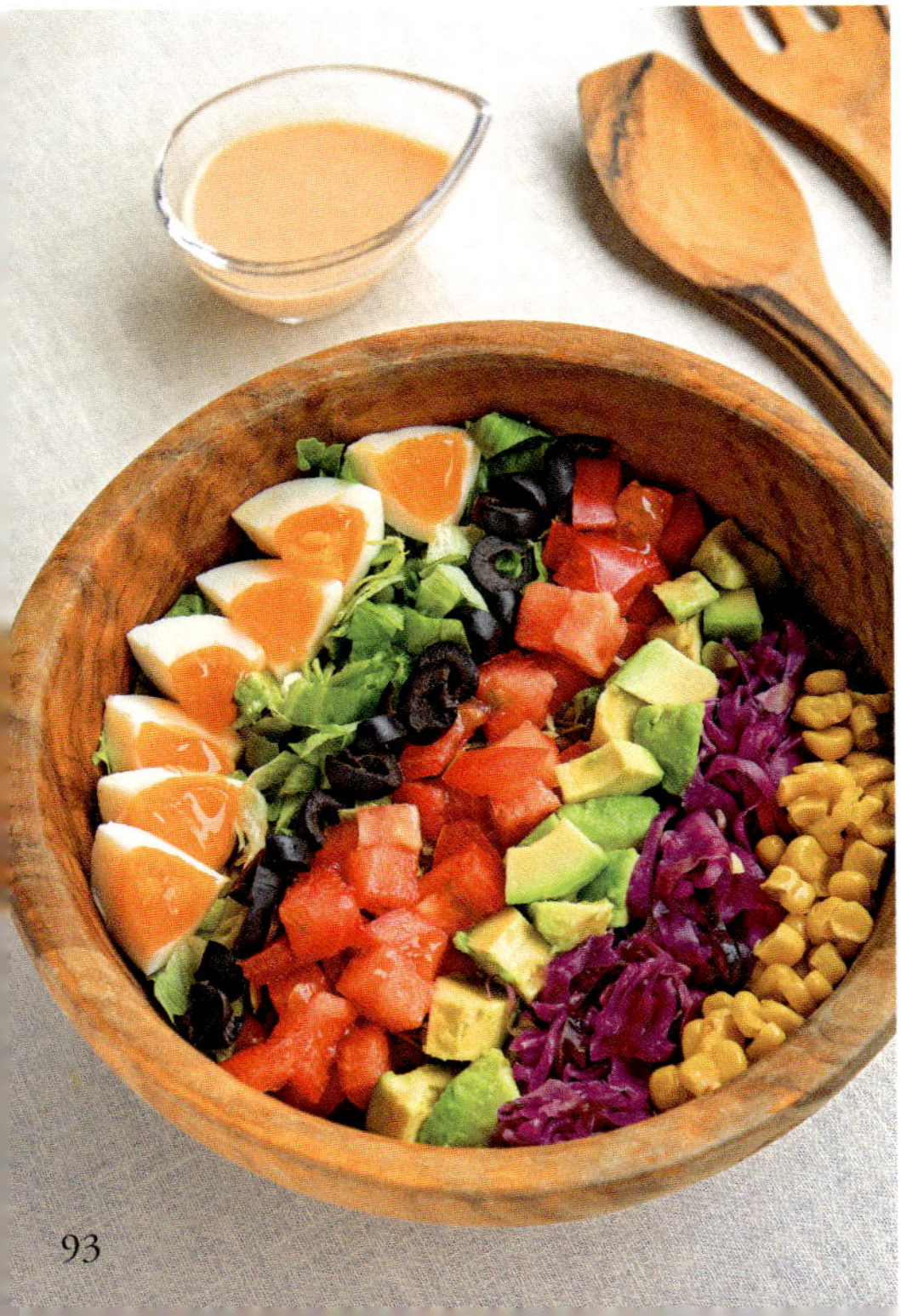

材料（2人分）・作り方

【コブサラダドレッシング】
- **麹ヨーグルトドレッシング**（P.23参照）…大さじ4
- トマトケチャップ…小さじ1
- にんにく（すりおろし）…小さじ½

1 レタス2枚はざく切りにする。

2 アボカド・トマト各1個は2cmの角切り、**麹卵**（P.52参照）1個は8つ切りにし、**麹（紫）キャベツ**（P.49参照）50gは軽く水けを絞る。

3 器に**1**を敷き、上に**2**、コーン缶（粒）大さじ4、ブラックオリーブの実（スライス）5粒と共に並べる。

4 **【コブサラダドレッシング】**の材料を混ぜて、サラダに添える。

※**麹鶏むね肉**や**麹鶏もも肉**（P.50参照）がある場合は30分湯煎（火あり）して、1cm角に切って、並べる。

BBQの必須アイテム

メキシカンフレッシュサルサ

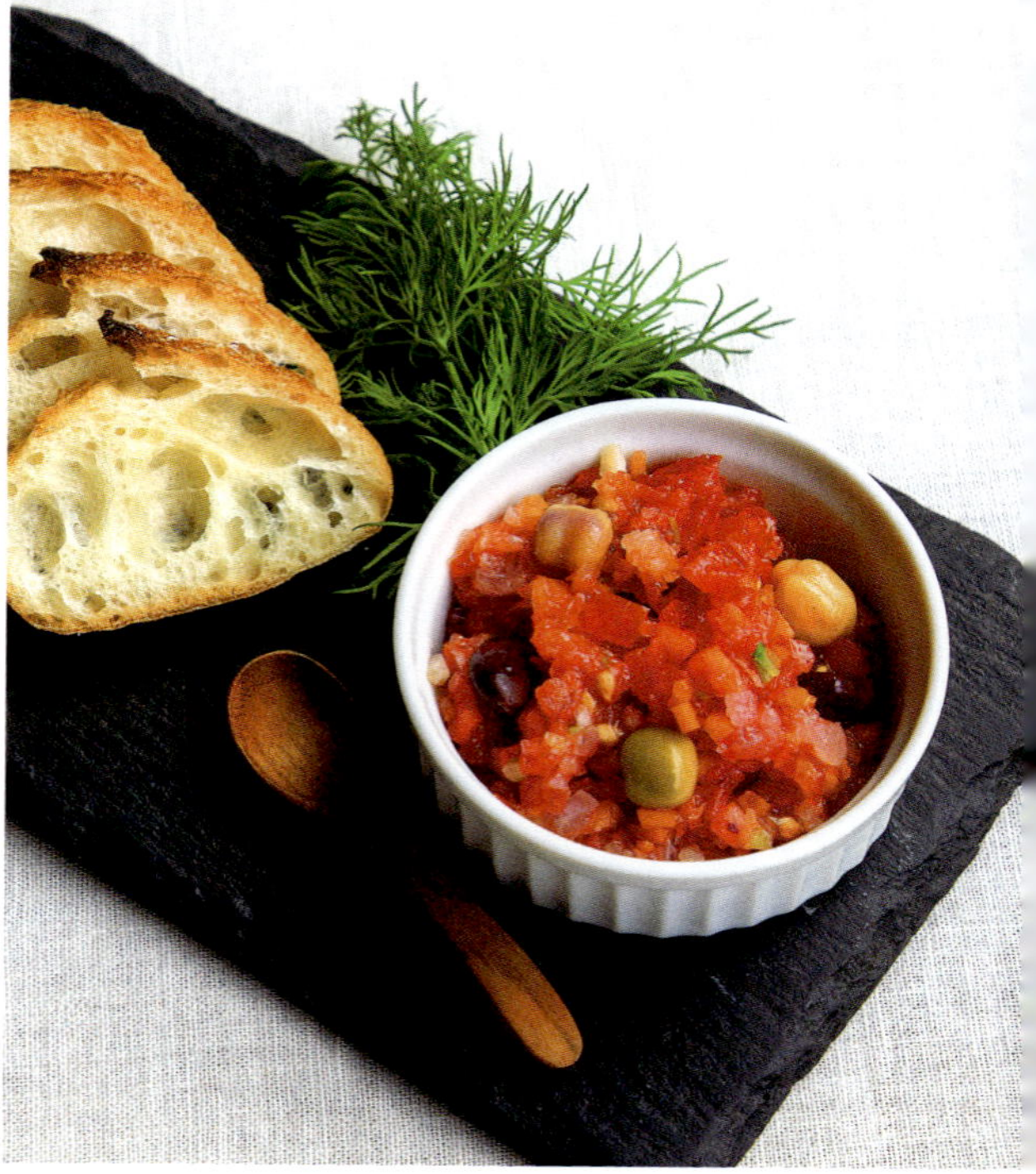

材料（2人分）・作り方

1 **麹紫玉ねぎ・麹にんじん**（P.49参照）各30g、トマト（中）1個（種を取る）、セロリ¼本、パクチー4本、にんにく小さじ½、青唐辛子1本をすべてみじん切りにしてポリ袋に入れる。

2 1にミックスビーンズ50g、ナンプラー・甘酒・レモン汁各小さじ2、タバスコ数滴、こしょう少々を入れてすべて混ぜる。

3 お好みでバケットやハーブを添えたり、焼肉の添え物にする。

黒こしょうのアクセントがビールによく合う

麹にんじんと黒こしょうのチーズチヂミ

材料（2人分）・作り方

麹にんじん（P.49参照）…100g
粉チーズ…大さじ2

A
粗びき黒こしょう…小さじ¼
片栗粉・小麦粉・水…各大さじ1

【たれ】
麹甘酢だれ（P.13参照）…大さじ2
鷹の爪…少々（輪切り）
白ごま…小さじ1

1 麹にんじんの水けをよく絞る。

2 ポリ袋に1とAを入れ、よく混ぜる。

3 フライパンにクッキングシートを敷いて熱し、2を平らに広げる。

4 ふたをして、5分焼く。

5 ふたを外して1分焼き、ひっくり返して2分焼き、器に盛る。

6 お好みで、よく混ぜた**【たれ】**を添える。

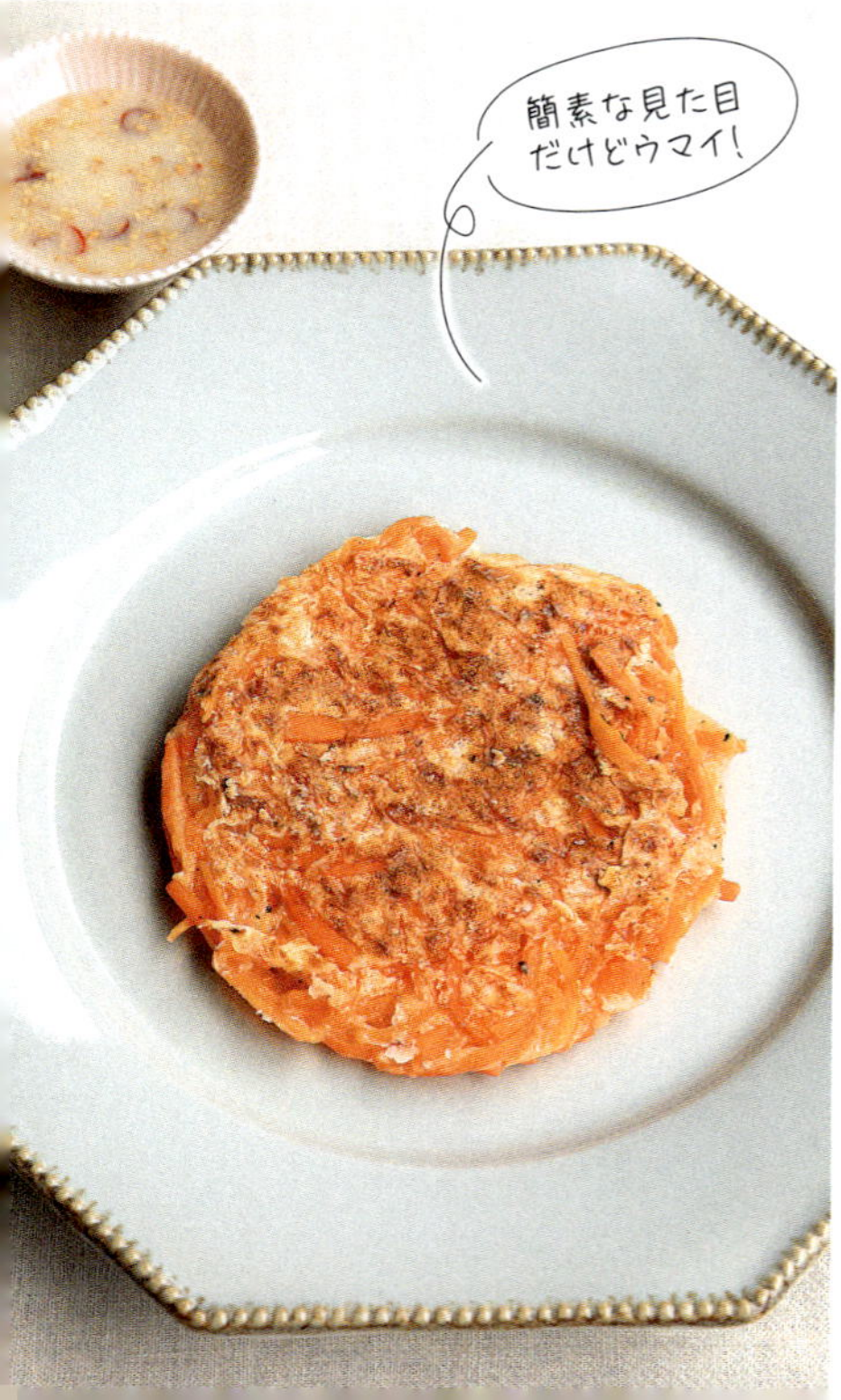

無限にんじんノンオイルバージョン

キャロットラペ

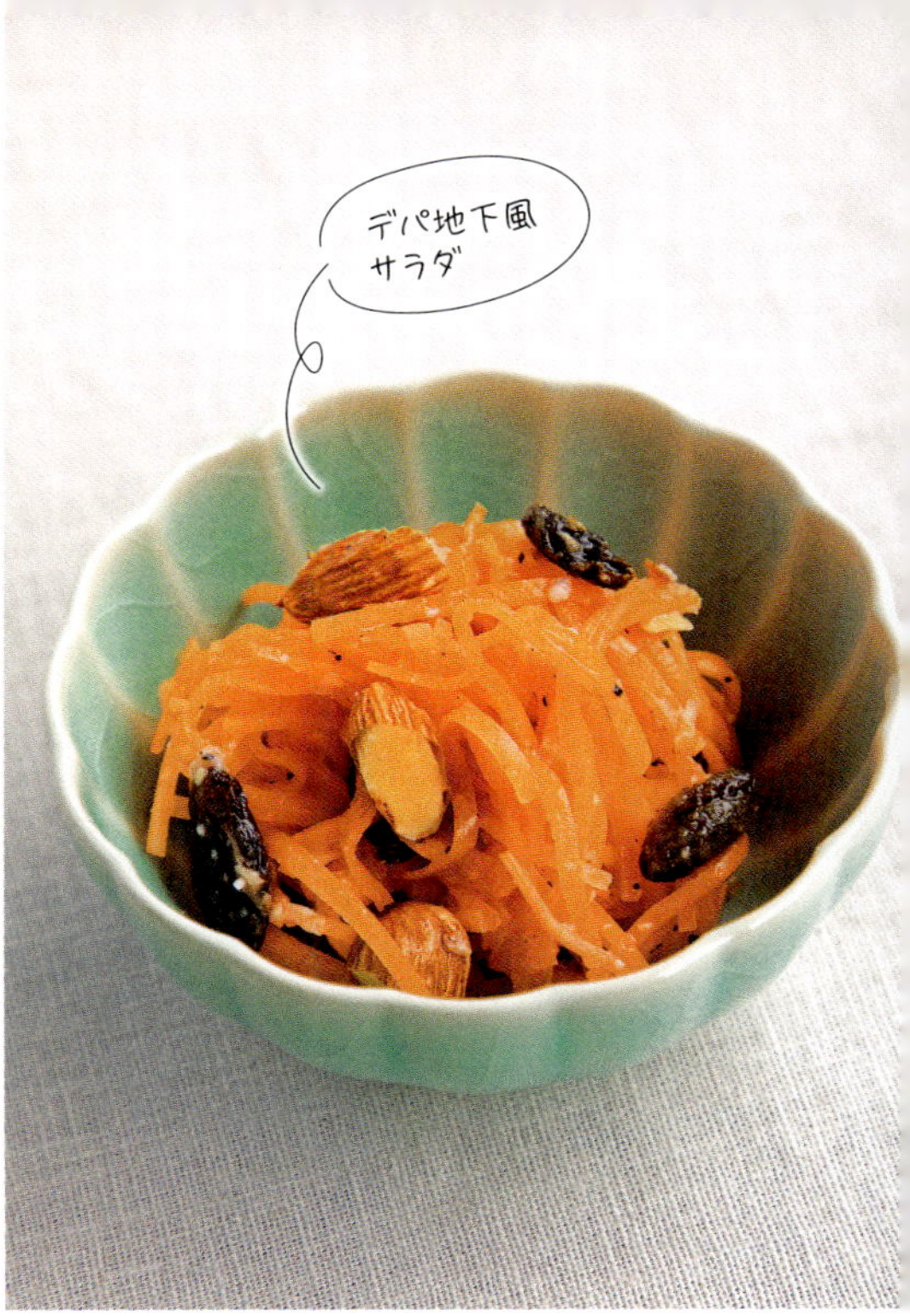

材料（2人分）・作り方

1 アーモンド5粒を粗みじん切りにする。

2 ポリ袋に**1**、**麹にんじん**（P.49参照）100g、レーズン10粒程度、**塩麹**小さじ1、粗びき黒こしょう少々を入れる **a**。

3 よくもむ。

4 器に盛る。

a

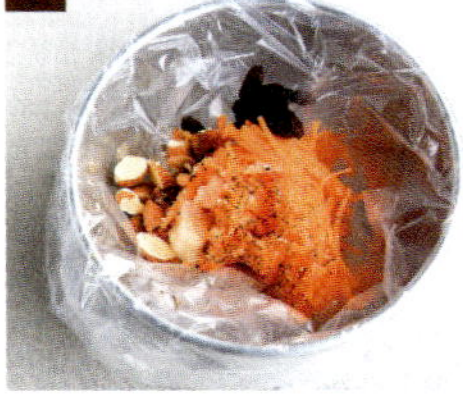

湯煎調理でじっくり甘みを引き出す

にんじんとサツマイモのきんぴら

湯煎時間 15 min

材料（2人分）・作り方

1 さつまいも½本（50g程度）はせん切りにする。

2 ポリ袋に、**1**、**麹にんじん**（P.49参照）100g、**塩麹**・甘酒・すりごま（白）各大さじ1を入れ、よくもみ、空気を抜いて口を縛る。

3 鍋に湯を沸騰させ、火を止めて**2**のポリ袋を入れ、15分湯煎する。

※詳細はP.43〜45参照

4 器に盛り、仕上げに黒ごま少々をかける。

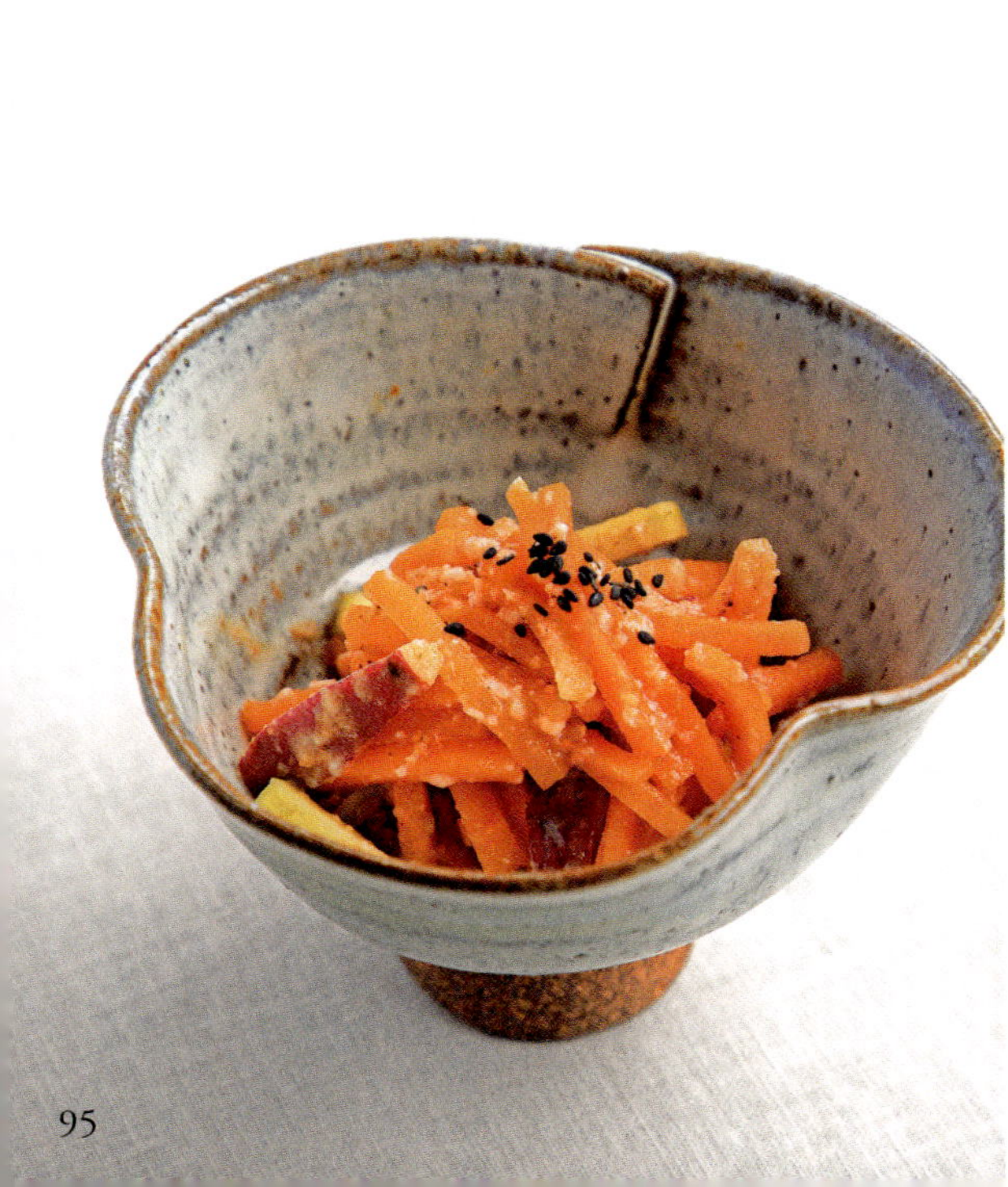

とろける温玉がドレッシング代わり

麹青菜と生ハムの温玉サラダ

湯煎時間 15 min

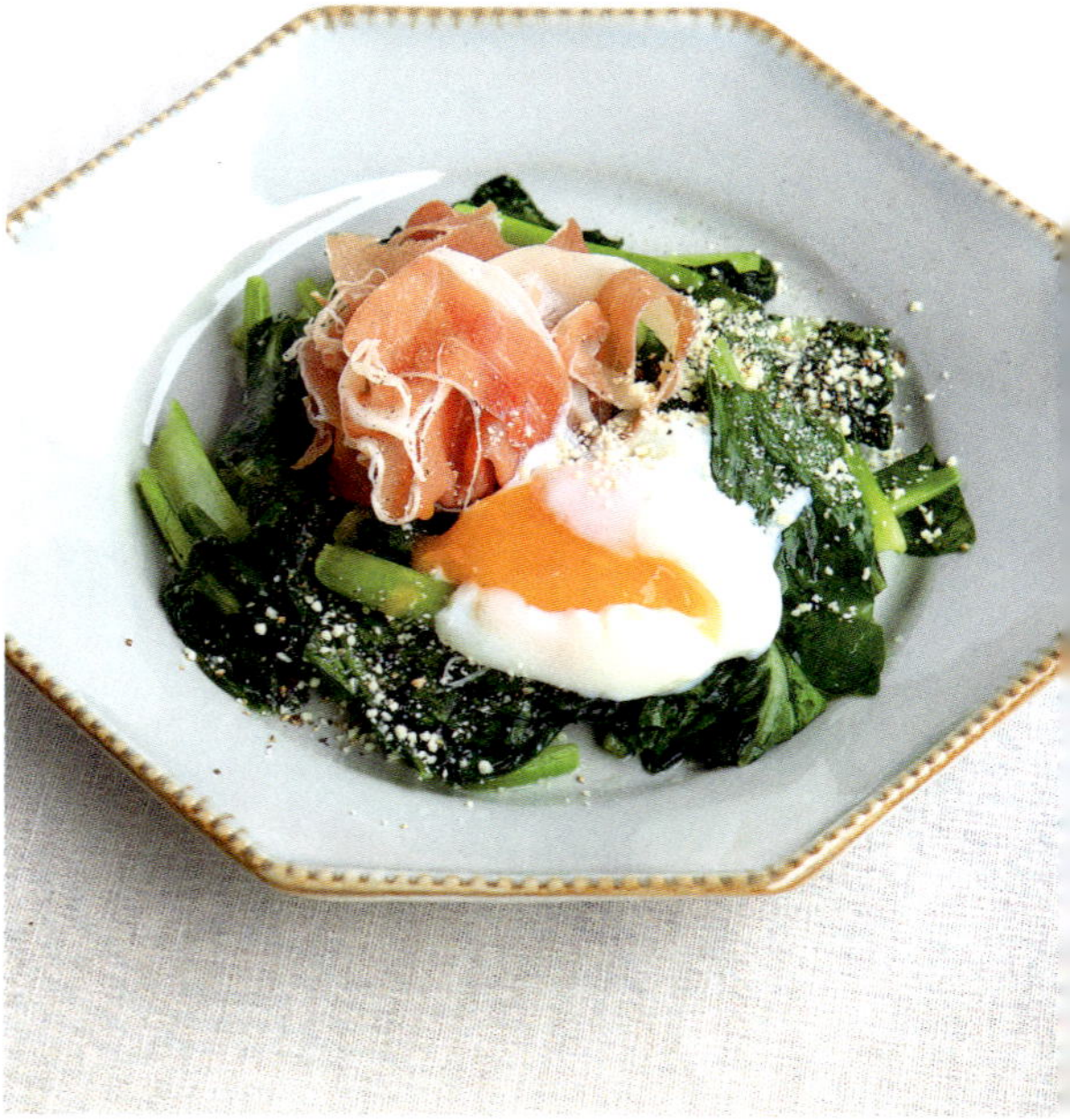

材料（2人分）・作り方

1 ポリ袋に軽く水けを絞った**麹青菜**（小松菜）（P.49参照）100gと醤油小さじ1、にんにく（すりおろし）小さじ½を入れてよくもみ、空気を抜いて口を縛る。

2 鍋に湯を沸騰させ、火を止めて**1**と卵1個を入れ、10分湯煎する（火なし）。

※詳細はP.43〜45参照

3 器にポリ袋の中身を盛り↓生ハム2枚↓殻をむいた温泉卵をのせ、粉チーズと粗びき黒こしょう少々をかける。

とろーり卵にプリっと海老とシャキシャキ青菜が絶妙

麹青菜と海老の中華卵とじ

湯煎時間 10 min

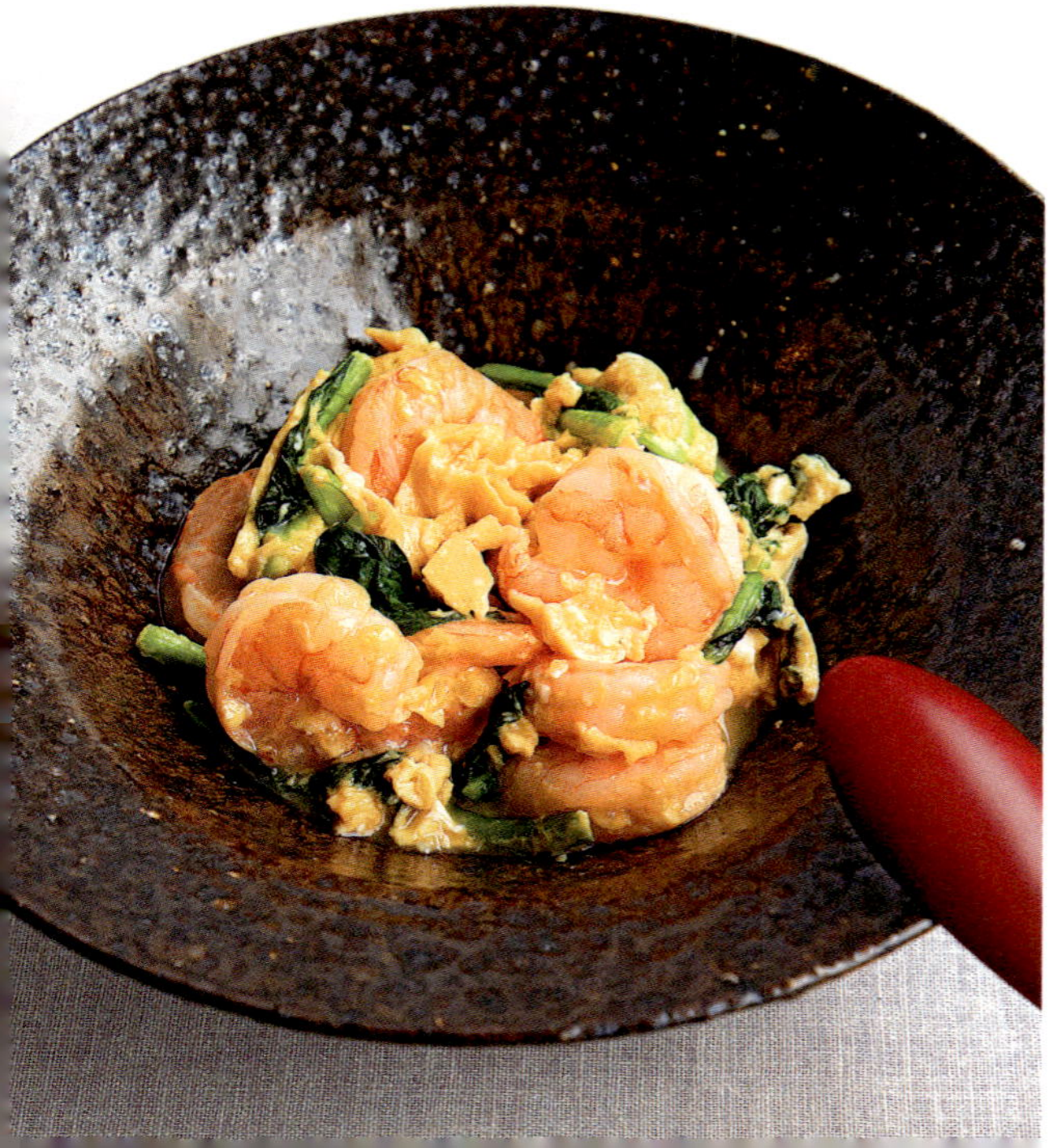

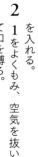

材料（2人分）・作り方

1 ポリ袋に**麹青菜**（小松菜）（P.49参照）100g、**麹きのこ**（P.49参照）50g、背わたをとったむき海老6尾、オイスターソース小さじ2、にんにく小さじ½、生卵1個を入れる。

2 **1**をよくもみ、空気を抜いて口を縛る。

3 鍋に湯を沸騰させ、**2**を入れ、火を止めて10分湯煎する。

※詳細はP.43〜45参照

舞茸はたんぱく質分解酵素が強く卵が固まらないので要注意

麹きのこオムレツ

加熱＋湯煎時間 13 min

材料（2人分）・作り方

1 ポリ袋に**麹きのこ**（舞茸以外）（P.49参照）100g、生卵2個、醤油（うすくち）小さじ2、にんにく（すりおろし）小さじ½を入れてよくもむ。

2 オムレツの形になるように、ポリ袋の角の形を使って形を整え、具材ギリギリのところで口を縛る。

3 鍋に湯を沸騰させ、**2**を入れ弱火にし、10分湯煎する（火あり）。

※詳細はP.43〜45参照

4 火を止め、そのまま3分放置。

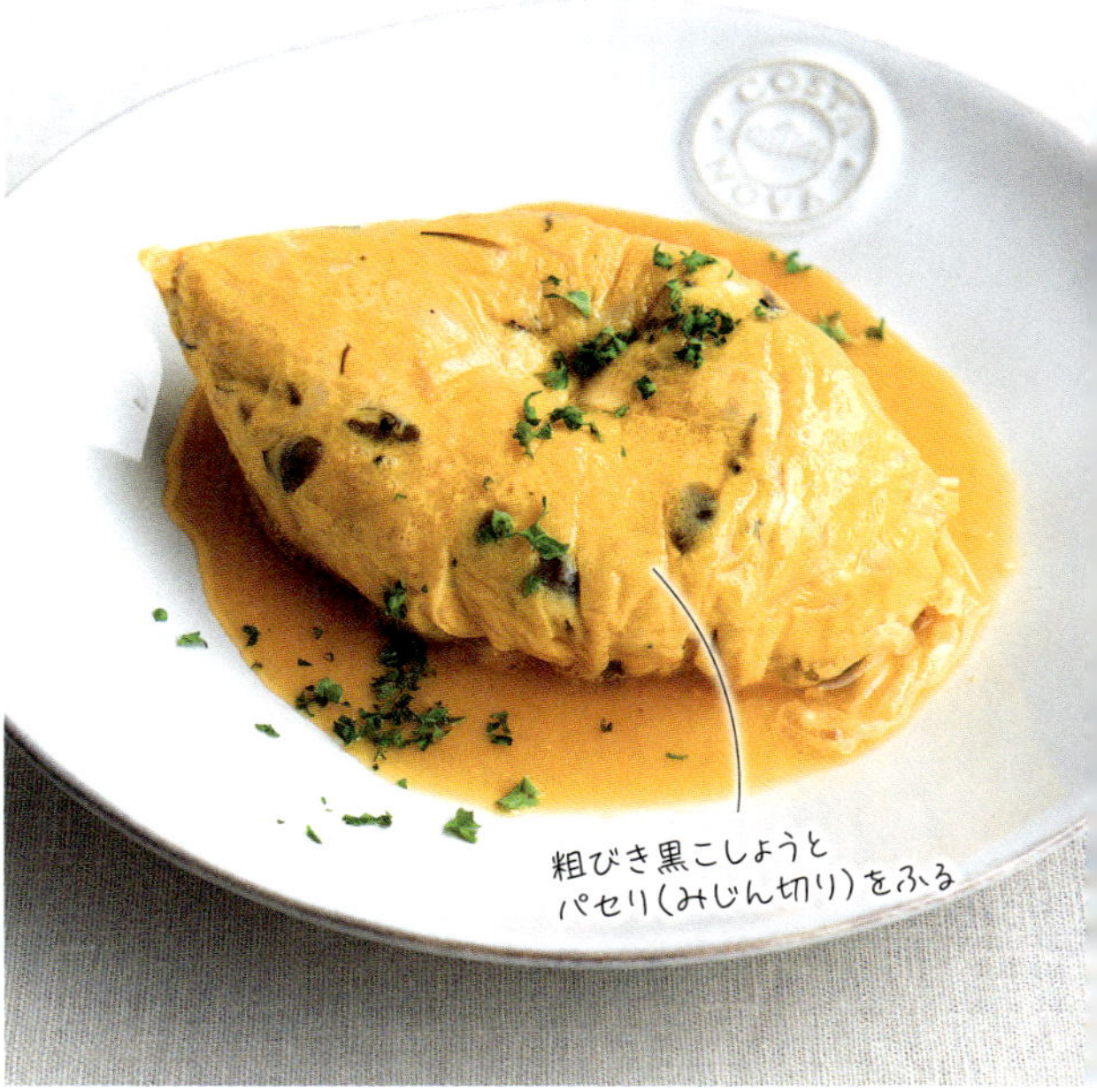

粗びき黒こしょうとパセリ（みじん切り）をふる

ノンオイルでも、味わいしっかり

麹小松菜ペペロンチーノ

湯煎時間 5 min

材料（2人分）・作り方

麹青菜（小松菜）（P.49参照）…150g

A
- 醤油（うすくち）…小さじ1
- **塩麹**…大さじ1
- にんにく（すりおろし）…小さじ½
- 鷹の爪輪切り…少々

1 ポリ袋に**A**入れてよくもみ込む。

2 鍋に湯を沸騰させ、**1**を入れ弱火にし、5分湯煎する（火なし）。

※詳細はP.43〜45参照

3 器に盛る。

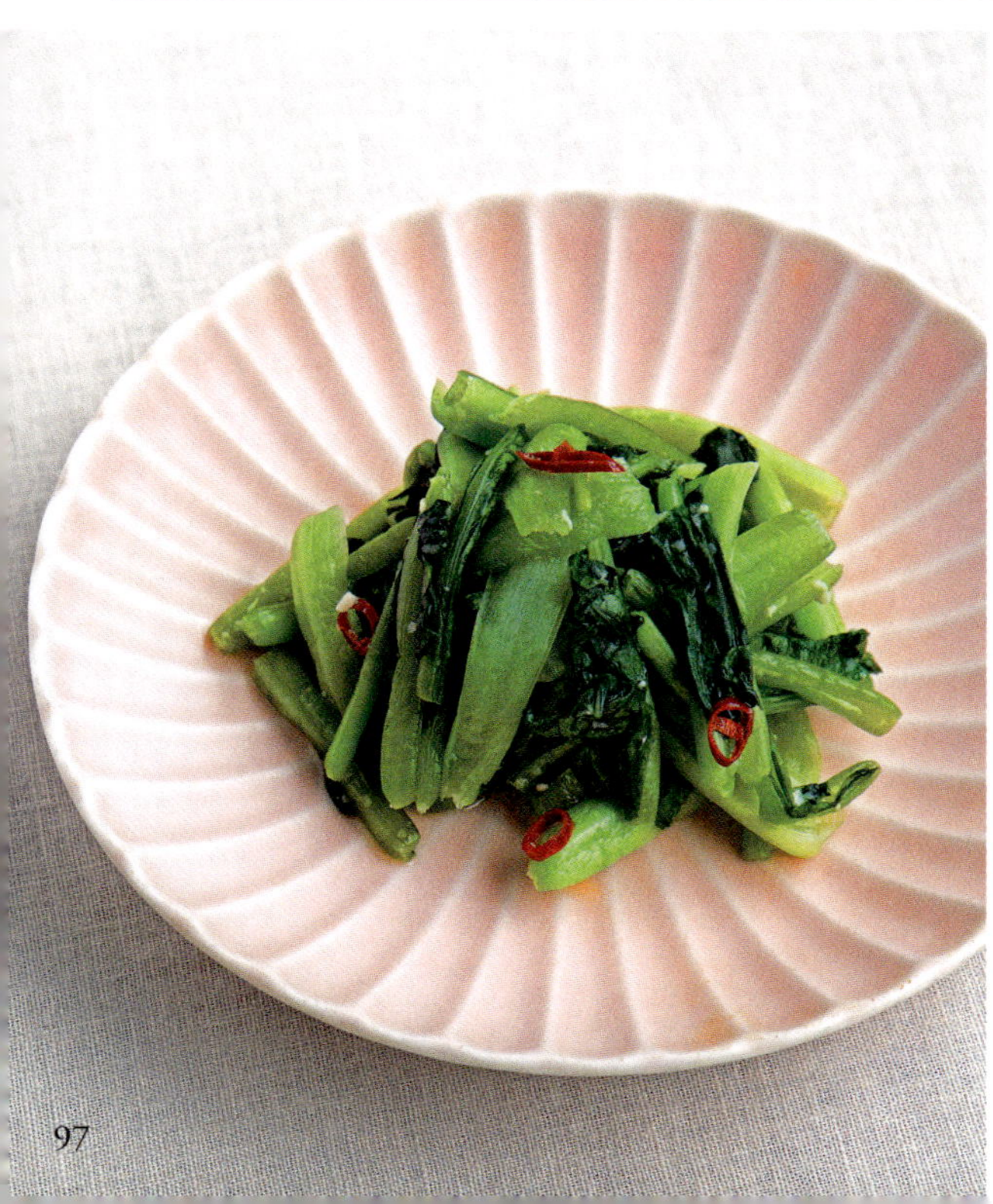

発酵させてマイルドな味わいに

麹キムチナムル

湯煎時間 5 min

材料（2人分）・作り方

1 ポリ袋に**麹キムチ**（P.53参照）100gともやし50gを入れる。

2 鍋に湯を沸騰させ、**1**の袋を入れ、火を止めて5分湯煎。

※詳細はP.43～45参照

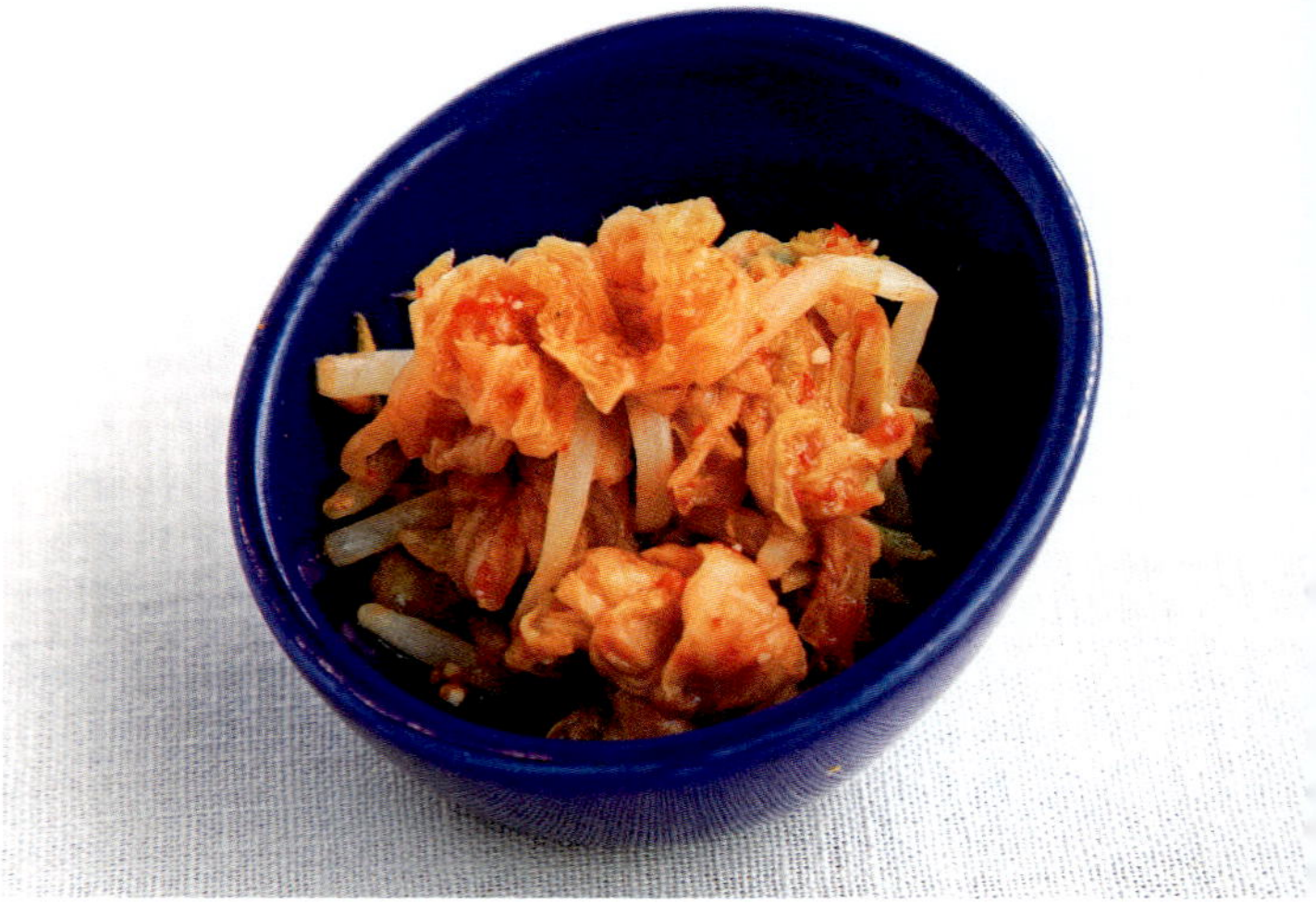

豆板醤風味

麹キャベツナムル

材料（2人分）・作り方

1 軽く水けを絞った**麹キャベツ**（P.49参照）100g、豆板醤小さじ1/8、干し桜海老大さじ1をポリ袋に入れ、よくもむ。

※桜海老をフライパンで軽くあぶってから入れるとよりおいしくなる。

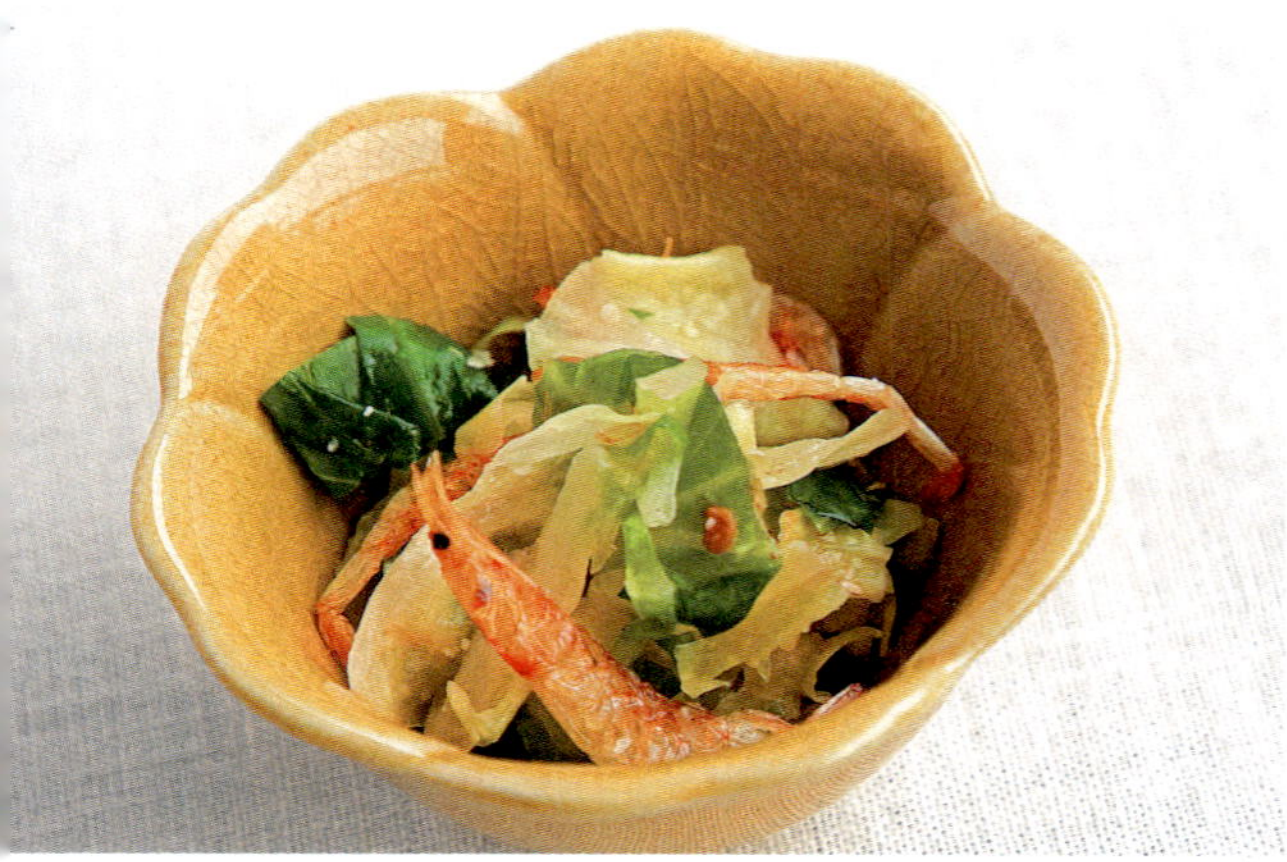

カレー粉風味

麹にんじんナムル

材料（2人分）・作り方

1 ポリ袋に、**麹にんじん**（P.49参照）100g、カレー粉小さじ1/2、白ごま小さじ1を入れてよくもむ。

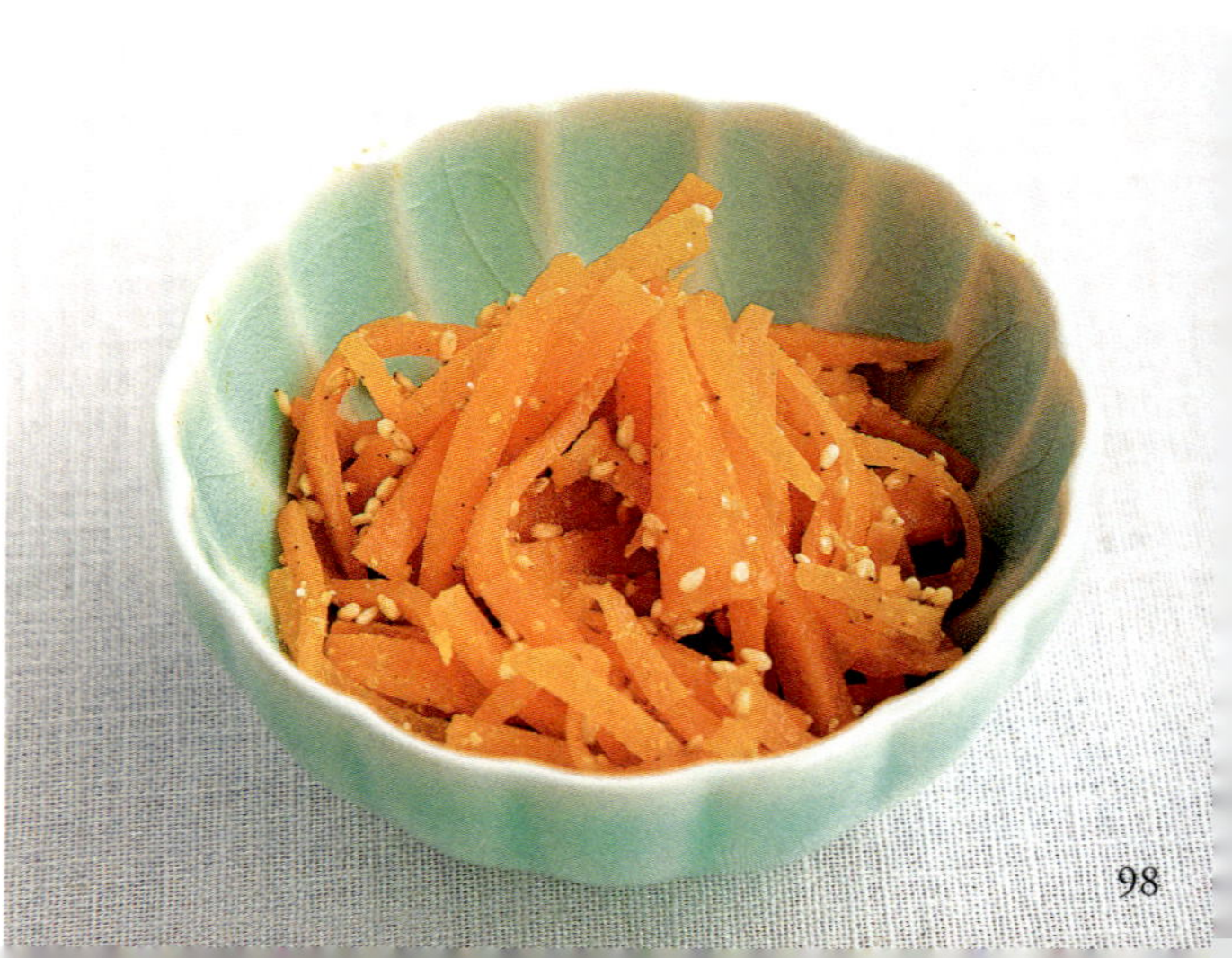

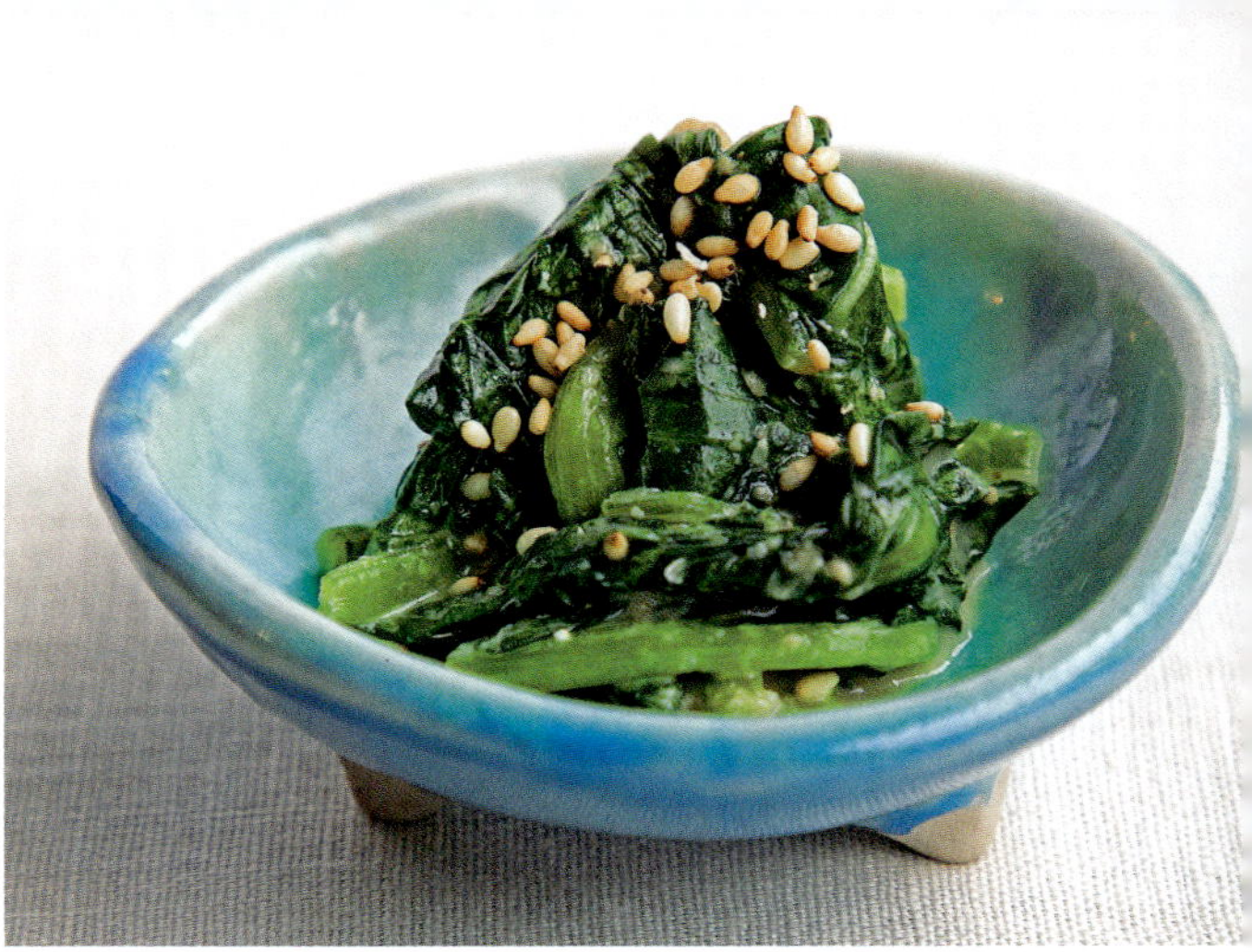

胡麻風味

麹小松菜ナムル

材料（2人分）・作り方

1 ポリ袋に、**麹青菜（小松菜）**（P.49参照）100g、練りごま（白）小さじ2、醤油・白ごま・生姜（すりおろし）各小さじ1を入れてよくもむ。

柚子こしょう風味

麹玉ねぎナムル

湯煎時間 5 min

材料（2人分）・作り方

1 ポリ袋に、軽く水けを絞った**麹玉ねぎ**（P.49参照）100g、5cm長さに切った万能ねぎ2本、柚子こしょう小さじ1/8、醤油小さじ1を入れてよくもむ。

2 鍋に湯を沸騰させ、**1**の袋を入れ、火を止めて5分湯煎する。

※詳細はP.43～45参照

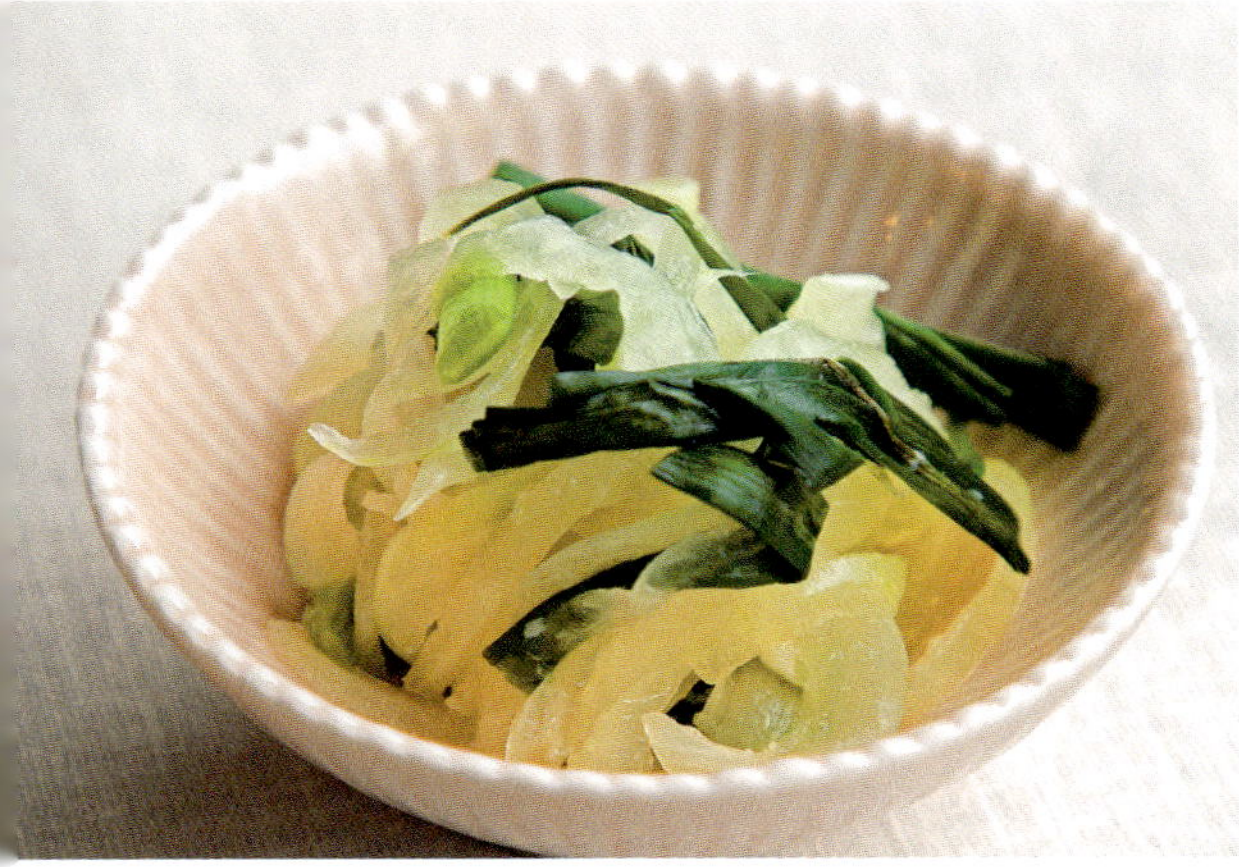

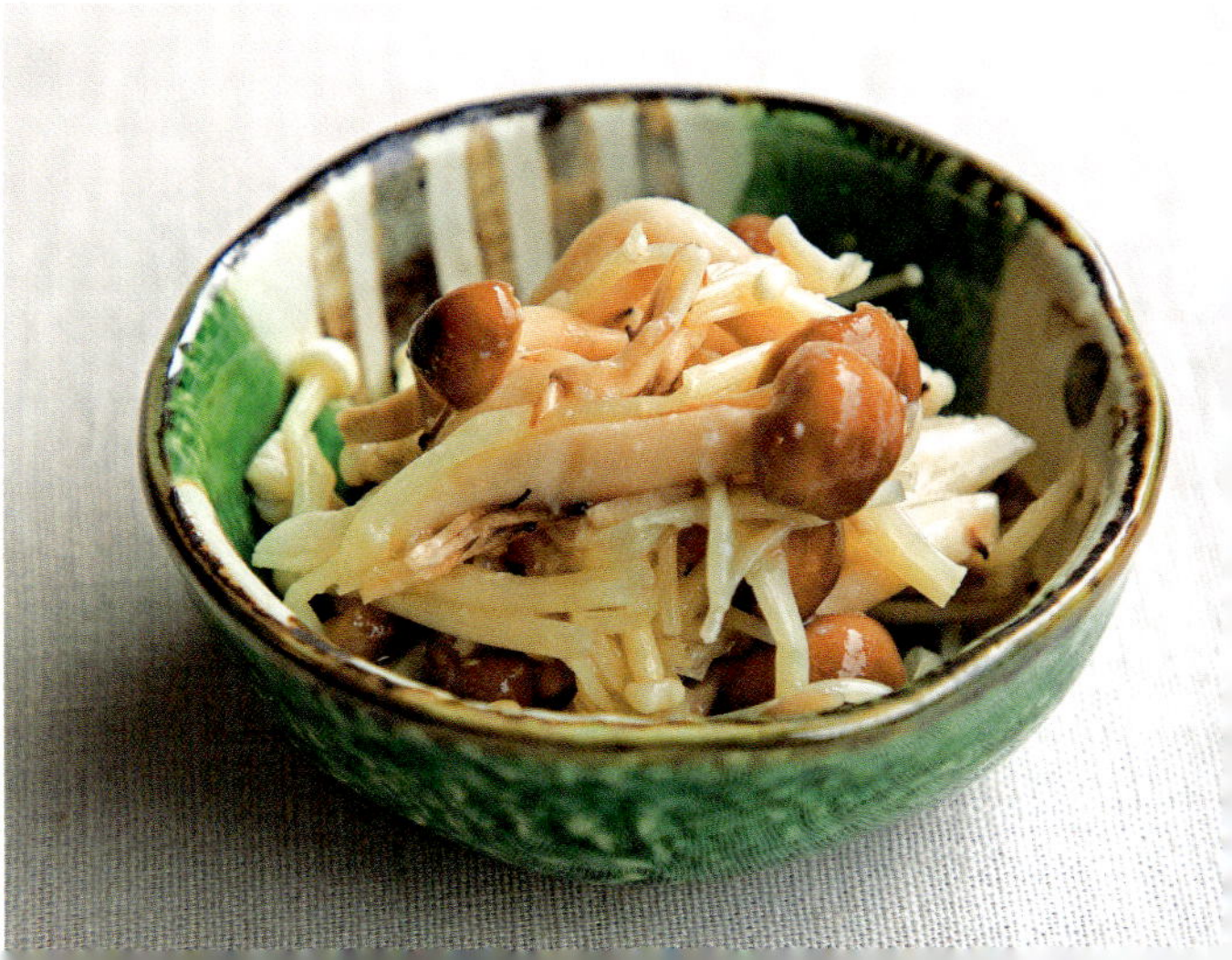

にんにく風味

麹きのこナムル

湯煎時間 5 min

材料（2人分）・作り方

1 ポリ袋に、**麹きのこ**（P.49参照）100g、にんにく（すりおろし）小さじ1/4、めんつゆ小さじ1を入れてよくもむ。

2 鍋に湯を沸騰させ、**1**の袋を入れ、火を止めて5分湯煎する。

※詳細はP.43～45参照

きのこのうま味とささみが好相性

麹きのことささみ梅おひたし

加熱時間 5 min

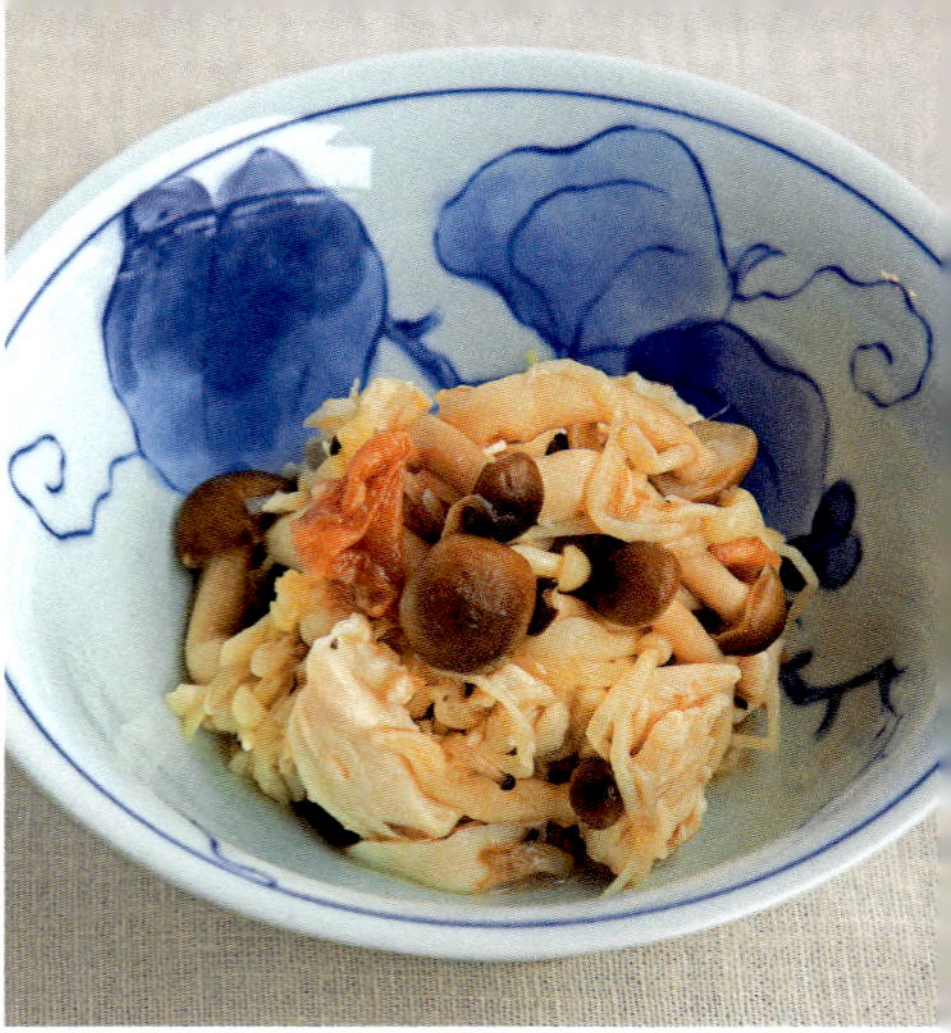

材料（2人分）・作り方

1 ポリ袋に、**麹きのこ**（P.49参照）100g、鶏ささみ（筋をとって薄くスライス）1本、種を取った梅干し1個、醤油小さじ1、生姜（すりおろし）小さじ½、鰹節ひとつまみを入れて、よくもむ。

2 鍋に湯を沸騰させ、**1**を入れて弱火にし、5分湯煎する（火あり）。

※詳細はP.43～45参照

3 鍋から袋を取り出し、ささみをほぐすようにポリ袋をもみ、器に盛る。

キャベツの甘みとツナのコクが染み渡る

麹キャベツとツナおひたし

湯煎時間 5 min

材料（2人分）・作り方

1 ポリ袋に、**麹キャベツ**（P.49参照）100g、ツナ缶1個（70g）、醤油（うすくち）小さじ2、鰹節ひとつまみをすべて入れて、よくもむ。

2 空気を抜いて口を縛り、鍋に湯を沸騰させ袋を入れて火を止め、5分湯煎する。

※詳細はP.43～45参照

※コーン缶（粒）を入れてもおいしい。

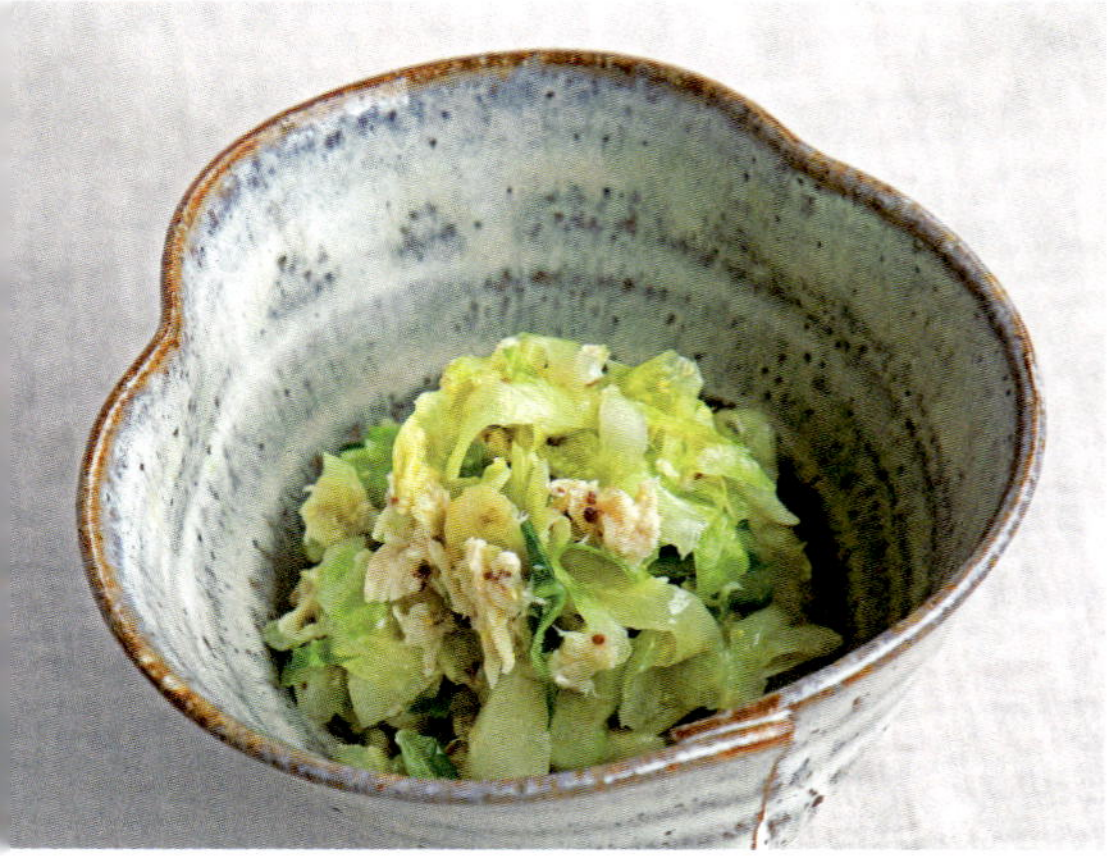

野菜の甘みを引き出す子供にも人気の味

麹にんじんとトウモロコシおひたし

湯煎時間 5 min

材料（2人分）・作り方

1 ポリ袋に**麹にんじん**（P.49参照）100g、コーン缶（粒）大さじ2、醤油（うすくち）小さじ1、鰹節ひとつまみをすべて入れて、よくもむ。

2 空気を抜いて口を縛り、鍋に湯を沸騰させ袋を入れて火を止め、5分湯煎する。

※詳細はP.43～45参照

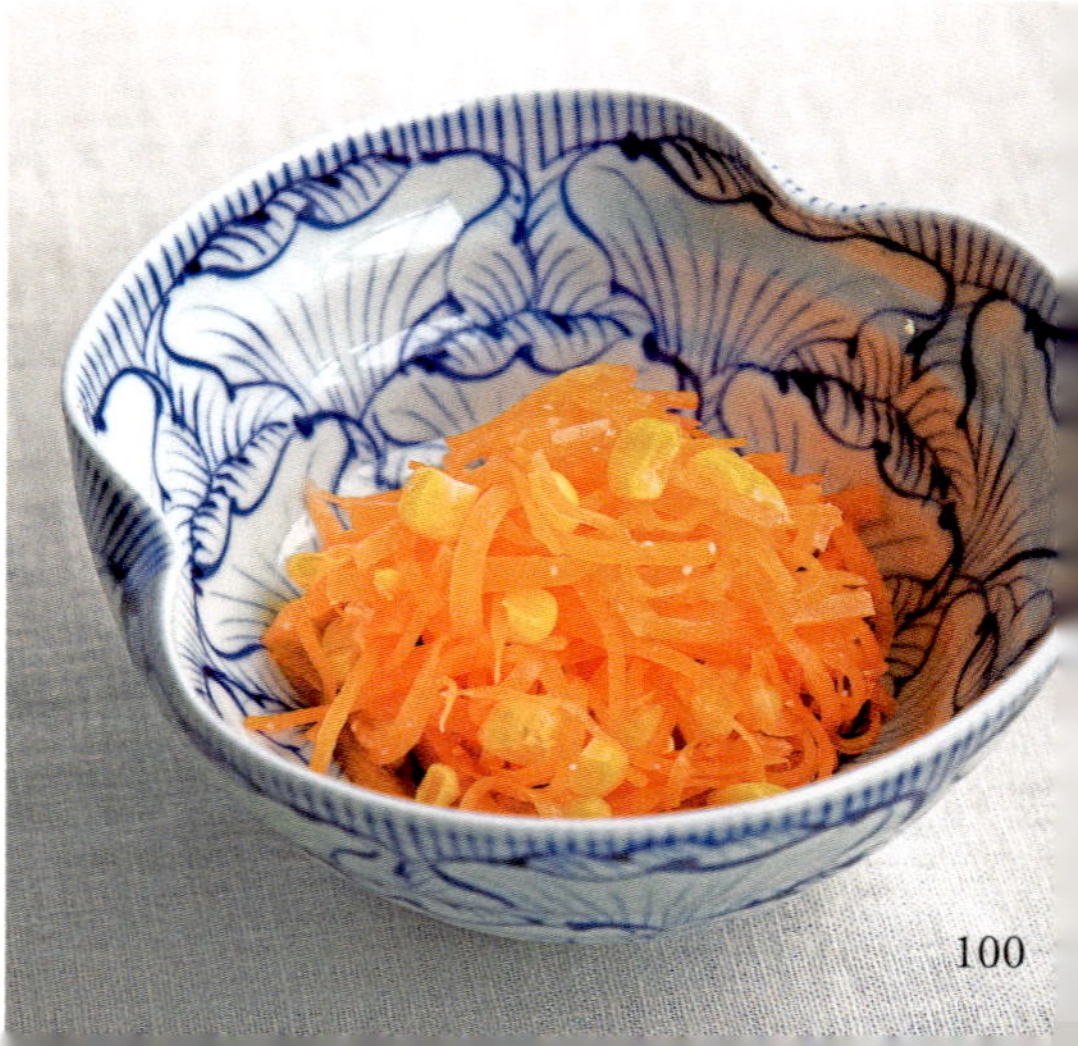

定番お浸しも麹のおかげでうま味しみしみ

麹小松菜と油揚げおひたし

湯煎時間 5 min

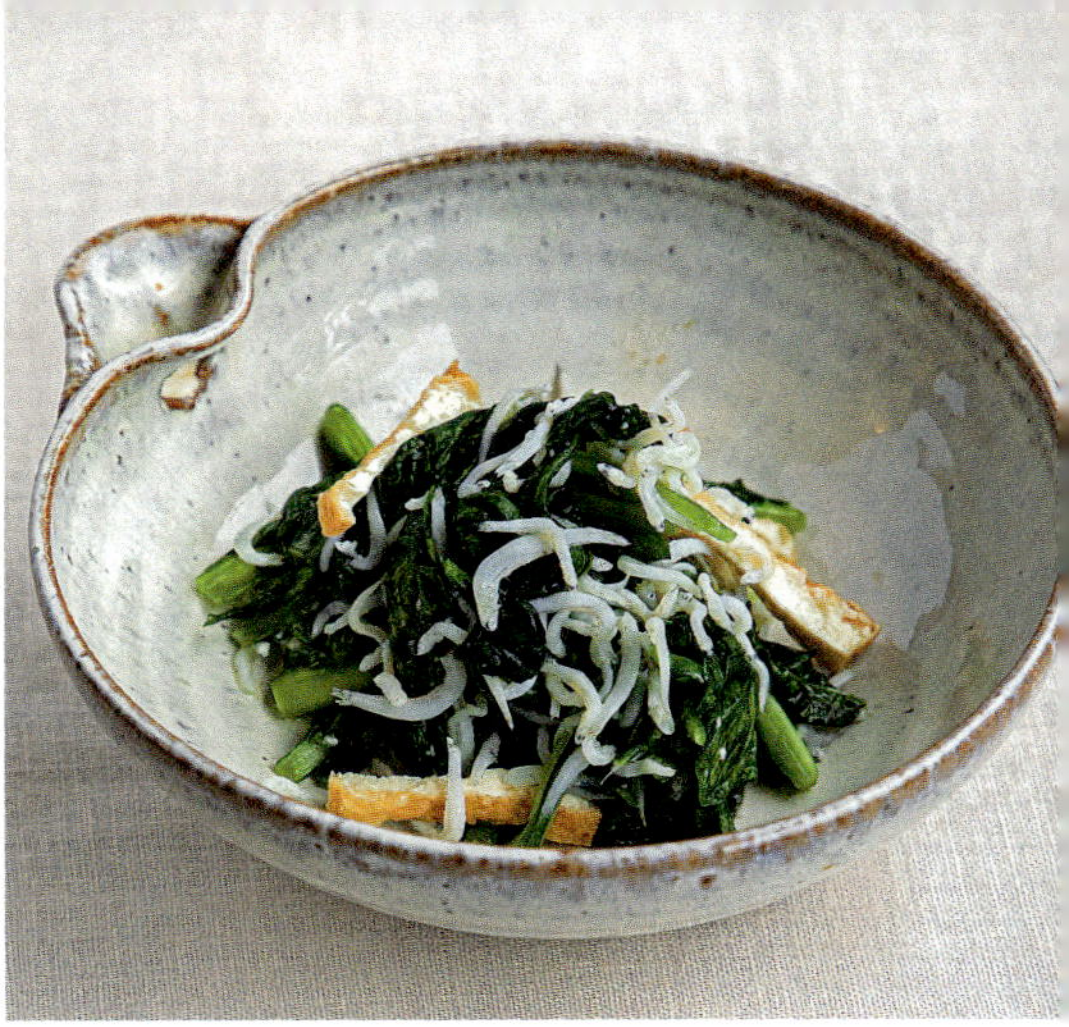

材料（2人分）・作り方

1 ポリ袋に**麹青菜（小松菜）**（P.49参照）100g、油揚げ½枚（1㎝幅に切る）、醤油（うすくち）小さじ2、鰹節ひとつまみを入れて、よくもむ。

2 空気を抜いて口を縛り、鍋に湯を沸騰させ袋を入れて火を止め、5分湯煎する。

※詳細はP.43～45参照

香り際立つ秋の味わいおひたし

麹小松菜と麹きのこおひたし

湯煎時間 5 min

材料（2人分）・作り方

1 ポリ袋に**麹青菜（小松菜）**・**麹きのこ**（P.49参照）各50g、醤油（うすくち）小さじ1、鰹節ひとつまみをすべて入れて、よくもむ。

2 空気を抜いて口を縛る。

3 鍋に湯を沸騰させ、2の袋を入れ火を止め、5分湯煎する。

※詳細はP.43～45参照

4 器に盛り、仕上げに黄柚子の皮を散らす。

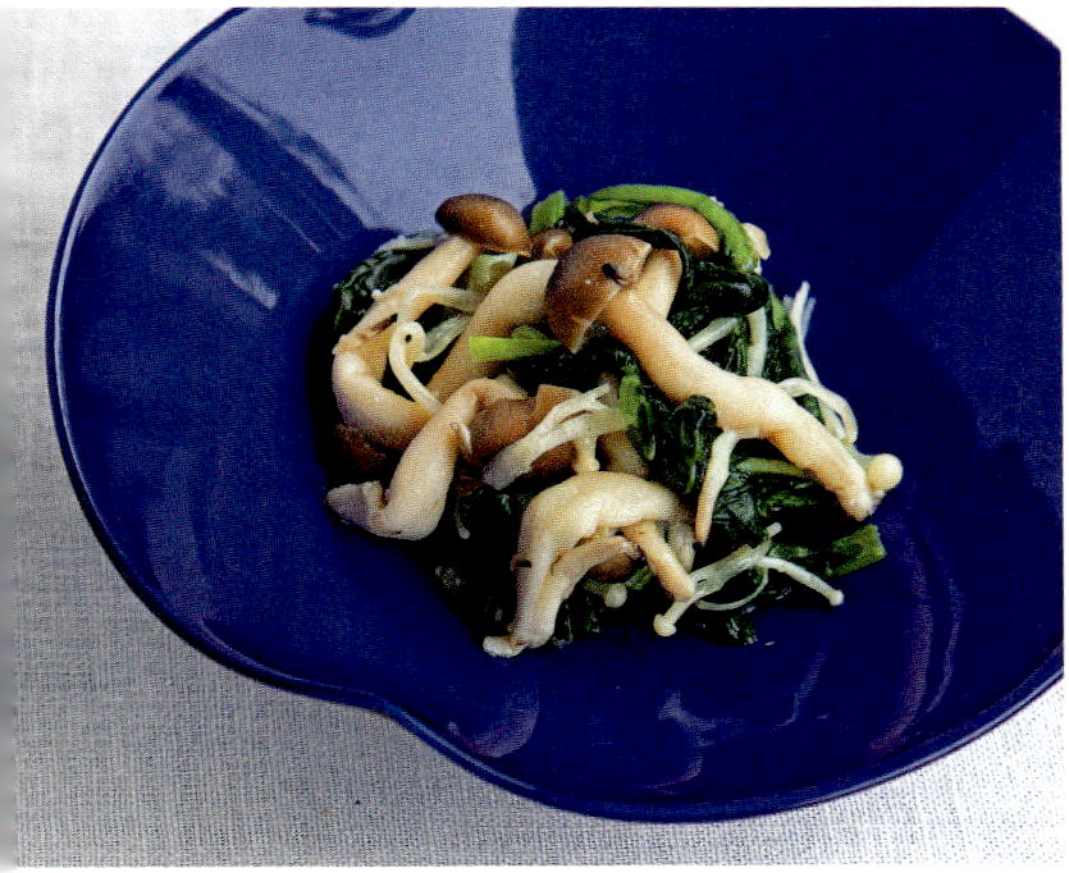

ピリ辛キムチとシャキシャキレタスがクセになる

麹キムチとレタスおひたし

湯煎時間 5 min

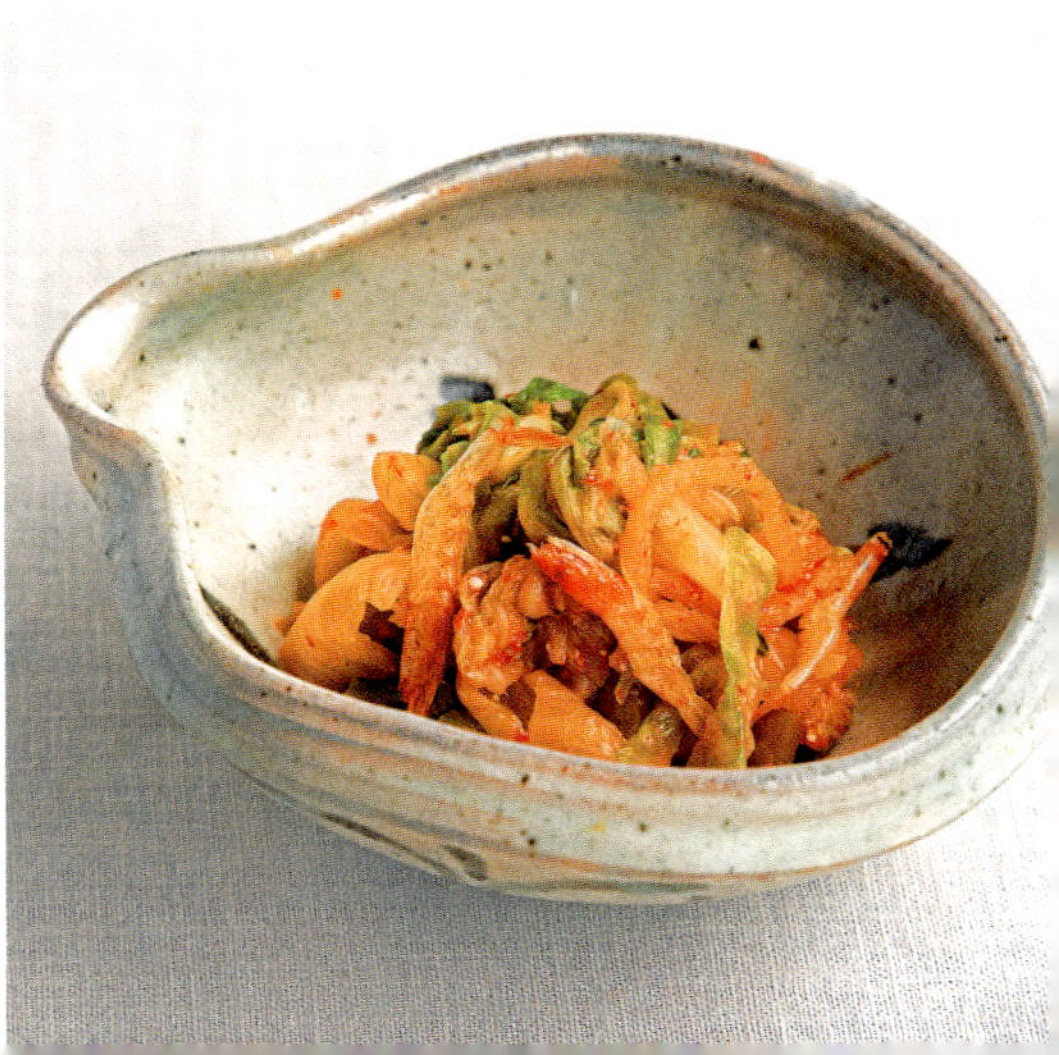

材料（2人分）・作り方

1 ポリ袋に**麹キムチ**（P.53参照）50g、せん切りしたレタス2枚分、醤油（うすくち）小さじ1、鰹節ひとつまみ、桜海老（乾燥）大さじ1を入れて、よくもむ。

2 空気を抜いて口を縛り、鍋に湯を沸騰させ袋を入れて火を止め、5分湯煎する。

※詳細はP.43～45参照

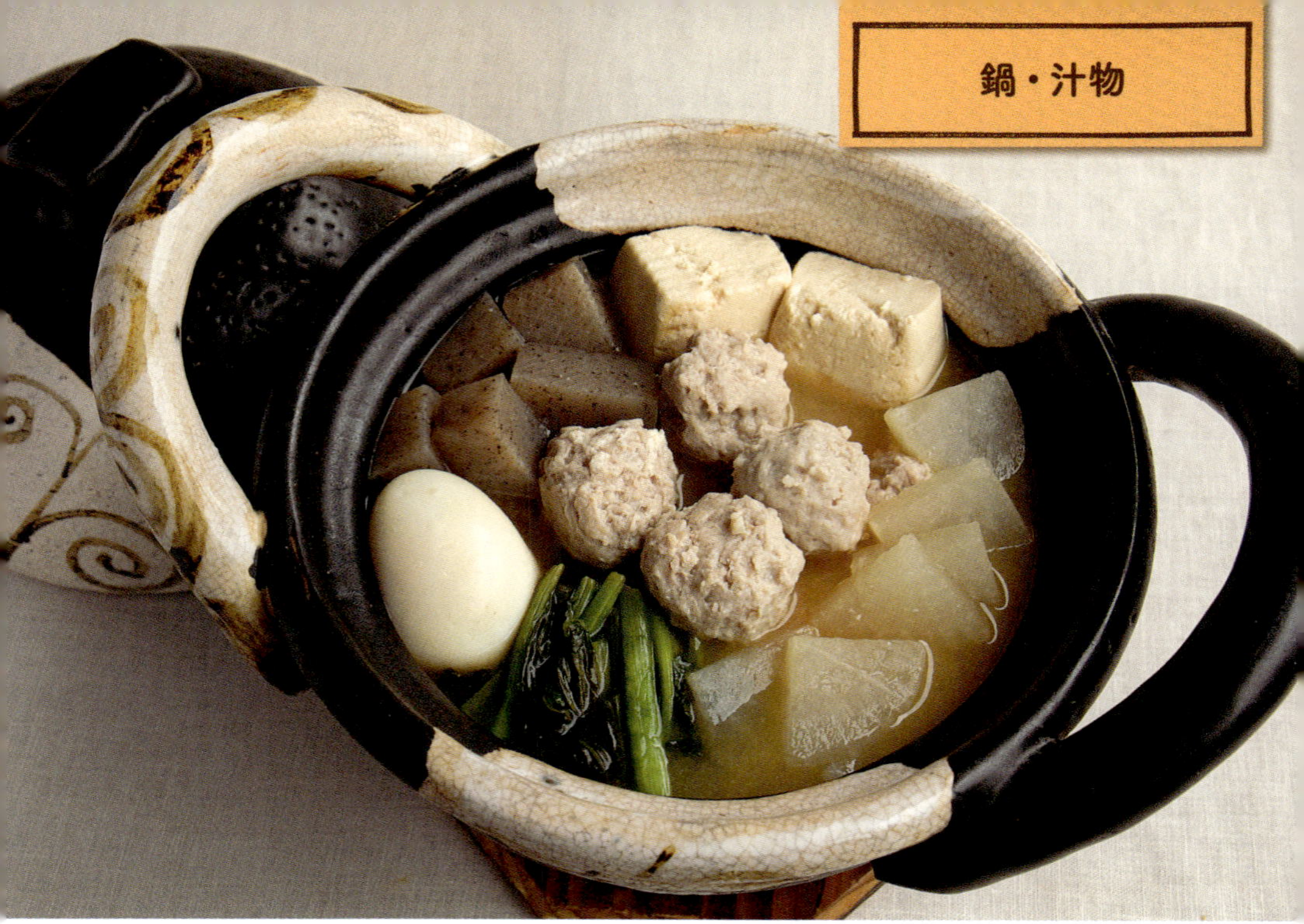

大根も下ゆでしておけば、味がしみしみ

関東風 麹豆腐のおでん

材料（2人分）

麹木綿豆腐（P.52参照）…½丁分
こんにゃく…½枚
大根…3㎝厚さ
麹卵（P.52参照）…1個
麹青菜（P.49参照）…50g
麹豚ひき肉（P.50参照）…100g
水…600㎖
めんつゆ（4倍希釈）…大さじ4
醤油（うすくち）…適量

作り方

1 こんにゃくは一口大に、大根は厚さ1㎝のいちょう切りにする。

2 鍋に1と水（分量外）を入れ、沸騰したら弱火にして20分ほど下ゆでする。a

3 やわらかくなったらお湯を捨て水でさっと洗う。

4 鍋に豚肉以外の材料をすべてを入れ（豆腐は浸かっていた水分ごと）弱火で沸騰させないように火にかける。b

POINT

5 豚肉はスプーンで一口大にすくって4に入れる。c

6 水面がゆらゆらを動くくらいの温度を20分ほどキープ。

7 うま味が出てきたら中火で5分ほど煮込み、醤油で味を調える。

加熱時間 25 min

※下ゆで時間は除く

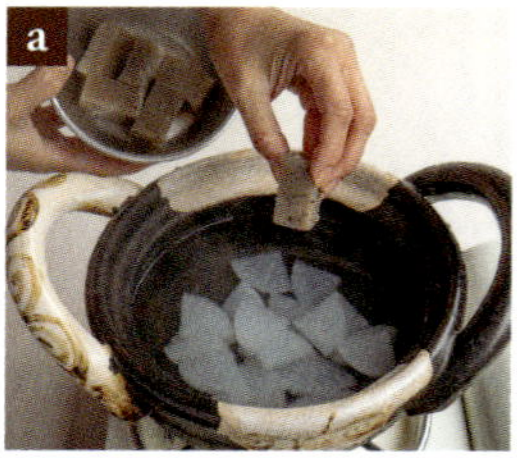
a

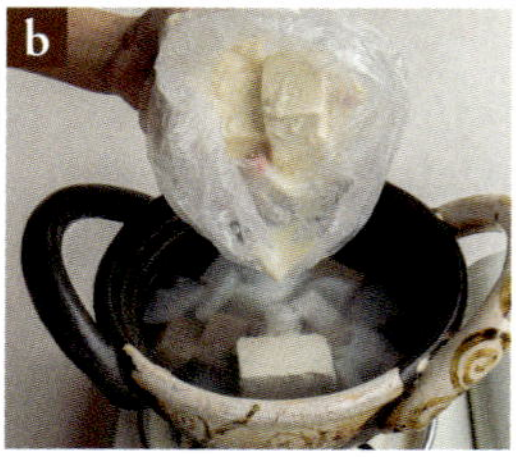
b

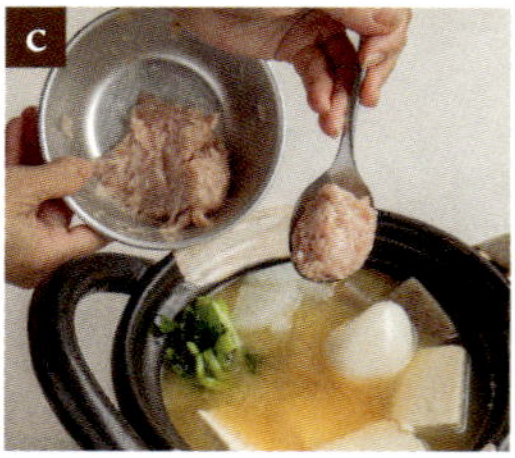
c

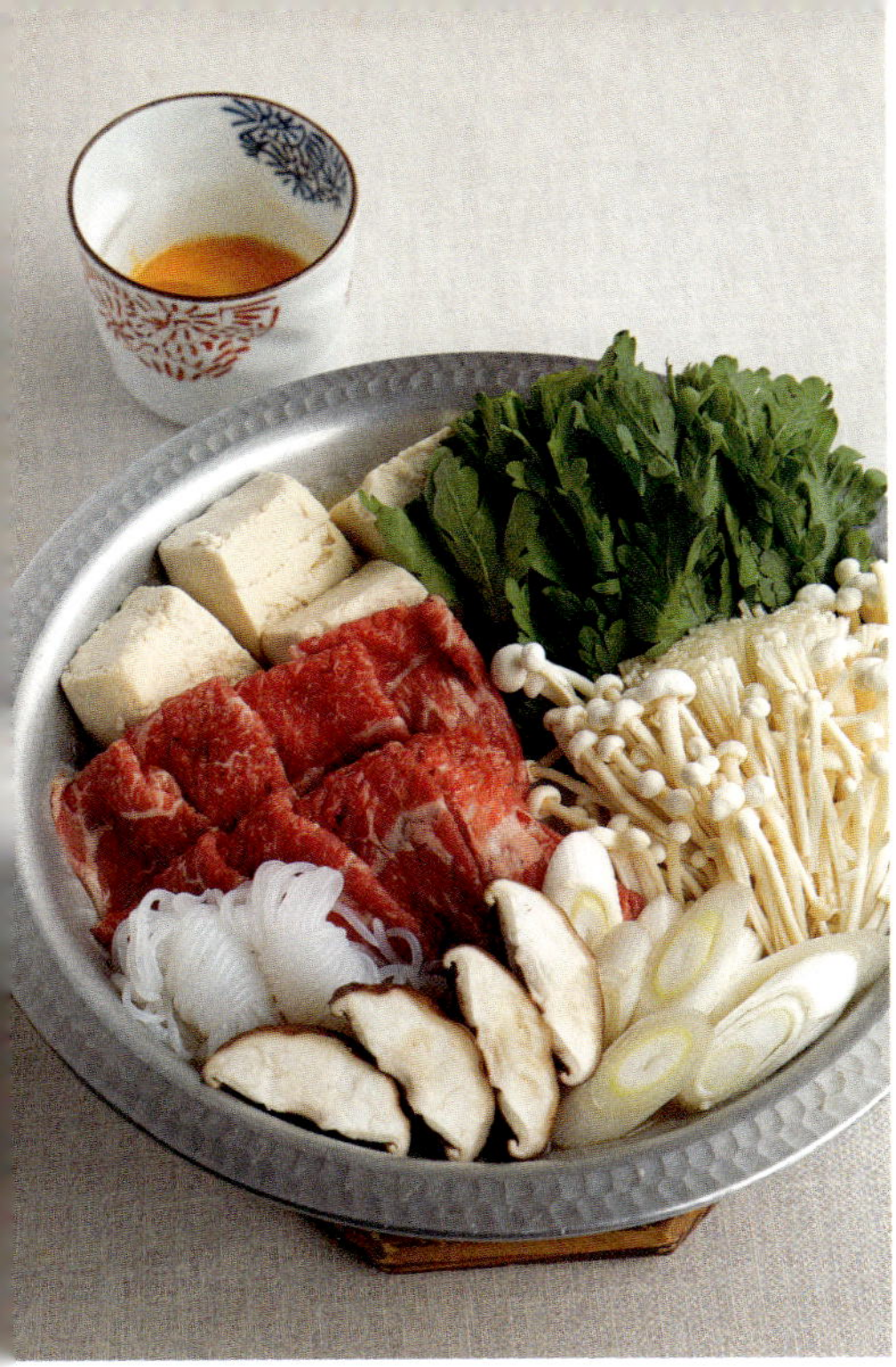

砂糖不使用なのに、こってり甘くて後味すっきり

発酵すきやき

材料（2人分）・作り方

A
- **醤油**・**塩麹**…各50mℓ
- 甘酒…150mℓ
- 水…100mℓ

1 しらたき1袋は下ゆでしておく。長ねぎ1本は斜め切りしておく。

2 鍋に**1**とA、一口大に切った**麹木綿豆腐**（P.52参照）1丁、**麹玉ねぎ**（P.49参照）100gを入れて、弱火で10分加熱する。

3 石づきをとって食べやすい大きさに切ったしいたけ2個、えのき1パックと5cmの長さに切った春菊1束、牛薄切り肉200gを入れて、強火でさっと煮る。

4 溶き卵1個（全量2個）をつけて食べる。

※発酵常備菜が余ったら、麹野菜や、麹豚肉、麹鶏肉を入れてもおいしい。

加熱時間 15 min
※下ゆで時間は除く

麹のうま味と甘みがスープに染み出る

発酵水炊き

材料（具材：2人分）

- **麹鶏もも肉**（P.50参照）…1枚

A
- 水…600mℓ
- 酒…100mℓ
- **塩麹**・甘酒…各大さじ3
- 醤油（うすくち）…大さじ1

1 麹鶏もも肉は食べやすい大きさに切る。

2 鍋にAとざく切りした白菜4枚、斜め切りした長ねぎ1本を入れ、弱火で20分ほど火にかける。

POINT
3 水面が少し揺れるくらいの温度をキープする。

4 うま味が出てきたら中火で5分ほど煮込み、塩で味を調える。

加熱時間 25 min

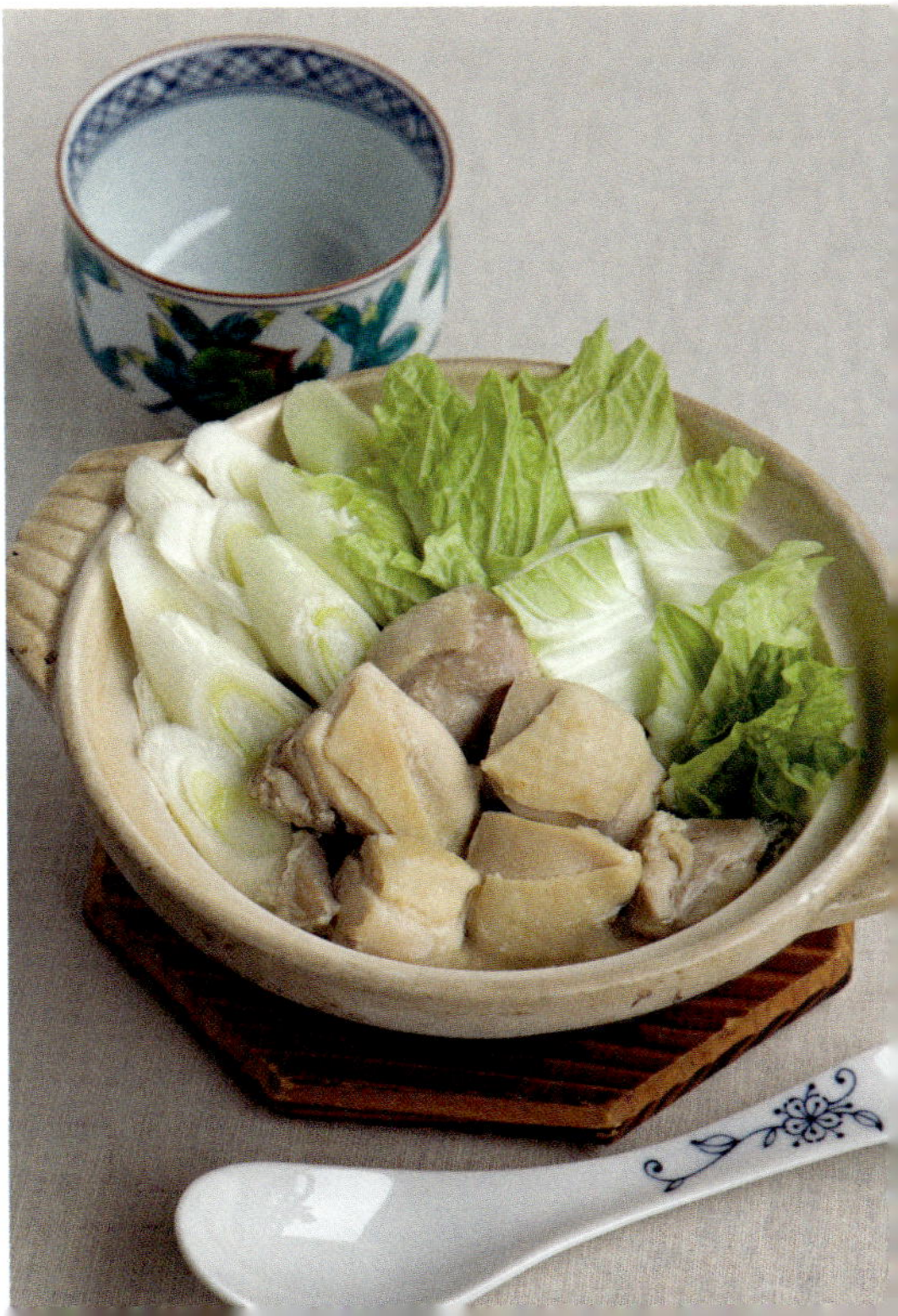

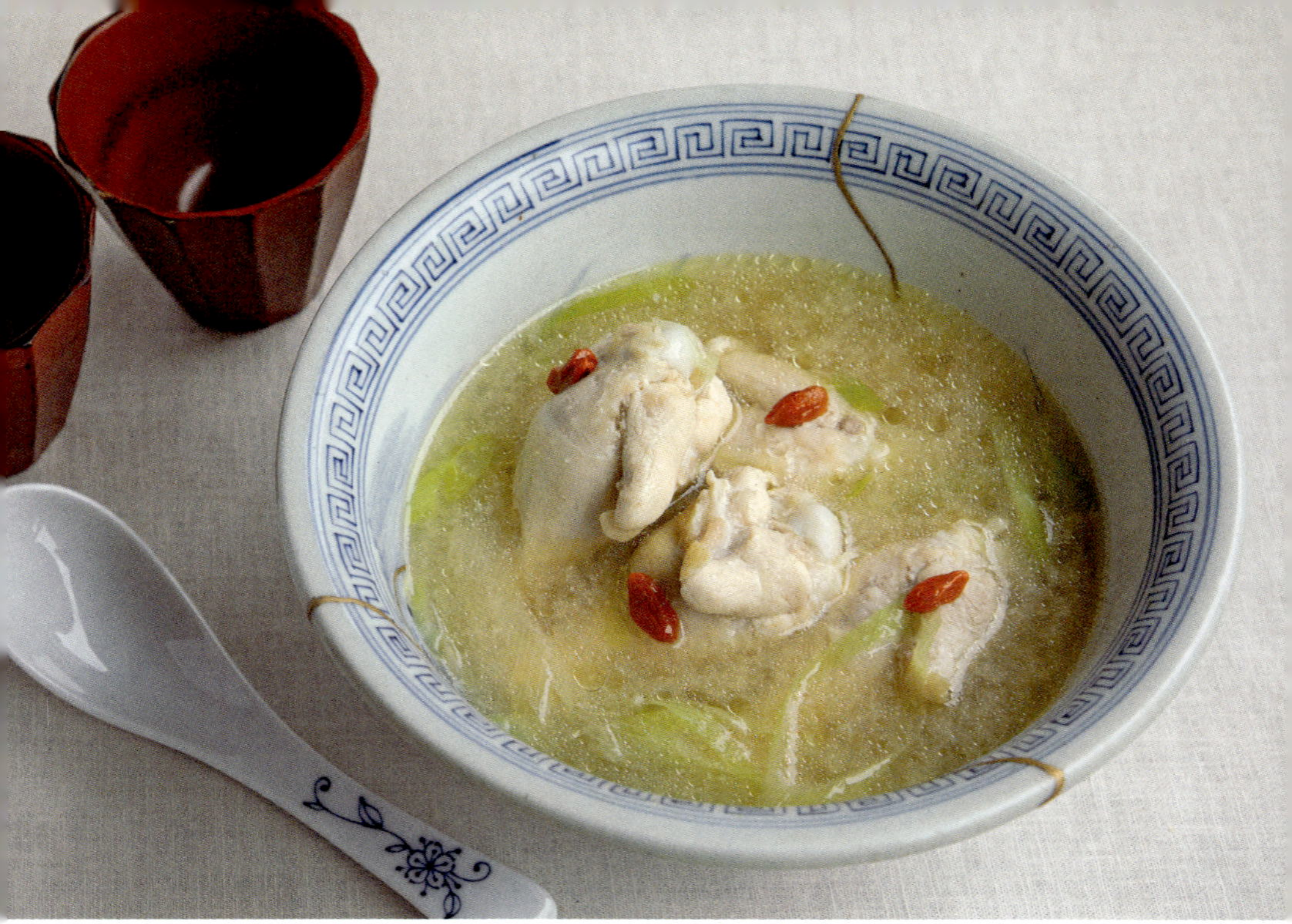

骨から出汁が出て、まるで数日間煮込んだような味わい

発酵サムゲタン

加熱時間 35 min

材料（具材：2人分）

鶏手羽元…4本

A
塩麹・甘酒…各大さじ2
にんにく（薄切り）…4枚
生姜（薄切り）…2枚

B
水…400㎖　酒…100㎖
山椒の粉…小さじ1
クコの実…4粒

長ねぎ（斜め薄切り）…1本分
醤油（うすくち）…適量
ご飯…100g（お茶碗半分程度）

下準備

【麹手羽元】
1 ポリ袋にAを入れよくもむ。
2 冷蔵庫で1〜4日寝かせる。

作り方

1 鍋に、Aを漬け汁ごと入れ、Bを加えてよく混ぜ、弱火で沸騰させないように火にかける。a

POINT

2 水面がゆらゆらを動くくらいの温度を30分ほどキープする（ふたなし）。b

3 うま味が出てきたら、ご飯を加えてよく混ぜ、中火で5分ほど煮込み、醤油で味を調える。c

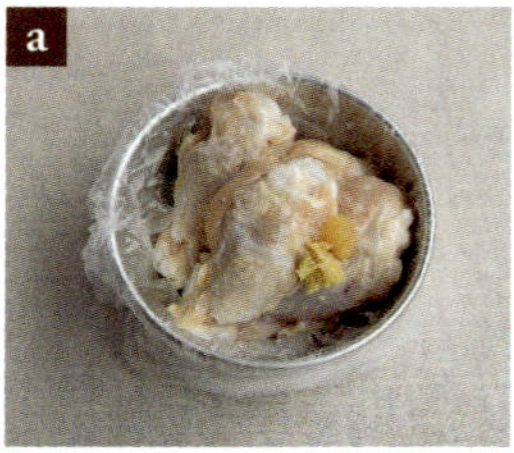
a

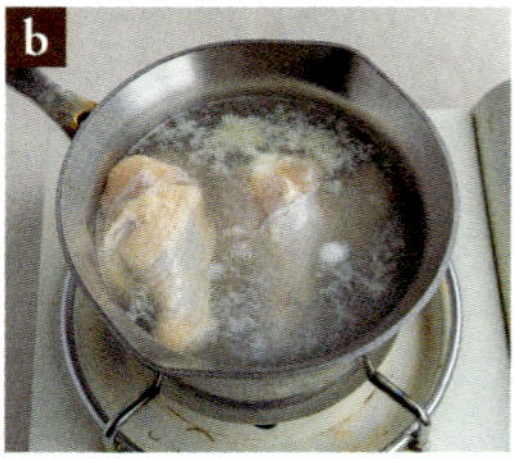
b

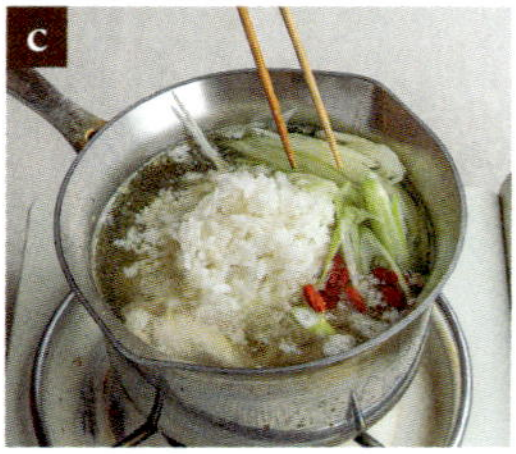
c

▼作り方動画

うま味×辛味×甘みのバランスが◎

スンドゥブチゲ

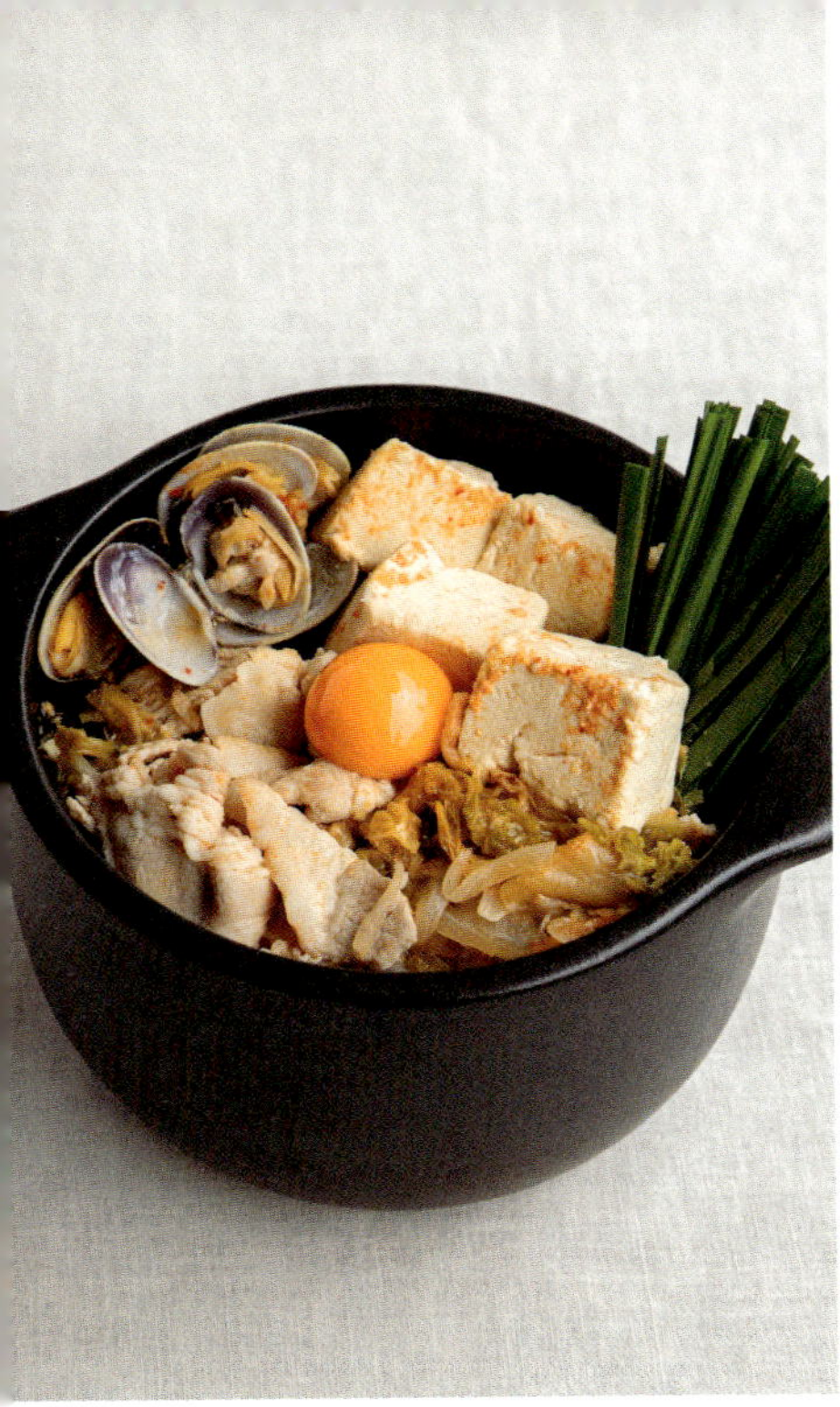

加熱時間 25min

材料・作り方（具材：2人分）

キムチ…150g

A
水…400㎖
ナンプラー…大さじ1

1 あさり8個を砂抜きし、こすり合わせてよく洗っておく。

2 鍋にA、1、**麹玉ねぎ**（P.49参照）100g、にんにく（すりおろし）小さじ1、**麹豆腐**（P.52参照）（豆腐は浸かっていた水分ごと）を入れる。

3 **麹豚ばら薄切り肉**（P.50参照）100gを2の鍋の中でほぐすように入れ混ぜ、弱火で沸騰させないように火にかける。

POINT

4 水面がゆらゆらを動くくらいの温度を20分ほどキープする（ふたなし）。

5 うま味が出てきたら5㎝長さに切ったにら4本と卵1個を入れる。

6 5分ほど中火で煮込み、醤油で味を調える。

麹のうま味と甘味が身体にやさしく、心までほっと温まる

発酵薬膳麹粥

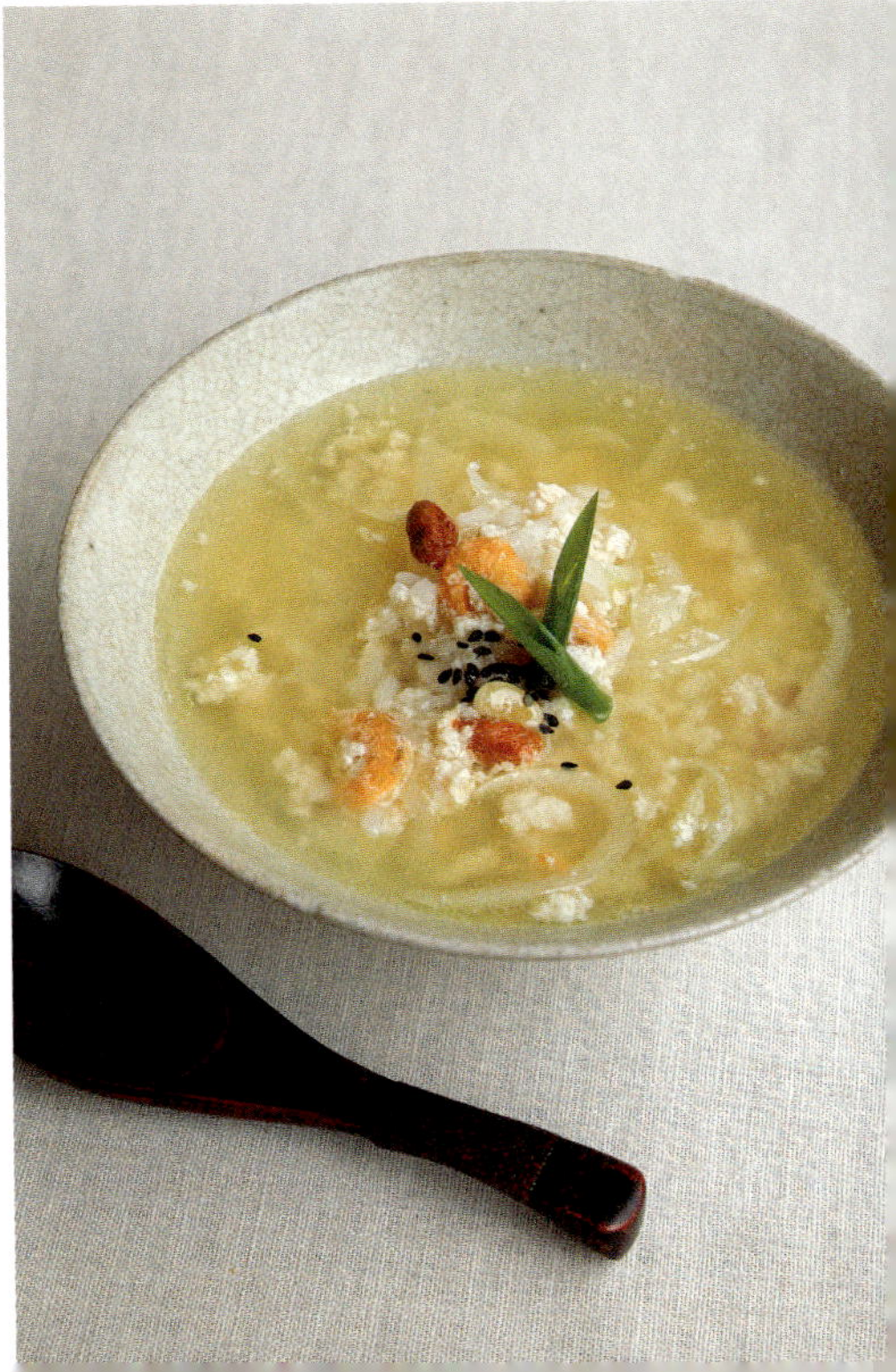

加熱時間 20min

材料・作り方（具材：2人分）

発酵鶏ひき肉（P.50参照）…100g
麹玉ねぎ（P.49参照）…100g

A
干し海老・松の実・くこの実・生姜（すりおろし）…各小さじ1
塩麹…大さじ1
水…400㎖

1 鍋にAを入れて、よく混ぜてひき肉をバラバラにほぐし、弱火で沸騰させないように火にかける。

POINT

2 水面がゆらゆらを動くくらいの温度を15分ほどキープする（ふたなし）。

3 うま味が出てきたらご飯（茶碗1杯分）を入れてよく混ぜ、5分ほどふたをして中火で煮込む。

4 醤油（うすくち）で味を調えて器によそい、斜め切りした万能ねぎ1本と、黒ごまを散らす。

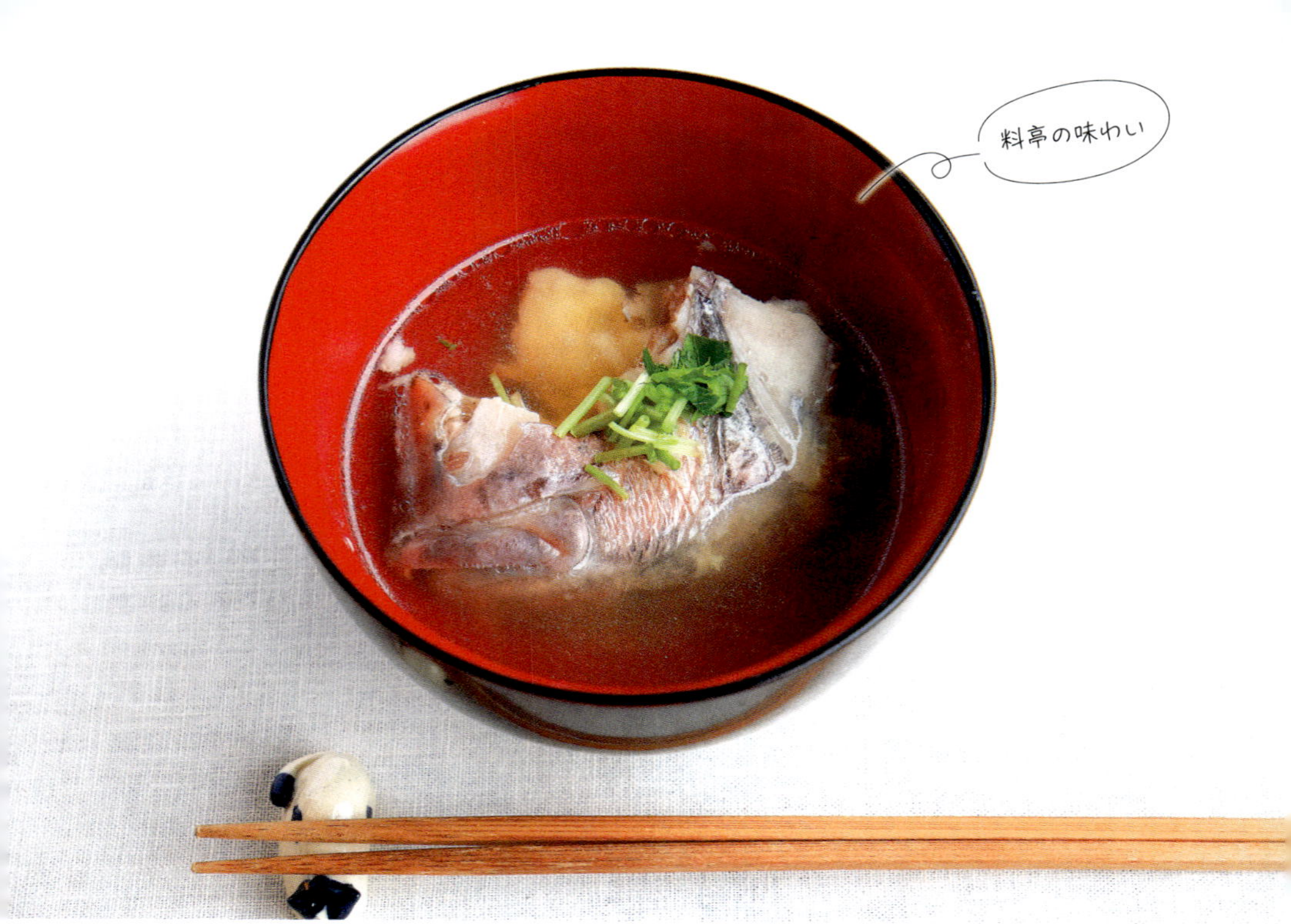

火の入れ方のポイントを押さえるとうま味が段違い

鯛の発酵あら汁

加熱時間 25 min

材料（具材：2人分）

【あらの麹漬け】
- 鯛のあら…150g
- 塩麹・甘酒…各大さじ2

生姜（薄切り）…1枚
水…400㎖
醤油（うすくち）…小さじ2
三つ葉…2本

作り方

【あらの麹漬け】

1 真鯛のえらやうろこ、血を取り除きよく洗い、適当な大きさに切る。a

2 ボウルに1と塩麹、甘酒を入れて全体にまぶし、ラップをして冷蔵庫で1～4日ほど寝かせる。

【あら汁】

1 鍋にあらの麹漬けと生姜、水を入れる。b

POINT
2 弱火で火にかけ、沸騰させないようにしながら温める。

3 水面がゆらゆらとうごく位の温度を20分ほどキープし、うま味を引き出す（ふたなし）。

4 あくを取る。c

5 うま味が出てきたら醤油で味を調え、中火で5分温める。

6 2㎝長さに切った三つ葉を散らす。

a
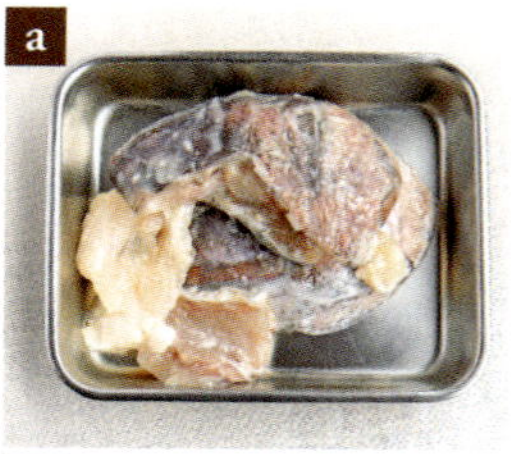

b
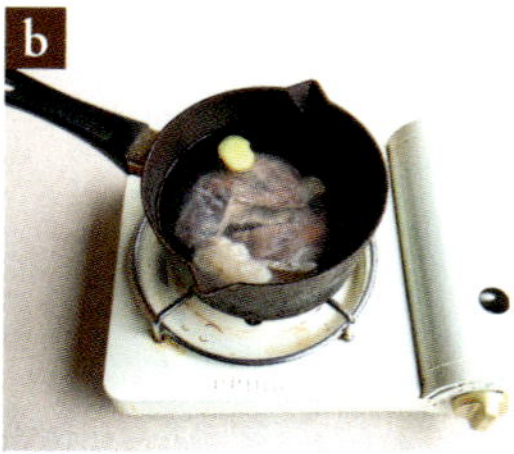

c
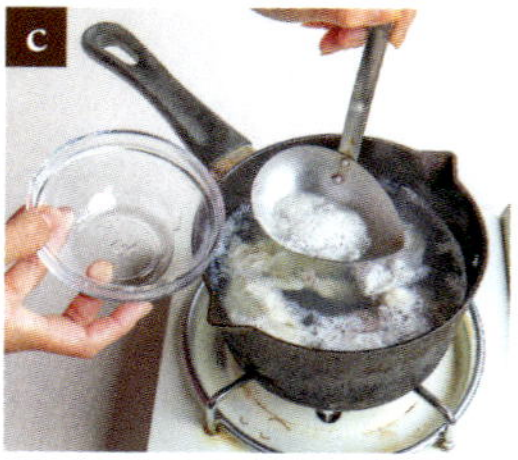

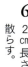

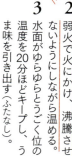

定番料理も酵素のチカラでうま味倍増！

酵素豚汁

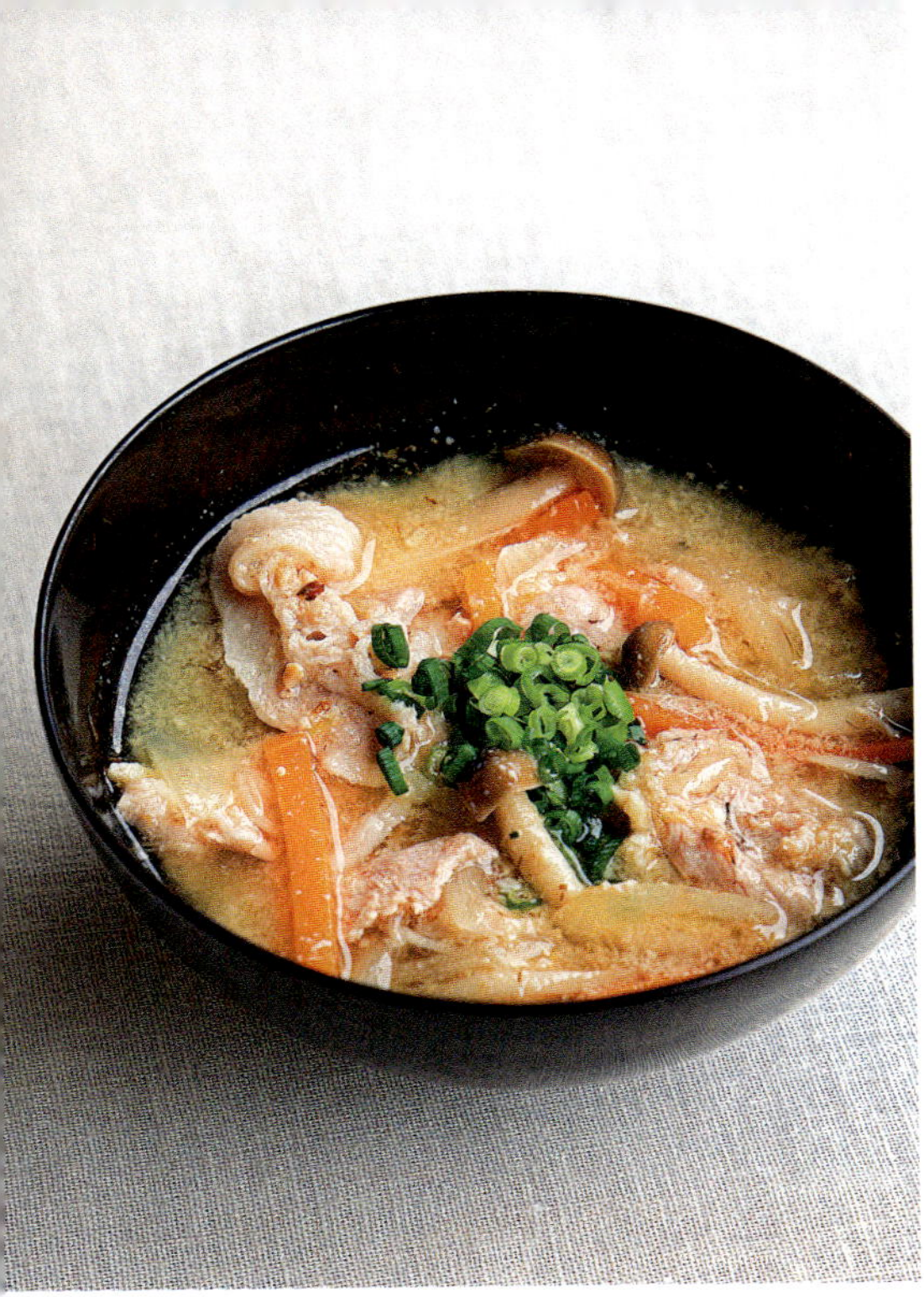

材料・作り方（具材：2人分）

A
水…300㎖
生姜（すりおろし）…小さじ1
柚子こしょう…小さじ½

1 鍋にA、**麹豚ばら肉**（P.50参照）50g、**麹玉ねぎ・麹にんじん・麹きのこ**（P.49参照）各30gを入れ、弱火で火にかけ、沸騰させないようにしながら温める。

POINT

2 水面がゆらゆらとうごく位の温度を10分ほどキープし、うま味を引き出す（ふたなし）。

3 うま味がでたら中火で5分温め、味噌大さじ1を溶き入れ、味を調え、万能ねぎ（小口切り）を散らす。

加熱時間 15 min

きのこのうま味と麹の甘みがぎゅっと詰まった一杯

きのこ酵素汁

材料（具材：2人分）

1 鍋に**麹きのこ**（P.49参照）100g、水300㎖、**塩麹**大さじ2、生姜（すりおろし）小さじ1を入れてよく混ぜ、弱火で火にかけ、沸騰させないようにしながら温める（ふたなし）。

POINT

2 水面がゆらゆらとうごく位の温度を10分ほどキープし、うま味を引き出す。

3 うま味が出たら醤油（うすくち）で味を調え、中火で5分温める。

＼アドバイス／

★スープはポリ袋で湯煎調理することもできるが、最後味の調節ができないので、鍋の方が好みの味に仕上がる。
★鍋の大きさは食材の分量に合ったものを使用。
★2人分を大きな鍋で作ってしまうと、水分量が下がり具材に火が入りにくくなってしまうので、2人分を作る際は小鍋で作ると良い。

湯煎時間 15 min

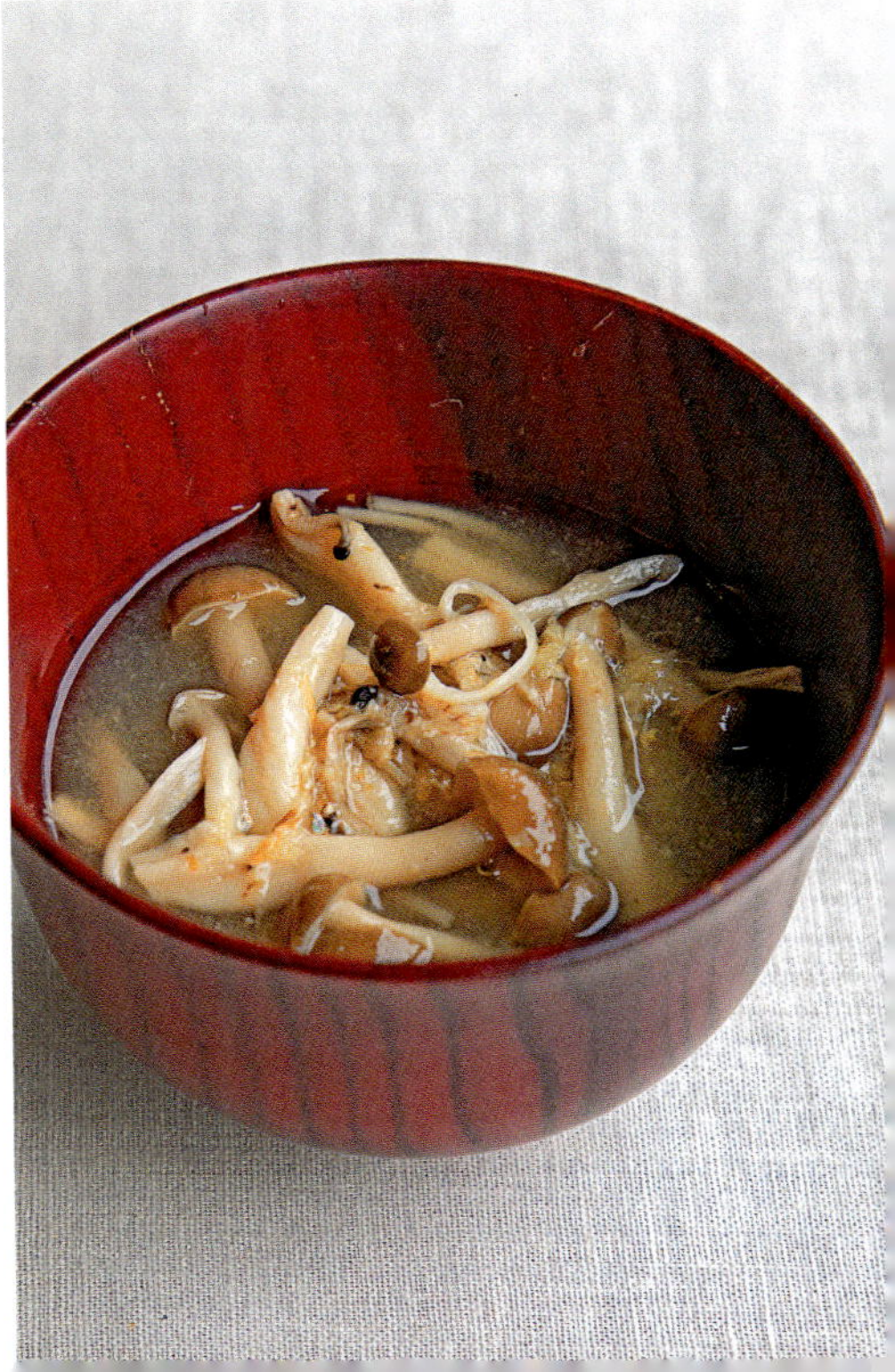

キャベツの甘みが際立つお手軽スープ

まかないロールキャベツ

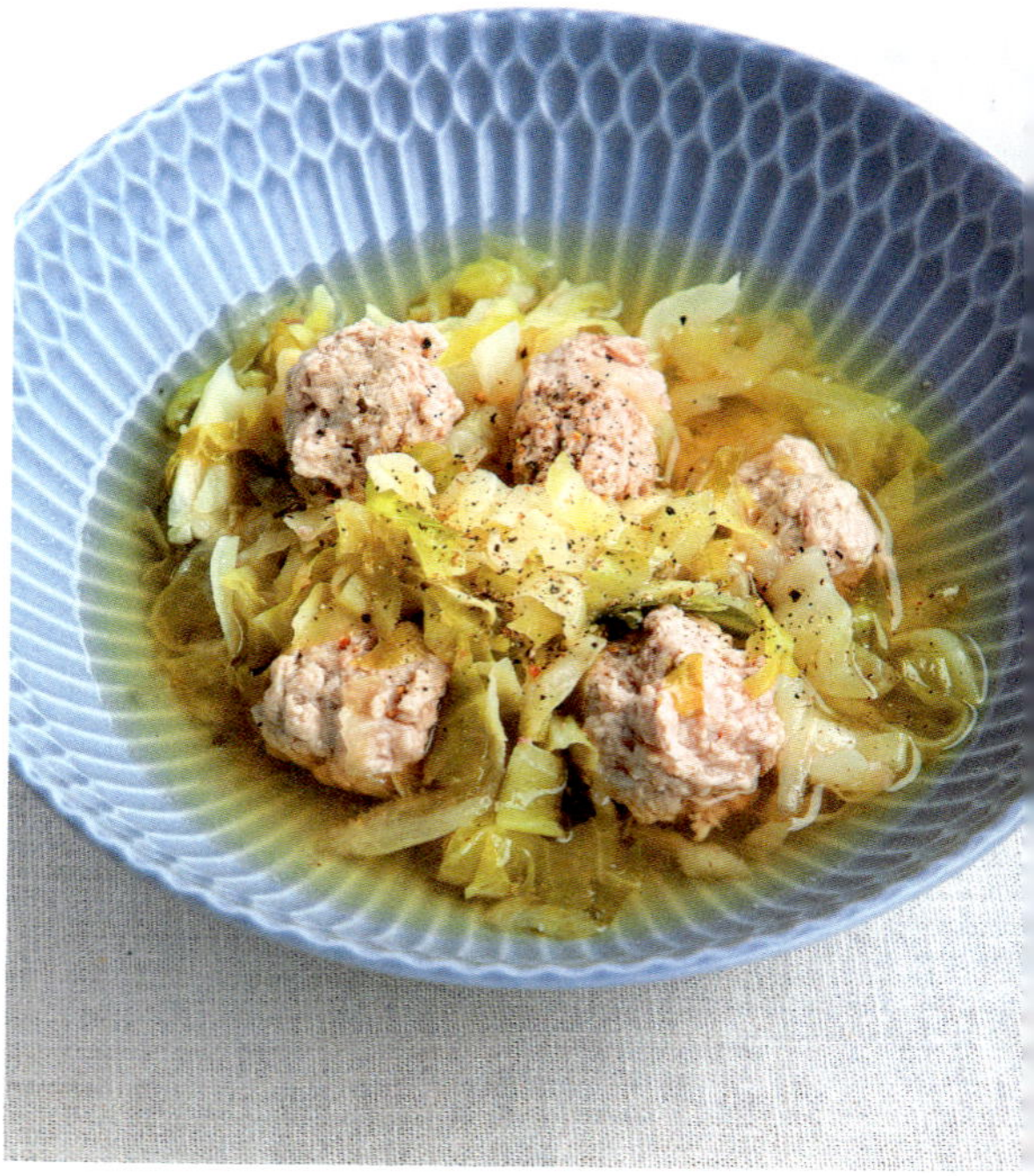

材料・作り方（具材：2人分）

麹キャベツ（P.49参照）…100g

A
水…300㎖
塩麹…大さじ1

1 鍋にAを入れて弱火にかける。

2 **麹豚ひき肉**（P.50参照）100gを一口大に丸め、**1**の中に入れる（6玉程度）。

POINT
3 沸騰させないよう弱火にかける。水面がゆらゆらとうごく位の温度を15分ほどキープし、うま味を引き出す。

4 うま味が出てきたら中火で5分ほど煮込み、醤油（うすくち）で味を調え、粗びき黒こしょうをかける。

加熱時間 20min

優しい甘みがほっこり。朝に飲みたい簡単スープ

わかめと麹きのこの卵スープ

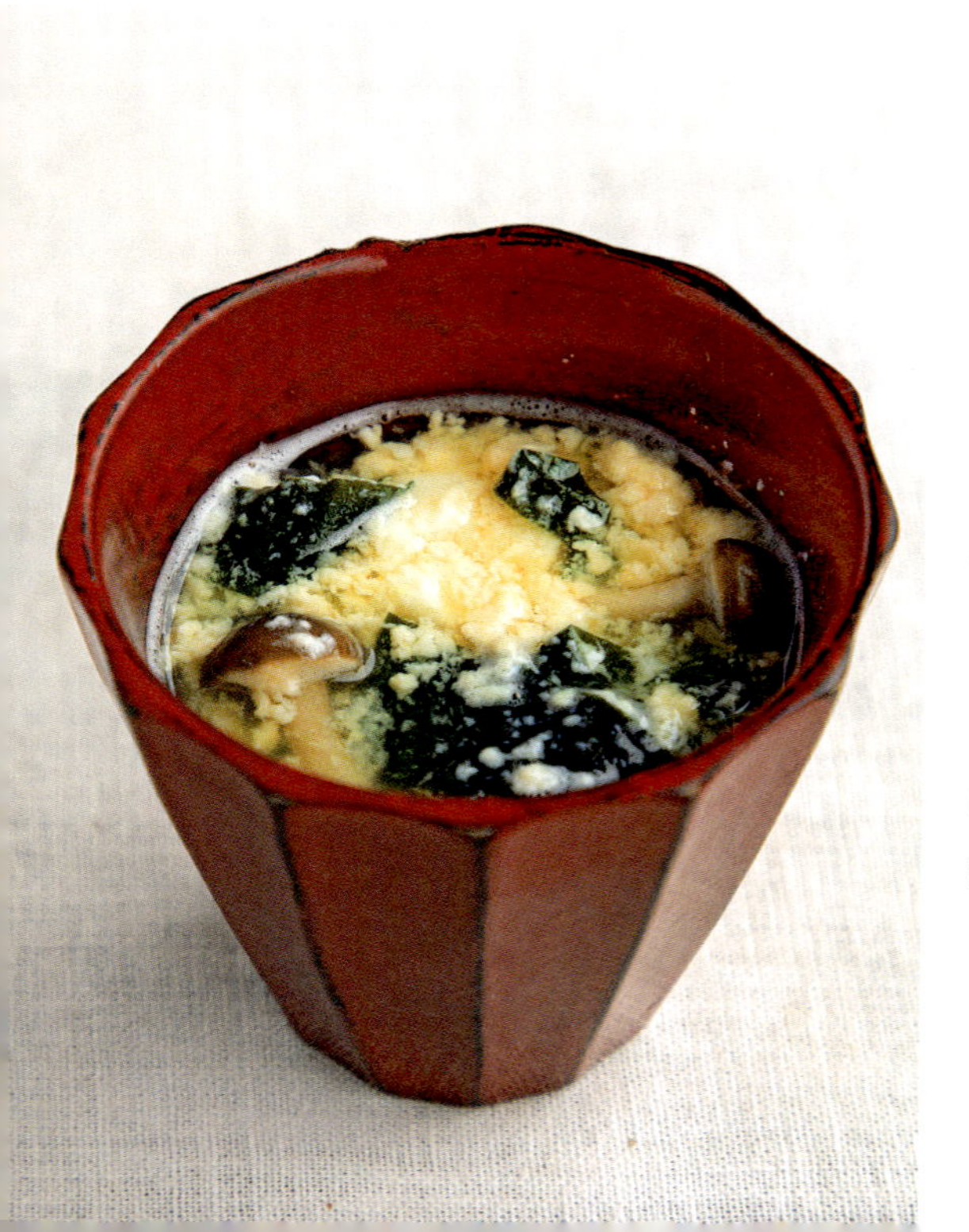

材料・作り方（具材：2人分）

麹きのこ（P.49参照）…100g
生わかめ…30g

A
水…300㎖
塩麹・甘酒…各大さじ1

※乾燥わかめの場合は3gを水に戻し、よく洗ってから使用。

POINT
1 鍋にAを入れて、沸騰させないよう弱火にかける。

2 水面がゆらゆらとうごく位の温度を10分ほどキープし、うま味を引き出す。

3 うま味が出てきたら強火にし、溶き卵を入れてさっくり混ぜ、火を止めて醤油（うすくち）で味を調える。

加熱時間 10min

野菜がもりもり食べられるスープ

麹ミネストローネ

材料・作り方（具材：2人分）

麹玉ねぎ・麹にんじん・麹キャベツ・麹きのこ（P.49参照）…各30g

A
トマトジュース…100㎖
水…200㎖
塩麹・甘酒…各大さじ1
にんにく（すりおろし）…小さじ½

1 **麹豚ばら肉**（P.50参照）50gは、細切りにしておく。

POINT

2 鍋に1、Aを入れて、沸騰させないよう弱火で火にかける。

3 水面がゆらゆらとうごく位の温度を10分ほどキープし、うま味を引き出す。

4 うまみが出てきたら中火で5分ほど煮込み、醤油（うすくち）で味を調える。

5 器によそい、粉チーズ小さじ1と粗びき黒こしょう少々をかける。

加熱時間 15 min

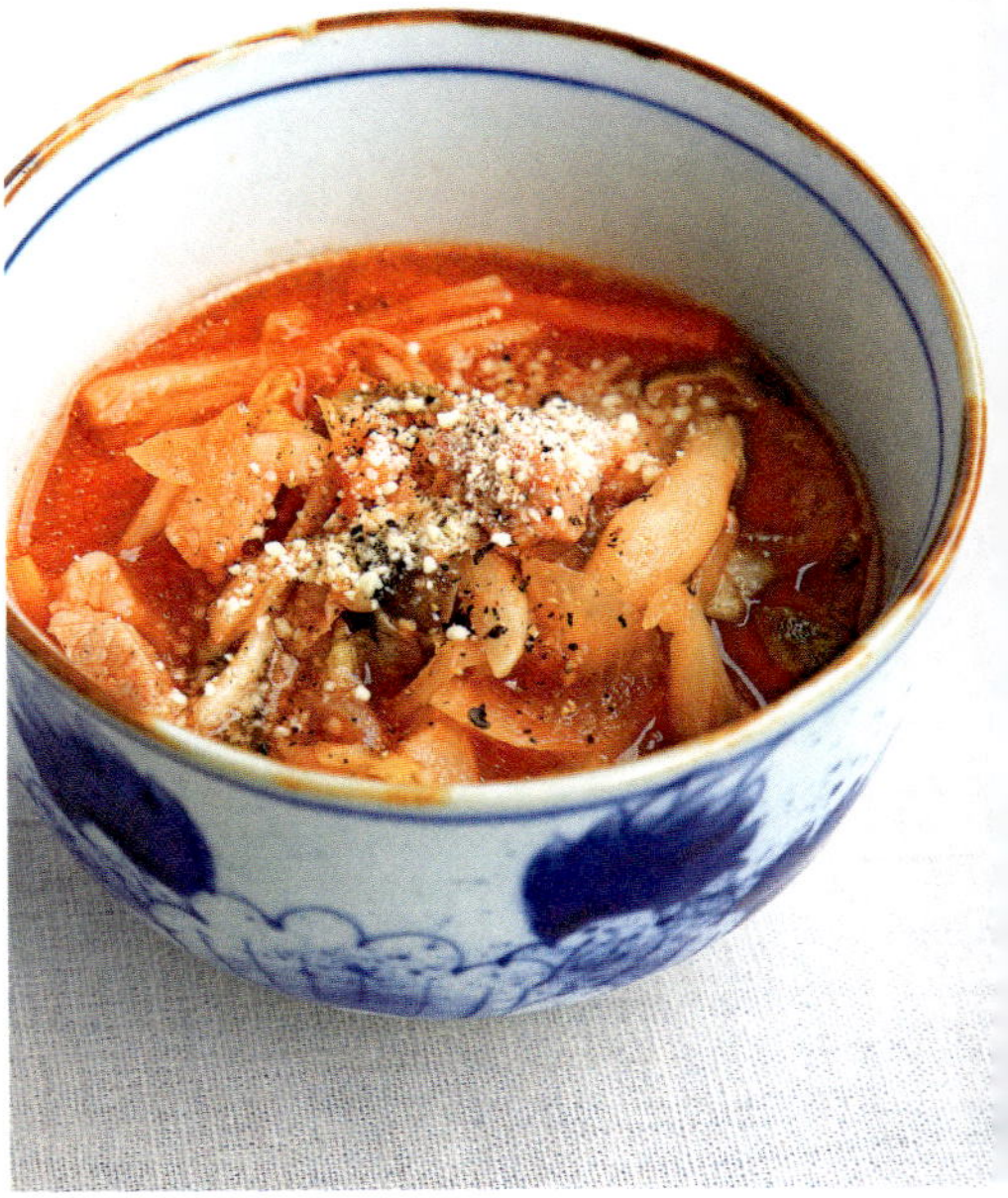

味の決め手は「味噌」。トマトとよく合う！

麹トマトクリームシチュー

材料・作り方（具材：2人分）

麹玉ねぎ・麹きのこ（P.49参照）…各30g

A
トマトジュース（無糖・無塩）…150㎖
牛乳・水…各50㎖
味噌・塩麹・甘酒…各小さじ1

1 じゃがいも¼個は皮をむいて1㎝の角切りにし、パプリカ（赤・黄色）各⅛個、ズッキーニ¼本、**麹鶏もも肉**（P.50参照）100gは一口大に切っておく。

POINT

2 鍋に1、Aを入れてよく混ぜ、沸騰させないように弱火にかける。

3 水面がゆらゆらとうごく位の温度を10分ほどキープし、うま味を引き出す。

4 中火で5分ほど煮込み、塩で味を調える。

加熱時間 15 min

※下ゆで時間は除く

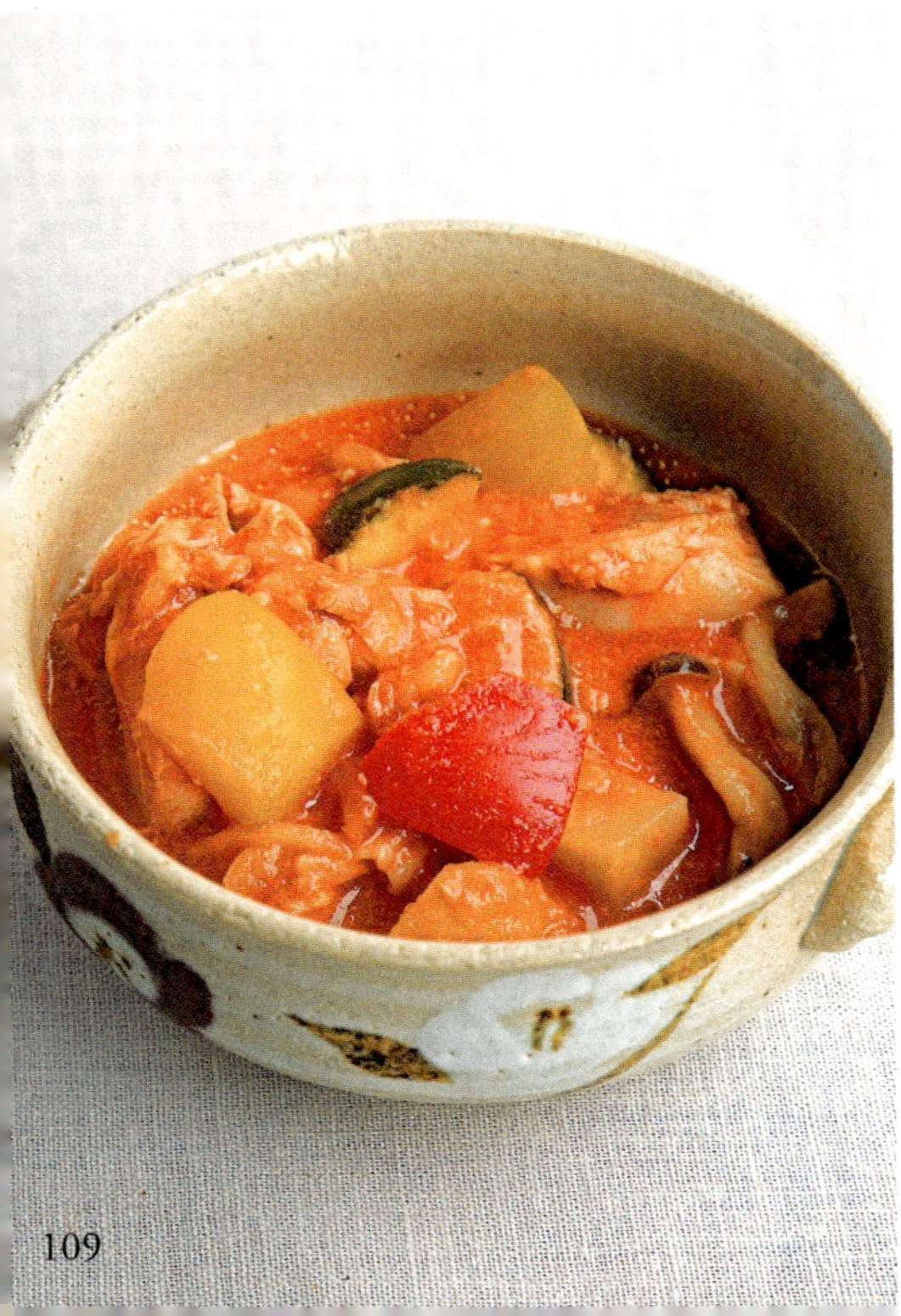

麹の力で食材のうま味と甘みを引き出す技

麹オニオンスープ

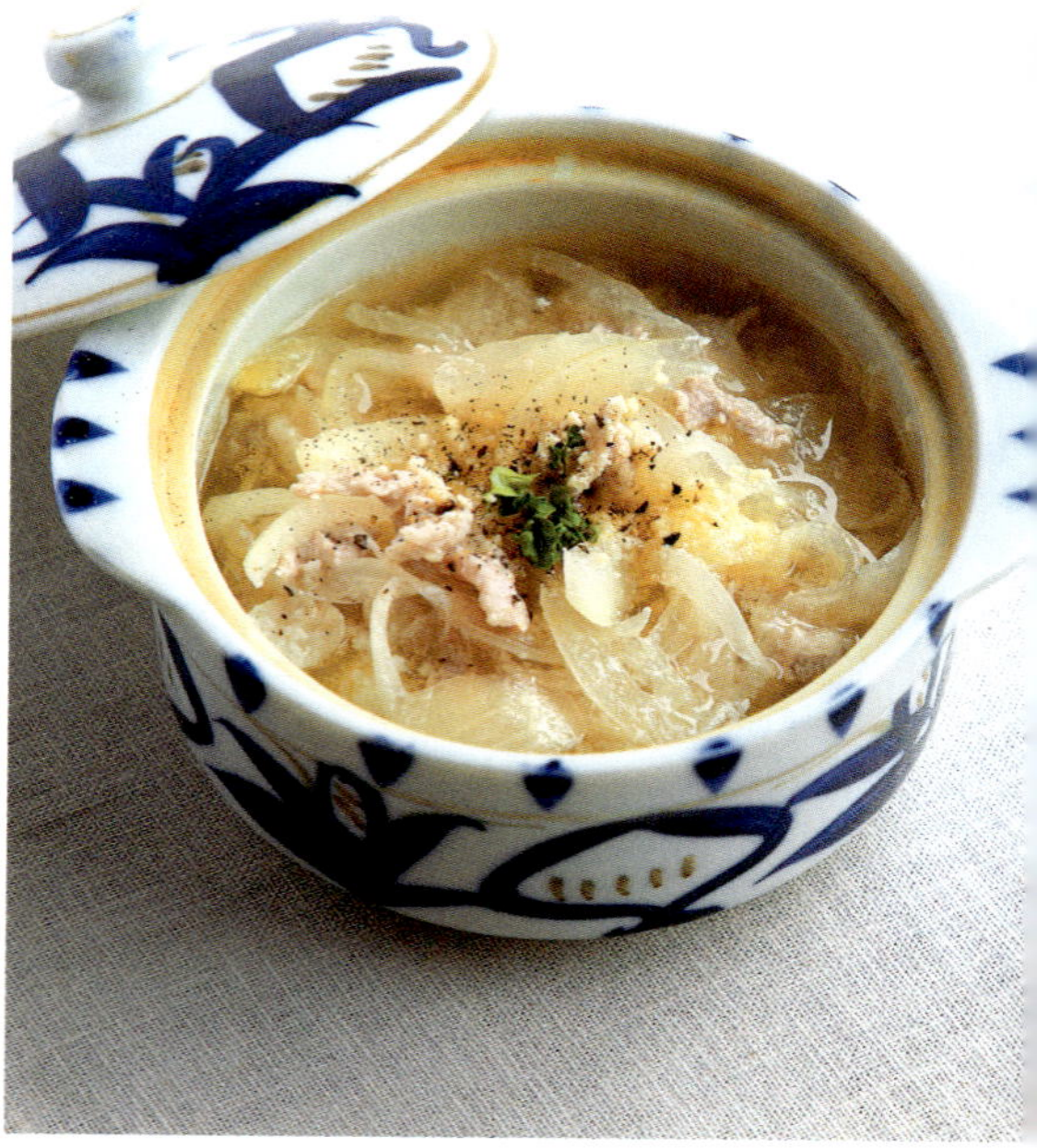

加熱時間 20 min

材料・作り方（具材：2人分）

麹玉ねぎ（P.49参照）…200g

A
- **塩麹**…大さじ1
- 水…300㎖

1 **麹豚ばら薄切り肉**（P.50参照）50gは細かく細切りする。

2 鍋に1、Aを入れて、よく混ぜ、沸騰させないよう弱火で火にかける。

3 水面がゆらゆらとうごく位の温度を15分ほどキープし、うま味を引き出す。

4 うま味が出てきたら、中火にして5分ほど煮込み、醤油（うすくち）で味を調える。

5 器によそい、パセリ（みじん切り）少々、粉チーズ小さじ1と粗びき黒こしょう少々をかける。

コク旨ごまの風味とピリ辛が絶妙

麹豆腐のうま辛担々スープ

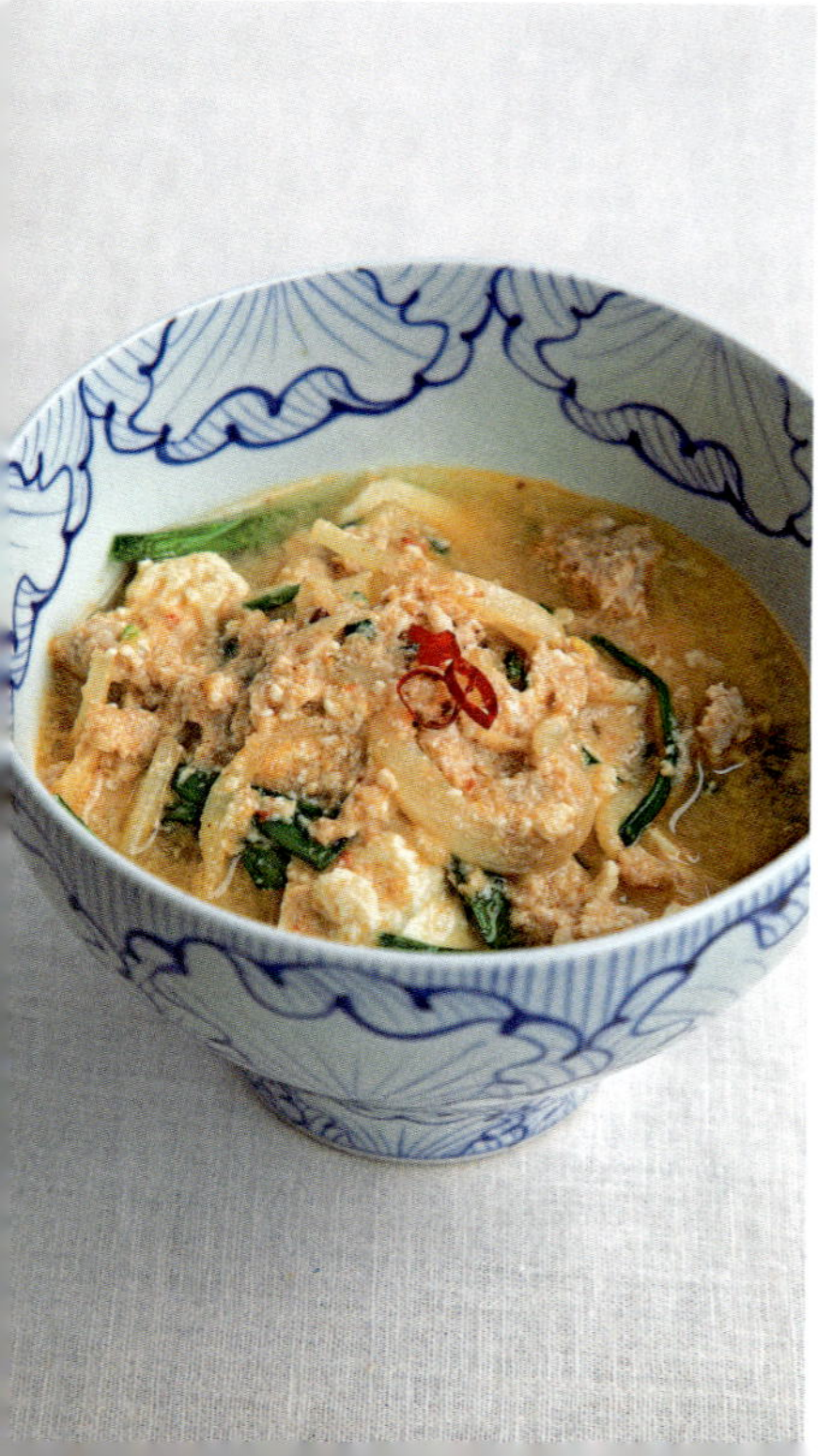

加熱時間 15 min

材料・作り方（具材：2人分）

麹玉ねぎ（P.49参照）…50g

麹豚ひき肉（P.50参照）…100g

麹絹豆腐（P.52参照）…¼丁

もやし…30g

A
- **塩麹**・練りごま・すりごま…各大さじ1
- 豆板醤…小さじ1
- にんにく（すりおろし）…小さじ½
- 鷹の爪（輪切り）…少々
- 水…300㎖

1 鍋にAを入れ、ひき肉はばらけ、豆腐は崩れるようによく混ぜる。

POINT

2 沸騰させないように弱火で火にかける。

3 水面がゆらゆらとうごく位の温度を10分ほどキープし、うま味を引き出す。

4 うま味が出てきたら中火にし、醤油（うすくち）で味を調え、3㎝長さに切ったにら4本を加え5分ほど煮込む。

酸味と辛味がクセになる！　身体温まる本格派

サンラータンスープ

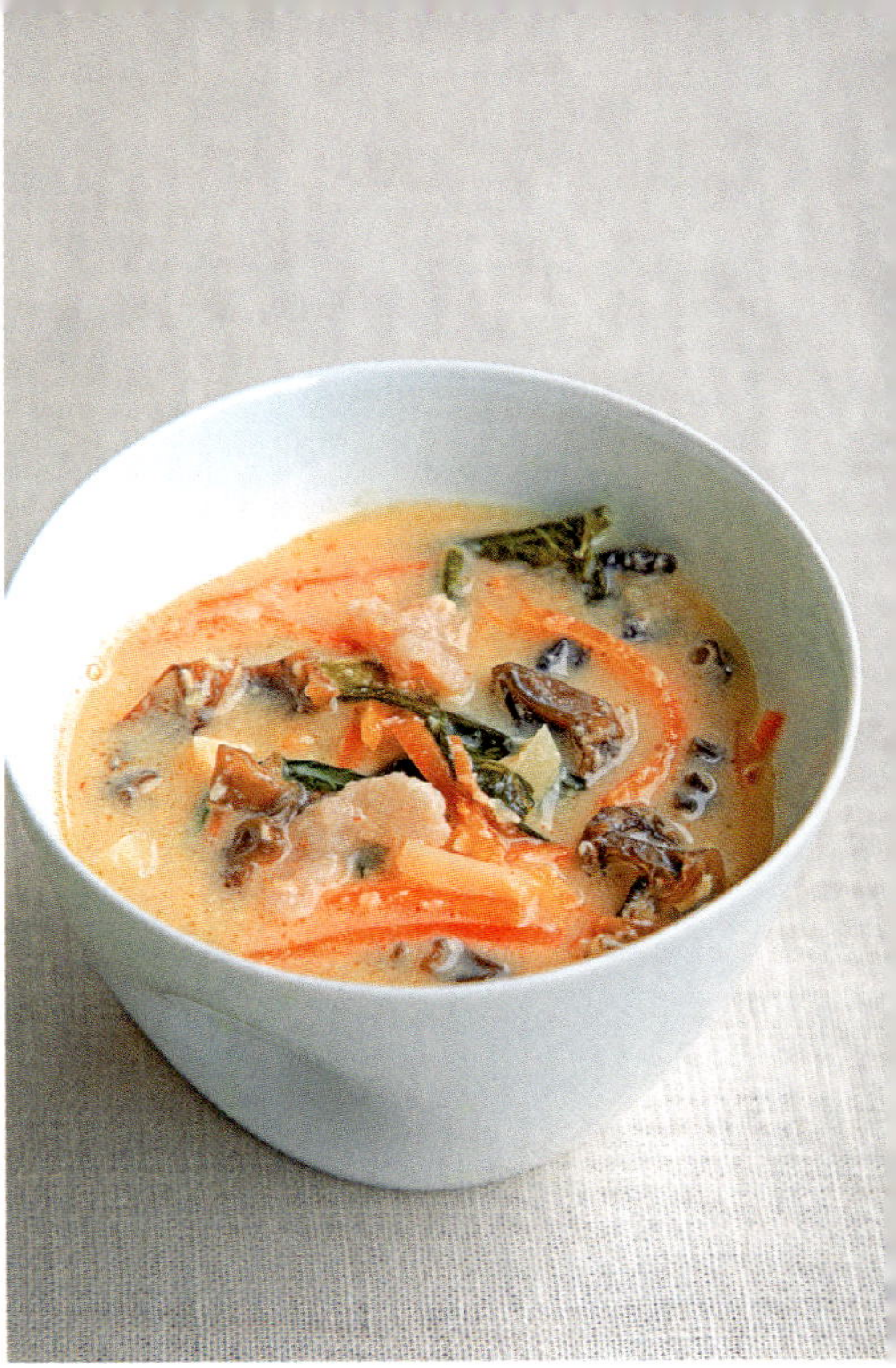

加熱時間 15 min

材料・作り方（具材：2人分）

麹にんじん・麹青菜（P.49参照）…各30g
たけのこ水煮（せん切り）…30g

A
水…300㎖
塩麹・甘酒・酢…各大さじ1
豆板醤…小さじ1
生姜（すりおろし）…小さじ1

1 **麹豚ばら薄切り肉**（P.50参照）50gは細切りにする。

2 乾燥きくらげ3gは水に戻してからざく切りにする。

3 POINT 鍋に1、2、Aを入れて混ぜ、沸騰させないように弱火にかける。

4 15分ほどキープし、うま味を引き出す。

5 うま味が出てきたら中火にし、5分ほど煮込み、醤油（うすくち）で味を調える。

6 強火にし、溶き卵を1個入れてさっくり混ぜて火を止める。

ナンプラーとバジルが味の決め手

麹チキンのタイ風ココナッツスープ

加熱時間 15 min

材料・作り方（具材：2人分）

麹玉ねぎ（P.49参照）…50g
たけのこ水煮（せん切り）…30g
ココナッツミルク…100㎖

A
水…200㎖
にんにく（すりおろし）…小さじ1
生姜（スライス）…2枚
ナンプラー・塩麹…各大さじ1
鷹の爪…1本

1 **麹鶏むね肉**（P.50参照）½枚（100g）は、一口大に切る。

2 ズッキーニ⅛本は薄切り、マッシュルーム1個は4つ割り、パプリカ赤・黄各⅛個は1㎝幅に切る。

3 POINT 鍋に1、2、Aを入れてよく混ぜ、沸騰させないように弱火にかける。

4 10分ほどキープし、うま味を引き出す。

5 うま味が出てきたら中火にして5分ほど煮込み、バジルの葉2枚と、レモンを添える。

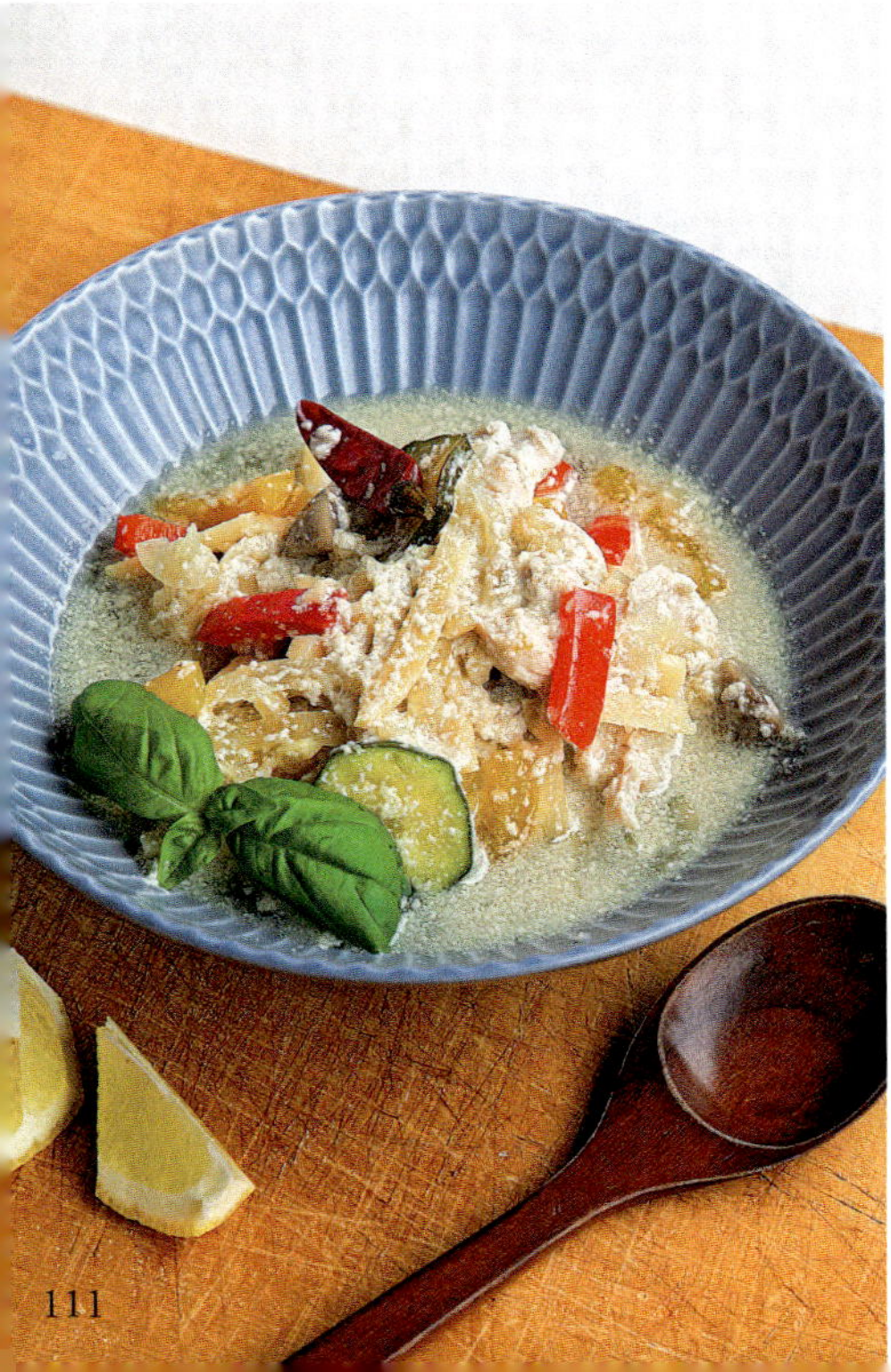

是友麻希（これとも まき）　発酵料理研究家　（一社）発酵ライフ推進協会　代表理事

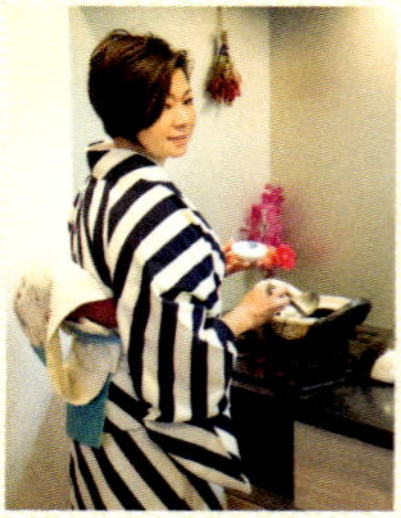

全国12カ所（札幌、東京、神奈川、静岡、名古屋、富山、神戸、広島、福岡、長崎、熊本、沖縄）に支部を展開する（一社）発酵ライフ推進協会の代表理事として、発酵文化の普及に取り組む。
東京丸の内で接客コンセプト優勝歴を誇る発酵料理屋「にっぽんのひとさら」（現在休業中）のオーナー兼女将を務める傍ら、モデルや芸能人も通うプライベート料理サロン「Ristorante我が家」を主宰し、生徒数5000人を超える「予約の取れない料理教室」として多くのメディアが注目。
現在は飲食店やホテルの料理プロデュースを手がけ、全国にプロデュース店舗多数。「発酵のチカラで日本を元気に」を信念に、各地で講演やセミナーを開催し発酵の魅力を伝える活動を続けている。

●是友麻希公式アカウント　@koretomomaki　https://koretomomaki.com/
●（一社）発酵ライフ推進協会　@hakkolifekyoukai　https://hakkolife.com/

【撮影アシスタント】
●発酵ライフアドバイザーPRO.／林真里・樋口直美・高橋亮介・もりたとしこ
●撮影協力／藤井智英・中西利幸・中西美奈子・岩井美貴

発酵《はっこう》・毒《どく》だし・ポリ袋《ぶくろ》調《ちょう》理《り》

誰《だれ》でも簡《かん》単《たん》 腸《ちょう》活《かつ》ごはん

2025年3月18日　第1刷発行

著　者　是友麻希《これともまき》
発行者　清田則子
発行所　株式会社講談社
〒112-8001　東京都文京区音羽2-12-21
販売　TEL03-5395-5817
業務　TEL03-5395-3615
編　集　株式会社　講談社エディトリアル
代　表　堺　公江
〒112-0013　東京都文京区音羽1-17-18
護国寺SIAビル6F
編集部　TEL03-5319-2171
印刷所　半七写真印刷工業株式会社
製本所　大口製本印刷株式会社

定価はカバーに表示してあります。

本書のコピー、スキャン、デジタル化等の無断複製は著作権法上での例外を除き禁じられております。

本書を代行業者等の第三者に依頼してスキャンやデジタル化することは
たとえ個人や家庭内の利用でも著作権法違反です。

落丁本・乱丁本は、購入書店名を明記の上、講談社業務あてにお送りください。

送料小社負担にてお取り替えいたします。

なお、この本についてのお問い合わせは、講談社エディトリアルあてにお願いいたします。

©Maki Koretomo 2025 Printed in Japan
ISBN978-4-06-538629-3